Adesão terapêutica: uma visão multiprofissional

Adesão terapêutica: uma visão multiprofissional

ORGANIZADORES

Marcelo Polacow Bisson

Danyelle Cristine Marini

manole

editora

Produção editorial: Flávia Pereira
Diagramação: Lira Editorial
Capa: Ricardo Yoshiaki Nitta Rodrigues
Imagem de capa: Istockphoto
Ilustração: Eduardo Borges

CIP-BRASIL. CATALOGAÇÃO NA PUBLICAÇÃO
SINDICATO NACIONAL DOS EDITORES DE LIVROS, RJ

A182

Adesão terapêutica: uma visão multiprofissional/organização Marcelo Polacow Bisson, Danyelle Cristine Marini. – 1. ed. – Santana de Parnaíba [SP]: Manole, 2022.

Inclui índice
ISBN 9786555767421

1. Farmacologia. 2. Medicamentos – Administração. 3. Cooperação do paciente. 4. Terapêutica. I. Bisson, Marcelo Polacow. II. Marini, Danyelle Cristine.

22-76882 CDD: 615.6
CDU: 615.03

Meri Gleice Rodrigues de Souza - Bibliotecária – CRB-7/6439

EDITORA MANOLE LTDA.
Alameda América, 876 – Tamboré
Santana de Parnaíba
06543-315 – SP – Brasil
Fone: (11) 4196-6000 | www.manole.com.br | https://atendimento.manole.com.br
Impresso no Brasil | *Printed in Brazil*

Organizadores

Danyelle Cristine Marini

Farmacêutica graduada pela Universidade Metodista de Piracicaba – Unimep. Doutora em Educação, mestre em Biologia Molecular pela Universidade Estadual Júlio de Mesquita Filho – Unesp. Atualmente é professora no Centro Universitário das Faculdades Associadas de Ensino – UNIFAE e nas Faculdades Integradas Maria Imaculada – FIMI. É coordenadora do curso de Farmácia e Estética da FIMI e coordenadora do curso de pós-graduação da Unicep. Membro do comitê de Ética da FIMI e UNIFAE. Diretora tesoureira e conselheira do Conselho Regional de Farmácia de São Paulo – CRF-SP. Membro do comitê de Educação permanente e do Grupo de Trabalho de Educação Farmacêutica do CRF-SP, além de diretora da Associação Brasileira de Educação Farmacêutica – ABEF.

Marcelo Polacow Bisson

Farmacêutico graduado pela Faculdade de Ciências Farmacêuticas de Ribeirão Preto – USP. Doutor e mestre em Farmacologia e Terapêutica pela Faculdade de Odontologia de Piracicaba – Unicamp. Especialista em Farmácia Hospitalar pela Sociedade Brasileira de Farmácia Hospitalar – SBRAFH. Atualmente é presidente do Conselho Regional de Farmácia do Estado de São Paulo – CRF-SP.

Autores

Ana Vergínia Mangussi da Costa Fabiano

Psicóloga graduada pelo Centro Universitário das Faculdades Associadas de Ensino – FAE. Mestre em Educação, Ambiente e Sociedade - UNIFAE. Doutoranda pelo Programa de Psicologia Escolar e do Desenvolvimento Humano no Instituto de Psicologia da Universidade de São Paulo - IP-USP. Possui título de especialista em Neuropsicologia e Psicologia Hospitalar pelo Conselho Federal de Psicologia. Atua como psicóloga clínica e é docente do Curso de Psicologia, Enfermagem e Medicina do Centro Universitário das Faculdades Associadas de Ensino - UNIFAE.

Betânia Alves Veiga Dell'Agli

Psicóloga formada pela Pontifícia Universidade Católica de Campinas (PUC-Campinas), mestre e doutora em Educação pela Faculdade de Educação da Unicamp. Pós-doutora em Ciências Médicas pela Faculdade de Ciências Médicas da Unicamp. É docente concursada do Centro Universitário das Faculdades Associadas de Ensino (UNIFAE) desde 2003. Ministra aula nos cursos de Psicologia, Medicina e Pedagogia. É docente colaboradora do programa de pós-graduação em Psicologia Escolar e do Desenvolvimento Humano do Instituto de Psicologia da USP-SP.

Danyelle Cristine Marini

Farmacêutica graduada pela Universidade Metodista de Piracicaba – Unimep. Doutora em Educação, mestre em Biologia Molecular pela Universidade Estadual Júlio de Mesquita Filho – Unesp. Atualmente é professora no Centro Universitário das Faculdades Associadas de Ensino – UNIFAE e nas Faculdades Integradas Maria Imaculada – FIMI. É coordenadora do curso de Farmácia e Estética da FIMI e coordenadora do curso de pós-graduação da Unicep. Membro do comitê de Ética da FIMI e UNIFAE. Diretora tesoureira e conselheira do Conselho Regional de Farmácia de São Paulo – CRF-SP. Membro do comitê de Educação permanente e do Grupo de Trabalho de Educação Farmacêutica do CRF-SP, além de diretora da Associação Brasileira de Educação Farmacêutica – ABEF.

Giovanna Vallim Jorgetto

Enfermeira graduada pela Universidade estadual de Campinas (Unicamp), especialista em Infectologia e Saúde Mental (EERP-USP), mestre em Ciências da Saúde (UNIFENAS) e doutora em Ciências (EPE-Unifesp). Professora associada do Centro Universitário das Faculdades Associadas de Ensino de São João da Boa Vista (UNIFAE) nos cursos de Medicina, Enfermagem, Farmácia e Psicologia. Membro do Grupo de Pesquisa GEPISM (Grupo de Estudos Interdisciplinar em Saúde Mental) da EPE-Unifesp. Tem experiência na área de Enfermagem, com ênfase em: enfermagem em saúde mental – depressão e comportamento suicida, prática baseada em evidências e métodos de revisão.

Gustavo Alves Andrade dos Santos

Farmacêutico-bioquímico formado pela Universidade Paulista – UNIP. Doutor em Biotecnologia, mestre em Farmácia e pós-doutor em Anatomia e Cirurgia pela Faculdade de Medicina da Universidade de São Paulo (USP-Ribeirão Preto). É professor da Faculdade de Medicina São Leopoldo Mandic, Araras, SP e Faculdades Oswaldo Cruz, SP. Coordenador do grupo técnico de Atenção Farmacêutica ao Idoso e do Grupo Técnico de Farmácia Hospitalar do Conselho Regional de Farmácia do Estado de São Paulo. Membro da Alzheimer´s Association International (ISTAART) e Membro da American Society of Health-System Pharmacists (ASHP). Diretor/Cientista na Gusfarma Health, Brain and Life.

Hágabo Mathyell Silva

Farmacêutico graduado na Universidade Federal de Minas Gerais (UFMG) e mestre em medicamentos e assistência farmacêutica (UFMG). Head da farmácia clínica na Far.me – Farmacoterapia Otimizada. Membro do Instituto para Práticas Seguras no Uso de Medicamentos (ISMP Brasil). Colaborador do Centro de Estudos em atenção farmacêutica (CEAF/UFMG). É professor livre-docente nos cursos de pós-graduação em farmácia clínica, na Faculdade Unimed e no Instituto Racine.

Helen Mariana Baldan Cimatti

Farmacêutica-bioquímica graduada pela Universidade estadual Júlio de Mesquita Filho (Unesp). Mestre em Análises Clínicas e Toxicologia e doutora e pós-doutora em Ciências Farmacêuticas também pela Unesp. Atualmente cursa especialização em Farmácia clínica com ênfase em prescrição farmacêutica no Unicep. É professora titular na Universidade Paulista (UNIP) e professora adjunta no Unicep. Tem experiência na área de Farmacologia, Farmacoterapia, Farmácia Clínica e Avaliação Toxicológica.

João Paulo Martins Piloni

Enfermeiro graduado em Enfermagem pela Universidade Federal de Mato Grosso (UFMT). Especialista em Gestão de Saúde Coletiva e da Família (FAUC).

Ketylin Fernanda Migliato

Graduada em Farmácia Bioquímica pelo Centro Universitário Herminio Ometto. Doutora e mestre em Ciências Farmacêuticas pela Universidade Estadual Paulista Júlio de Mesquita Filho (Unesp). Pós-doutora em Ciências Farmacêuticas pela mesma universidade. É professora titular do Centro Universitário Central Paulista (Unicep). Tem experiência na área de Fitoterapia, Clínica e Controle de Qualidade.

Larissa Ferreira dos Santos

Graduada em Enfermagem pela Faculdade de Medicina de São José do Rio Preto (FAMERP).

Luciana Maria Caetano

Pedagoga formada pelo Centro Universitário Salesiano de Americana (UNISAL). Mestre e doutora em Psicologia Escolar e do Desenvolvimento Humano pelo Instituto de Psicologia da Universidade de São Paulo (USP). Livre-docente em Psicologia do Desenvolvimento pelo Instituto de Psicologia da USP. Atualmente é professora associada do Instituto de Psicologia da USP, coordenadora do grupo de pesquisas em psicologia do desenvolvimento moral (GPDM) e coordenadora do Programa de pós-graduação em Psicologia Escolar e do Desenvolvimento Humano do Instituto de Psicologia da USP.

Marcelo Polacow Bisson

Farmacêutico graduado pela Faculdade de Ciências Farmacêuticas de Ribeirão Preto – USP. Doutor e mestre em Farmacologia e Terapêutica pela Faculdade de Odontologia de Piracicaba – Unicamp. Especialista em Farmácia Hospitalar pela Sociedade Brasileira de Farmácia Hospitalar – SBRAFH. Atualmente é presidente do Conselho Regional de Farmácia do Estado de São Paulo – CRF-SP.

Michelle Dias Reis

Farmacêutica-bioquímica formada pela Universidade de Guarulhos. MBA em Marketing Executivo na Fundação Getúlio Vargas, Compliance Office pela LEC, auditora de ISO 9001:2015 pela Fundação Vanzolini e Direito Sanitário e Saúde Pública pelo ICTQ. Possui 14 anos no mercado de varejo farmacêutico, sendo dois anos no segmento de Farmácia Magistral e oito anos na drogaria Onofre como gerente e auditora farmacêutica. Atualmente é fundadora da empresa Grupo Terceiriza, empresa especializada em terceirização de serviços e consultoria para o mercado de saúde e sócia/diretora executiva na Integra Compliance, empresa de inovação em implantação de código de conduta, por meio de gameficação.

Paula Iglésias-Ferreira

Licenciada em Ciências Farmacêuticas pela Faculdade de Farmácia da Universidade de Lisboa (FFUL), onde concluiu a pós-graduação em Farmácia Comunitária em 2003. Mestre em Farmácia Assistencial pela Universidade de Granada, Espanha. Foi professora assistente no Instituto Superior de Saúde Egas Moniz e professora auxiliar convidada na Universidade Lusófona de Humanidades e Tecnologias (ULHT). Em 2018 lançou o projeto: "Dicas da Farmacêutica" no Facebook, no Instagram e em um canal no Youtube dirigidos à população em geral para ampliar a literária em saúde e promover o conhecimento da área.

Ronaldo Campanher

Farmacêutico-bioquímico graduado pela Universidade Federal de Alfenas (EFOA-UNIFAL), Mestre em Educação, Ambiente e Sociedade (UNIFAE) e especialista em Farmácia Clínica e Atenção Farmacêutica (USCS). Tem experiência em Análises Clínicas e Dispensação. Atualmente é professor em cursos de graduação na UNIFAE e FIMI - Mogi Guaçu; professor em diversos cursos de pós-graduação, coordenador do curso de Farmácia Clínica e Prescrição Farmacêutica na UNIFAE, além de ministrar cursos pelo Conselho Regional de Farmácia do Estado de São Paulo (CRF/SP).

Sandra Soares Mendes

Enfermeira graduada na Universidade Federal de Alfenas (EFOA-UNIFAL). Especialista em Saúde Pública pela Unaerp em Ribeirão Preto. Mestre e doutora pela Faculdade de Enfermagem da Unicamp. Experiência profissional em Saúde Pública. Atualmente é professora no Centro Universitário das Faculdades Associadas - UNIFAE, ministra aulas no curso de Enfermagem nas disciplinas de Habilidades de Semiologia e Semiotécnica I e II, Saúde do Adulto e Idoso, Assistência de Enfermagem em Clínica Cirúrgica, e no curso de Medicina, na disciplina de Interação, Ensino e Saúde da Comunidade.

Agradecimentos

A meus mestres pelos ensinamentos valiosos.
A minha família pelo apoio em todas as horas.
A meus alunos e ex-alunos por todas as oportunidades.
A meus amigos e colegas por sempre me apoiarem e incentivarem.

Professor Marcelo Polacow

A minha família que sempre me encorajou a seguir no caminho do bem.
Ao meu amado filho pela força e pelo amor que me dá incondicionalmente.
Aos meus eternos "anjos", alunos e ex-alunos, que me transformam diariamente.
Aos meus professores e colegas de profissão que contribuem
para o meu aprimoramento.

Professora Danyelle Marini

Sumário

Prefácio

Marcelo Polacow Bisson

Desde os primórdios dos cuidados em saúde, os profissionais da área se deparam com um grande problema para a prevenção e o tratamento das doenças, que é a inconsistência à adesão terapêutica pelos pacientes. O termo adesão é utilizado em parte como tradução do termo na língua inglesa *compliance*. Diante disso, para abordar a questão da não adesão terapêutica, é de primordial importância entender a definição do que é adesão.

No dicionário Oxford, por exemplo, o termo *compliance* é definido como a prática de obedecer às regras ou solicitações feitas por pessoas em posição de autoridade. Na área da saúde, por sua vez, a definição de adesão mais comumente usada é: "(...) os comportamentos do paciente (em termos de tomar medicamentos, seguir dietas ou executar mudanças no estilo de vida) coincidem com as recomendações dos profissionais de saúde e aconselhamento médico" (Sackett, 1976). Assim, a não adesão terapêutica ocorre quando o comportamento de busca ou manutenção da saúde de um indivíduo não é congruente com as recomendações prescritas por um profissional de saúde.

O termo adesão é muitas vezes usado de forma intercambiável com o conformidade, que tem relação com a capacidade e a vontade do indivíduo de cumprir um regime terapêutico prescrito. Recentemente, o termo concordância também é sugerido para ser usado. Comparado com conformidade, o termo concordância torna o paciente o tomador de decisão no processo e denota anuência e harmonia entre pacientes e prescritores. Embora existam pequenas e sutis diferenças entre esses termos, na prática clínica, esses termos são usados de forma intercambiável (embora possam não estar totalmente corretos).

Após definir o que se entende por adesão; a próxima pergunta que vem à mente dos profissionais de saúde é: quais são os tipos comuns de não adesão (ou não conformidade) encontrados na clínica médica? O conhecimento e a compreensão dos diversos tipos de não adesão comumente encontrados na prática clínica permitem a formulação de estratégias para enfrentá-los de forma eficaz. Além dos tipos de não adesão encontrados, outra pergunta lógica a se fazer na tentativa de completar o quebra-cabeça da não adesão terapêutica é: na prática clínica, o que é considerado uma adesão boa ou aceitável? Embora se deva reconhecer que isso ainda é controverso, em relação à boa adesão farmacoterapêutica, tem sido comumente definida o uso de 80 a 120% dos medicamentos prescritos. Para a adesão a outro tratamento, como exercício ou dieta, a definição de adesão aceitável variou entre os diferentes estudos e não parece haver nenhum critério comumente aceito para definir a adesão boa ou aceitável.

Do ponto de vista dos profissionais de saúde, a busca por melhor adesão terapêutica é uma questão clínica importante pela seguinte razão: a não adesão à terapia prescrita pode ter um efeito sério nos resultados do tratamento e com consequências clínicas diretas; isto é, a não adesão está diretamente associada a maus resultados do tratamento em pacientes com diabetes, epilepsia, síndrome da imunodeficiência adquirida (Aids), asma, tuberculose, hipertensão e transplantes de órgãos. Por exemplo, em pacientes hipertensos, a baixa adesão à terapia é a razão preponderante para a pressão arterial mal controlada, aumentando assim o risco de acidente vascular cerebral, infarto do miocárdio e insuficiência renal.

Além disso, como resultado da não adesão terapêutica não detectada ou não relatada, os médicos podem alterar o regime de tratamento, o que pode aumentar o custo ou a complexidade do processo, avolumando ainda mais a carga sobre o sistema de saúde. Por exemplo, o custo de medicamentos prescritos é o componente que mais cresce no orçamento de saúde nos Estados Unidos. Os gastos nacionais com medicamentos ambulatoriais aumentaram de 13 a 16% ao ano durante os últimos anos, e espera-se que continuem a crescer de 9 a 13% ao ano durante a próxima década.

Na era em que a relação custo-benefício é uma palavra da moda na prestação de serviços de saúde, quaisquer fatores que possam contribuir para o aumento do uso de medicamentos devem ser uma preocupação para os profissionais de saúde. Assim, tanto do ponto de vista da obtenção de resultados clínicos como econômicos desejáveis, o efeito negativo da não adesão terapêutica precisa ser minimizada.

No entanto, para formular estratégias eficazes para conter o problema da não conformidade, é necessário revisar sistematicamente os fatores que contribuem para ela. Uma compreensão do valor preditivo dos fatores sobre a não conformidade também contribuiria positivamente para o planejamento geral de qualquer programa de gerenciamento de doenças.

Outro ponto que vem ganhando destaque nos últimos anos, e que está relacionado à adesão, é a capacidade de entendimento e conhecimento do paciente em relação à própria saúde. Esse processo tem sido definido na língua portuguesa como literacia em saúde. O termo literacia diz respeito às habilidades de leitura, escrita e compreensão de textos.

Diferenças no nível de literacia em saúde foram associadas ao uso de serviços de saúde. Especificamente, a menor alfabetização foi associada ao aumento do uso de departamentos de emergência e hospitais e menor imunização contra influenza, por exemplo, com base em evidências moderadas. A evidência para o uso de outros serviços de saúde foi baixa ou insuficiente devido resultados inconsistentes ou limitados.

A relação entre literacia e resultados em saúde foi variável em vários estudos científicos produzidos. O risco de mortalidade para idosos foi claramente maior quando apresentado menor literacia em saúde. Também houve evidências moderadas para apoiar uma relação entre menor literacia em saúde e menor capacidade de tomar medicamentos adequadamente ou interpretar rótulos e mensagens de saúde. Nesses estudos, a evidência consiste em todos os estudos observacionais e resultados geralmente em uma direção consistente. Essas avaliações focaram na relação entre os grupos mais baixos e mais altos de literacia em saúde; contudo, a evidência foi escassa para avaliar as diferenças entre aqueles com alfabetização em saúde marginal (uma categoria intermediária) e alfabetização em saúde adequada (a categoria mais alta).

Vários são os fatores que impactam de maneira consistente à adesão terapêutica, os quais foram identificados por meio da revisão do trabalho do pesquisador Jin J (2008), o qual é o mais citado até hoje por muitos autores que discorrem sobre o tema, inclusive os deste livro. Para exemplificar esses fatores, há a prescrição de medicamentos com via de administração não invasiva (por exemplo, medicação oral) e regimes de dosagem simples que motivam os pacientes a serem aderentes. A longa duração do período de tratamento e os efeitos colaterais da medicação, por sua vez, podem comprometer as crenças do paciente sobre a eficácia da medicação. Portanto, os profissionais de saúde devem considerar os problemas relacionados à terapia ao elaborar o plano terapêutico e envolver os pacientes no processo para minimizar as possíveis barreiras terapêuticas.

Além dos fatores relacionados à terapia, os problemas do sistema de saúde foram significativamente relacionados à adesão. Acessibilidade e satisfação com as unidades de saúde são importantes contribuintes para a adesão, pois a satisfação do paciente com a assistência médica é crucial para esse processo. O longo tempo de espera para as consultas e a experiência infeliz durante as consultas foram indicados em muitos estudos. Um sistema de saúde projetado com acessibilidade conveniente e satisfação do paciente seria de grande ajuda para questões da conformidade.

A adesão terapêutica também está relacionada com as características da doença. A não adesão geralmente não é um problema prevalente em doenças agudas ou de curta duração. Em contraste, os pacientes que sofrem de doenças crônicas, em particular aqueles com flutuação ou ausência de sintomas (por exemplo, asma e hipertensão), provavelmente não são aderentes. Por isso, esforços e atenção especiais devem ser dispensados para abordar a questão da não adesão em pacientes com doenças crônicas.

Por fim, os gastos com saúde são um fator muito importante para pacientes com doenças crônicas, porque o tratamento pode durar toda a vida, de modo que o custo da terapia constituiria uma grande parte de sua renda disponível. Se o paciente sentir que o custo da terapia é um fardo financeiro, a adesão à terapia estará definitivamente ameaçada. O pessoal de saúde deve estar ciente da situação econômica do paciente durante o planejamento de um regime de tratamento, e um sistema financeiro de saúde que forneça pelo menos alguma assistência financeira a pacientes de baixa renda seria útil para aumentar a adesão.

Esses fatores discutidos até agora estão direta e claramente relacionados à adesão do paciente à terapia e podemos chamá-los de fatores "difíceis". Estamos usando esse termo porque o impacto dos fatores identificados é mais quantificável. Em geral, esses fatores "difíceis" podem ser corrigidos até certo ponto pelo aconselhamento e comunicação dos profissionais de saúde. Além disso, a sociedade também poderia participar na minimização das barreiras para os pacientes seguirem a terapia.

Em contraste com os fatores "difíceis", alguns outros fatores podem ser classificados como fatores leves. De fato, uma falha em lidar com os fatores "leves" pode anular todos os esforços gastos para combater os efeitos dos fatores "difíceis".

Fatores psicossociais, como crenças do paciente, atitude em relação à terapia e sua motivação para a terapia, podem ser classificados como fatores "leves". Desde a década de 1990, a pesquisa se concentrou mais na relação paciente-provedor e nas crenças dos pacientes sobre as terapias. Para pacientes com doenças crônicas, eles fariam sua própria análise de custo-benefício da terapia, consciente ou inconscientemente. Isso significa que eles pesam os benefícios da adesão à terapia (ou seja, controle dos sintomas e prevenção de complicações médicas) em relação às restrições em suas vidas diárias e riscos percebidos da terapia, como efeitos colaterais, tempo e esforço envolvido.

Às vezes, eles podem ter crenças erradas com base no conhecimento inadequado sobre saúde ou em um relacionamento negativo com o profissional da área. Portanto, os pacientes devem receber conhecimento adequado sobre o objetivo da terapia e as consequências da não adesão. Além disso, um relacionamento saudável e uma comunicação eficaz entre o paciente e o profissional de saúde aumentariam a adesão do paciente.

De fato, os efeitos das crenças do paciente, conhecimento de saúde e relacionamento com o profissional de saúde são muito complexos porque esses fatores "leves" estão inter-relacionados. A interação é um pouco como combinações de antibióticos. Às vezes o efeito seria aditivo ou sinérgico, enquanto outras vezes o efeito seria antagônico. No entanto, devido ao desenho dos estudos realizados até agora, é difícil, senão impossível, diferenciar com precisão se a interação entre esses fatores seria aditiva, sinérgica ou antagônica. Estudos mais robustos e melhor desenhados seriam necessários no futuro para elucidar esse efeito.

Semelhante aos fatores "leves", o efeito de fatores demográficos (por exemplo, idade, sexo, etnia, nível educacional e estado civil) na adesão também é bastante complicado, porque eles podem não ser fatores verdadeiramente independentes que influenciam a adesão. Na verdade, os fatores demográficos estão relacionados às várias origens culturais, socioeconômicas e psicológicas do paciente. Assim, estudos futuros sobre adesão não devem focar apenas em fatores demográficos.

Diante do anteriormente exposto, o presente livro tem o objetivo de categorizar os diferentes tipos de adesão terapêutica divididos em tipos de paciente e/ou diferentes condições clínicas e/ou patológicas, possibilitando aos leitores terem disponíveis as ferramentas que melhor se adaptem aos seus pacientes e obtenham os melhores resultados possíveis. Por isso, esperamos que consigam ter uma leitura reflexiva e válida para a prática profissional diária.

REFERÊNCIAS BIBLIOGRÁFICAS

1. Berkman ND, Sheridan SL, Donahue KE, Halpern DJ, Viera A, Crotty K, Holland A, Brasure M, Lohr KN, Harden E, Tant E, Wallace I, Viswanathan M. Health literacy interventions and outcomes: an updated systematic review. Evid Rep Technol Assess (Full Rep). 2011 Mar;(199):1-941. PMID: 23126607; PMCID: PMC4781058.
2. Cambridge Dictionary. Compliance. [Internet] [Acesso em: 2022 mar. 28]. Disponível em: https://dictionary.cambridge.org/pt/dicionario/ingles/compliance
3. Donovan JL, Blake DR. Patient non-compliance: deviance or reasoned decision-making? Soc Sci Med. 1992;34:507–13.
4. Inkster ME, Donnan PT, MacDonald TM, et al. Adherence to antihypertensive medication and association with patient and practice factors. J Hum Hypertens. 2006;20:295–7.

5. Jin J, Sklar GE, Min Sen Oh V, Chuen Li S. Factors affecting therapeutic compliance: A review from the patient's perspective. Ther Clin Risk Manag. 2008;4(1):269-286. doi:10.2147/tcrm.s1458
6. Sackett DL. Introduction. In: Sackett DL, Haynes RB, editors. Compliance with therapeutic regimens. Baltimore: Johns Hopkins University Press; 1976. pp. 1–6.
7. Vermeire E, Hearnshaw H, Van Royen P, et al. Patient adherence to treatment: three decades of research A comprehensive review. J Clin Pharm Therap. 2001;26:331–42.

1

O processo de adesão na farmacoterapia

Ronaldo Campanher

Neste capítulo...

Veremos que a adesão efetiva ao tratamento proposto depende de uma série de fatores, que devem ser plenamente compreendidos pelos profissionais da saúde, em especial aqueles que estão envolvidos com prescrição, dispensação e acompanhamento farmacoterapêutico, após um diagnóstico firmado.

Este capítulo tem como objetivo disponibilizar ao leitor uma visão geral da problemática da não adesão ao tratamento proposto, considerando seus possíveis e potenciais impactos pessoais, sociais, econômicos e ambientais. Com isso, é discutida a necessidade de ampliação das políticas públicas referentes ao tema e das ações de âmbito pessoal, como a mudança de postura, além da realização de um trabalho multiprofissional com foco na qualidade de vida do paciente.

A adesão terapêutica é definida pela Organização Mundial da Saúde (OMS) como o grau de correspondência e concordância do paciente com as recomendações de um profissional da saúde no que se refere à ingestão de medicamentos, ao seguimento de dieta e às mudanças nos hábitos de vida, ou seja, a adesão está relacionada às terapias farmacológica e não farmacológica. Esse processo pode ser considerado muito importante em diversas patologias, especialmente no tratamento de doenças crônicas.

Nesses termos, os profissionais da saúde relacionados à terapêutica devem possuir plena ciência de que há necessidade de elaboração de estratégias para garantir a adesão, minimizando, assim, potenciais consequências decorrentes do fato de o paciente não aderir adequadamente ao tratamento prescrito.

A Figura 1, adaptada de Oliboni e Castro (2018), coloca a adesão em um modelo de "guarda-chuvas", a partir do qual são abordados conceitos de outros autores relacionados à temática, explicados em três modelos de processo.

O modelo de processo 1 engloba três aspectos: aceitação, persistência e cumprimento, no qual primeiramente o paciente aceita a aquisição do medicamento, para persistir em um tratamento – muitas vezes de longo prazo – e, por último, cumpre as recomendações propostas de forma adequada durante o tratamento.

No modelo de processo 2 não há a aceitação, relatada pelo autor como um *gap*, partindo da iniciação do tratamento, que, somada à implementação, constitui a fase de persistência terapêutica. Nesse modelo, acrescenta-se a descontinuação, a qual é necessária ao tratamento de diversas classes farmacológicas. Além disso, esse modelo de processos trata do conceito de gestão da adesão, que consiste no monitoramento do profissional que oferece suporte ao tratamento desde a primeira até a última dose.

Já o modelo de processo 3 coloca como sugestão o cumprimento, a concordância (aceitação) e a persistência, representados entre a prescrição (recomendação profissional), a ressignificação (plano adotado pelo paciente) e a atuação (comportamento do paciente no plano).

O entendimento do esquema dos modelos supramencionados é uma importante ferramenta para a compreensão do fenômeno da adesão ao tratamento proposto.

Sabemos que em um país com dimensões continentais como o Brasil, observa-se, comumente, diferentes níveis de adesão farmacoterapêutica quando se compara a realidade de diferentes regiões.

Em estudo realizado com pacientes hipertensos do Pará, região Norte do Brasil, observou-se que 55% dos indivíduos foram classificados como "menor grau de adesão" ao tratamento farmacológico. Além disso, esse estudo apontou que uma abordagem multifocal e multiprofissional é fundamental para o sucesso terapêutico.

O contraste regional pode ser observado ao analisar uma pesquisa conduzida com pacientes hipertensos residentes na cidade de São Paulo (SP), na região Sudeste, que demonstrou que 80,2% dos indivíduos possuem alta adesão ao tratamento. Esses pacientes possuem pleno acesso ao medicamento por meio de políticas públicas que equacionaram fatores sociodemográficos, comportamentais e clínicos.

Em um estudo de abrangência nacional, foi observado que a baixa adesão em pessoas com doenças crônicas teve uma prevalência de 30,8%, sendo associada a indivíduos com as seguintes características: pessoas jovens, com baixa escolaridade, residentes das regiões Nordeste e Centro-Oeste, responsáveis por parte do pagamento, com baixa autopercepção da saúde, com três ou mais doenças, que utilizam cinco medicamentos ou mais e que apresentam limitação causada por doenças crônicas.

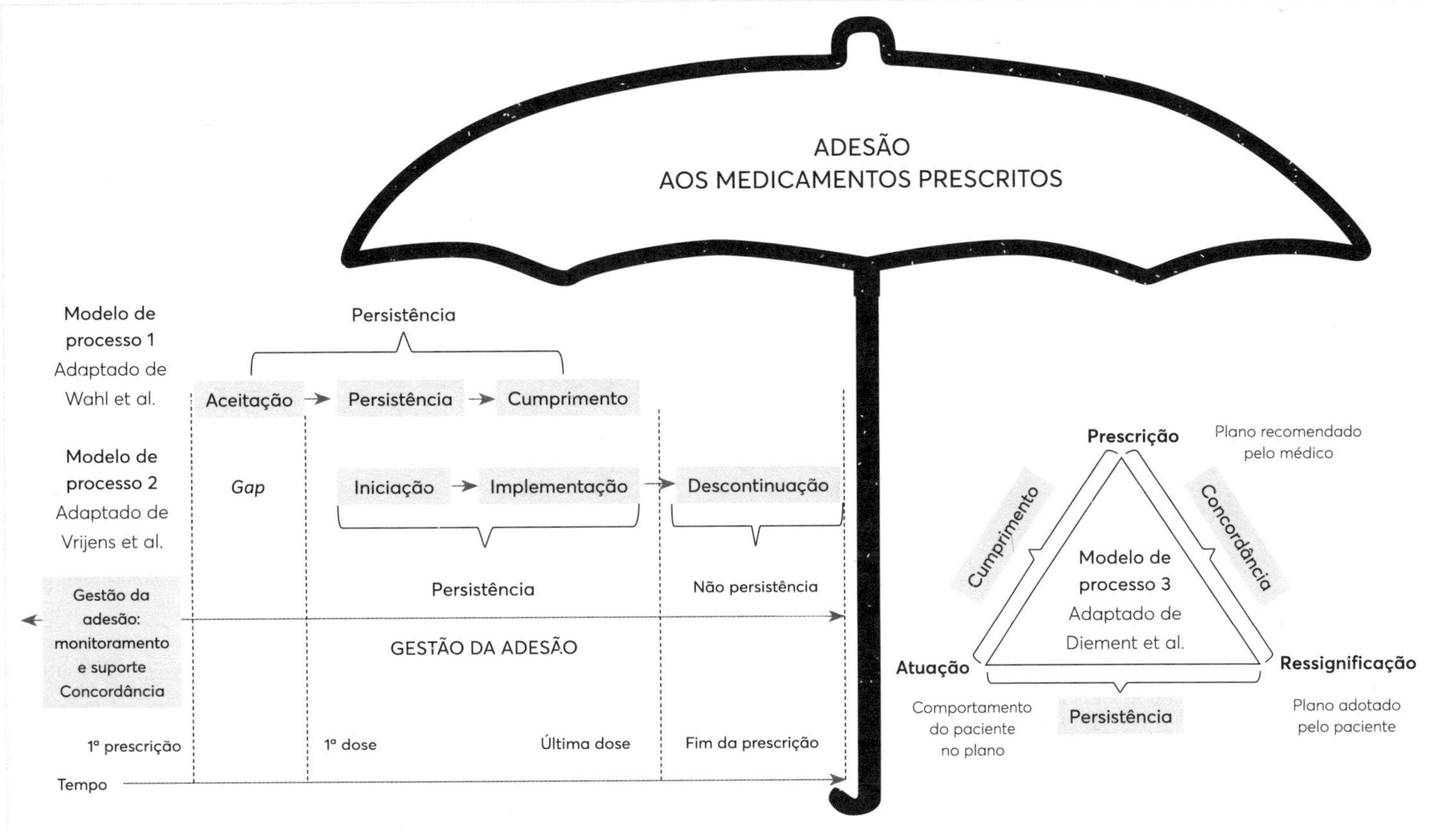

• **FIGURA 1** Modelos inovadores para explicar o conceito de adesão.
Fonte: adaptada de Oliboni e Castro, 2018.

A problemática da não adesão ou do baixo grau de adesão a um tratamento consiste em um grave problema de saúde pública. Isso pode afetar negativamente a evolução clínica do paciente, levando a consequências pessoais, sociais, econômicas e ambientais, acarretando a necessidade de ações coordenadas entre profissionais da saúde, gestores em políticas públicas e pesquisadores.

Por conseguinte, tais consequências não ocorrem isoladamente, mas associadas e de forma conjunta, impactando a sociedade como um todo. A evolução de doenças agudas não tratadas adequadamente, por exemplo, pode culminar na piora do quadro clínico do paciente, aumentado a probabilidade de uma possível internação hospitalar, justamente em um sistema de saúde que se mostra cada vez mais precário e defasado.

O tratamento das doenças crônicas não transmissíveis (DCNT) merece atenção especial, uma vez que a terapia medicamentosa e/ou não medicamentosa proposta, geralmente, é de longo prazo ou até mesmo de uso contínuo, causando relativo grau de rejeição ao tratamento em diversos pacientes.

Dentre as DCNT mais prevalentes na sociedade moderna, destacam-se o diabetes mellitus (DM) e a hipertensão arterial sistêmica (HAS). Essas patologias, em muitos casos, não apresentam sintomatologias evidentes ou alarmantes ao paciente, mas a ocorrência da falta de adesão à terapêutica pode culminar em complicações futuras graves.

Segundo a OMS, em termos globais, menos de 60% dos pacientes com DM e menos de 40% dos pacientes com HAS seguem as prescrições, mesmo nos locais onde existe o acesso ao medicamento. Dados como esses evidenciam que, além do fato do paciente obter o medicamento prescrito, é necessário haver um acompanhamento farmacoterapêutico com maior foco no paciente, para garantir um grau de adesão satisfatório e, por consequência, o controle adequado dessas patologias.

Segundo a *International Diabetes Federation*, em 2019, 463 milhões de pessoas viviam com diabetes, e a estimativa para o ano de 2030 é que o contingente mundial de pacientes com DM chegue a 578 milhões de adultos e, em 2045, a 700 milhões de pessoas.

Em caso de não adesão, o paciente com DM pode evoluir para quadros de nefropatias e, posteriormente, doença renal crônica, com necessidade de tratamento dialítico. Além disso, podem surgir retinopatias, com possível progressão à cegueira irreversível; ocorrer amputações, principalmente de membros inferiores, decorrentes de ferimentos e quadros infecciosos com dificuldade de cicatrização; aparecer doenças no sistema cardiovascular.

Já um paciente com HAS que não realiza o tratamento adequadamente pode sofrer complicações renais e vasculares, como acidente vascular cerebral e infarto agudo do miocárdio, levando, em muitos casos, ao óbito.

Segundo dados da OMS, doenças cardiovasculares são responsáveis por cerca de 17 milhões de mortes anuais no mundo, sendo 9,7 milhões decorrentes das complicações da HAS.

Pode-se considerar também que a não adesão farmacoterapêutica gera consequências econômicas negativas. O desperdício de recursos utilizados para chegar ao diagnóstico de uma patologia que não será tratada, a piora do quadro clínico do paciente e o consequente impacto financeiro nos sistemas de saúde promovem um ciclo vicioso de recursos escassos, aumento da incidência de patologias graves e maior consumo de recursos.

Além dos prejuízos financeiros e à saúde, deve-se elencar também o problema ambiental, uma vez que os medicamentos adquiridos e não utilizados são, em geral, descartados de forma incorreta no lixo comum ou na rede de esgoto, com potencial impacto ambiental devido à contaminação do solo e da água por resíduos químicos provenientes desses medicamentos.

O problema da adesão precária ao tratamento de algumas classes farmacológicas merece atenção especial, como é o caso dos antimicrobianos. Bastante utilizados, esses fármacos são fundamentais na terapêutica de infecções bacterianas, dado que a baixa adesão ao tratamento pode culminar no grave e relevante fenômeno denominado resistência bacteriana, diminuindo, assim, a sua eficácia.

Dessa forma, compreende-se que a falta de adesão do paciente ao tratamento proposto não consiste apenas em um problema relacionado ao próprio indivíduo, sendo, na verdade, uma questão que envolve a sociedade como um todo.

FATORES QUE INTERFEREM NO PROCESSO DE ADESÃO

Diversos fatores estão associados à adesão terapêutica, e o profissional da saúde deve atentar-se às suas responsabilidades no contexto da relação profissional–paciente.

Entre os mais relevantes, ressaltam-se:

- Fatores intrínsecos ao próprio paciente.
- Fatores relacionados à terapia proposta.
- Fatores associados à própria doença.
- Fatores atribuídos à ineficiência da gestão dos recursos públicos.
- Fatores relacionados à interação entre paciente e profissional de saúde.

Sobre os fatores intrínsecos ao paciente, é importante citar a realidade econômica brasileira e, consequentemente, as limitações financeiras para a aquisição de medicamentos em diversas terapias propostas. Dessa forma, o tratamento deve ser elaborado, na medida do possível, para ser economicamente viável ao paciente. Caso contrário, poderá ser interrompido precocemente ou, até mesmo, não ocorrerá.

No entanto, mesmo quando há acesso ao medicamento, o que para grande parcela da população ocorre somente por meio do Sistema Único de Saúde (SUS) ou de programas governamentais, outras considerações necessitam ser ponderadas.

Pacientes idosos com baixo grau de instrução ou que não compreendem claramente os benefícios do tratamento proposto estão propícios a uma adesão precária. Para esses casos, observa-se que a orientação didática e esclarecedora do profissional da saúde pode ser o diferencial para garantir o sucesso terapêutico.

A adequação de fatores, como a forma farmacêutica, a dosagem ajustada à idade e o tempo de tratamento de forma individualizada ao paciente idoso, deve ser levada em consideração pelo profissional responsável pela prescrição.

O conhecimento da dificuldade de deglutição do paciente, por exemplo, direciona o profissional a utilizar formas farmacêuticas que sejam adequadas a essa particularidade.

Outra questão relacionada à senilidade e que deve ser considerada em termos posológicos é a alteração da farmacocinética em pacientes idosos. A diminuição de importantes funções, como a renal e a hepática, além da alteração dos processos relacionados à absorção no sistema gastrointestinal, promovem alterações consideráveis na concentração plasmática de fármacos, muitas vezes diminuindo sua eficácia e/ou segurança.

O envelhecimento da população e o consequente aumento da chamada polifarmácia, em que ocorre o uso rotineiro e concomitante de quatro ou mais medicamentos por um mesmo paciente, consistem em importantes fatores a ser pontuados, direcionando, muitas vezes, para a necessidade de uma reavaliação multiprofissional da terapêutica utilizada pelo paciente, com o intuito de garantir um tratamento efetivo e seguro.

Diversas doenças podem limitar a capacidade de adesão ao tratamento farmacológico, como as patologias incapacitantes que deixam o paciente em condição de dependência de outra pessoa para a administração dos medicamentos.

Além do desafio relacionado ao crescimento da população idosa no Brasil, fato que pode ser observado por meio da alteração das características de nossa pirâmide etária, o país convive com outro grave problema que aumenta o abismo da desigualdade social: o analfabetismo.

Dados da Pesquisa Nacional por Amostra de Domicílios (PNAD) do Instituto Brasileiro de Geografia e Estatística (IBGE), publicados em 2020, demonstram que o Brasil possui um contingente de 11 milhões de analfabetos com 15 anos ou mais, o que corresponde a 6,6% da população.

Há evidentes discrepâncias regionais, pois o Sul e o Sudeste têm taxa de analfabetismo de 3,3%, enquanto a região Nordeste possui um índice de analfabetismo de 13,9%.

Outro dado preocupante em termos de números absolutos é a constatação de que, apenas na cidade de São Paulo (SP), há cerca de 383 mil pessoas que não sabem ler e escrever.

A abordagem profissional da saúde com o paciente analfabeto, portanto, deve ser diferenciada para garantir sua adesão ao tratamento. Na condução de um estudo, foi observado que o uso da prescrição baseada em pictogramas (representação de um objeto ou conceito por meio de desenhos figurativos) promoveu uma elevação na adesão de pacientes analfabetos, diabéticos e hipertensos de 66% para 93,3% ao tratamento medicamentoso, demonstrando a efetividade dessa ação.

Um ponto de alta relevância na problemática da adesão é a ineficiência da gestão dos já escassos recursos públicos. Problema grave e recorrente em nosso país, isso impacta fortemente a capacidade da rede pública de saúde de garantir o fornecimento dos medicamentos necessários, com prejuízos eminentes à sociedade, afetando principalmente as pessoas com menor poder aquisitivo.

Outro fator imprescindível a ser citado é a interação entre paciente e profissional de saúde. Especificamente nesse ponto, o profissional tem o poder (e o dever) de contribuir para mitigar grande parte das dificuldades do paciente em relação à adesão ao tratamento. A empatia, associada ao conhecimento técnico-científico, direciona para uma orientação de modo a empoderar o paciente e torná-lo um colaborador ativo dentro da terapêutica.

O paciente necessita, verdadeiramente, conhecer sua patologia e entender a importância do tratamento para sua saúde.

Nesse contexto, tanto os profissionais da saúde que realizam a prescrição quanto aqueles que participam do ato da dispensação aparecem como atores fundamentais dentro do processo de adesão ao tratamento proposto. Em termos de responsabilidades desses profissionais para garantir a adesão do paciente à terapia, farmacológica ou não farmacológica, o entendimento da necessidade de uma atuação multiprofissional conjunta e responsável é fundamental para garantir o objetivo maior, que é a melhoria da qualidade de vida do paciente.

Para promover uma orientação adequada e didática ao paciente, o profissional de saúde deve estar tecnicamente preparado, com amplo conhecimento sobre fisiopatologia, farmacocinética, farmacodinâmica, interações medicamentosas e demais problemas relacionados a medicamentos (PRMs).

É importante ressaltar que, dentre todas as tecnologias disponíveis na área da saúde, o medicamento é a mais utilizada. Dessa forma, o conhecimento pleno da farmacologia torna-se um pilar fundamental para a promoção da saúde do ser humano.

No que tange ao conhecimento profissional da fisiopatologia do paciente relacionada à adesão, associa-se o conceito de individualização terapêutica, entendendo que cada paciente é único, e a terapia deve ser adequada às suas condições naquele momento de sua vida.

Pacientes com alterações gastrointestinais, hepáticas ou renais possuem disponibilidade e ação farmacológica diferentes em níveis de absorção, metabolização e excreção, respectivamente.

Nesses termos, pode-se afirmar que garantir a adesão ao tratamento consiste em um desafio constante ao profissional da saúde. Ele deve estar ciente de todos os fatores que corroboram para a não adesão ou adesão terapêutica parcial e, diante disso, atuar de forma multiprofissional para minimizar esse problema.

A evidente necessidade de promover a formação de profissionais da saúde com uma visão biopsicossocial vem ocasionando constantes mudanças curriculares nos cursos de graduação da área da saúde, de forma a valorizar práticas mais humanizadas, que permitem compreender o universo psicológico do paciente. Essa modalidade de cuidado revela-se bastante produtiva no campo das práticas em adesão.

O estudo sob uma ótica ampliada sobre a causa ou o progresso de determinada doença deve ocorrer levando-se em consideração fatores biológicos, psicológicos e sociais do paciente. A partir dessas práticas, as condutas médicas tendem a se tornarem mais assertivas.

Estabelecer uma relação de confiança entre paciente e profissional prescritor pode ser visto como um ponto-chave, principalmente considerando as vertentes da atenção primária. O vínculo criado por meio de uma comunicação adequada, visando uma verdadeira educação em saúde, torna-se o objetivo a ser alcançado.

O dinamismo proporcionado pelos avanços tecnológicos também deve ser levado em consideração no que diz respeito à comunicação com o paciente e, consequentemente, à adesão terapêutica. A efetivação conceitual e legal da telemedicina deve ser encarada como um desafio ao profissional, de forma que essa ferramenta seja utilizada sem promover um distanciamento na relação médico-paciente.

O pensamento de que o paciente ocupa um papel de submissão às recomendações do profissional da saúde é errôneo, pois ele tem autonomia para seguir ou não a terapêutica proposta. Porém, é comum responsabilizá-lo, atribuindo ao paciente uma maior carga de responsabilidade pela não adesão farmacoterapêutica.

Para que ocorra uma evolução na busca de uma solução ao problema, evidencia-se que grande parcela dessa responsabilidade seja compartilhada e assumida por profissionais, serviços de saúde, governos e instituições de ensino.

Finalmente, vale ressaltar que o profissional da saúde deve ter plena ciência de que, por meio de sua empatia e de um verdadeiro comprometimento para com o paciente, ele tem o poder de romper diversas barreiras e dificuldades relacionadas à adesão terapêutica, promovendo a qualidade de vida do paciente e, consequentemente, colaborando com a evolução da sociedade.

REFERÊNCIAS BIBLIOGRÁFICAS

1. Agência Brasil. Analfabetismo no Brasil, dados IBGE 2019. [Internet]. [acesso em: 2021 jul. 07]. Disponível em: https://agenciabrasil.ebc.com.br/educacao/noticia/2020-07/taxa-cai-levemente-mas-brasil-ainda-tem-11-milhoes-de-analfabetos.
2. American Diabetes Association (ADA). Standards of Medical Care in Diabetes. Diabetes Care; 2016.
3. Anderson MIP, Rodrigues RD. O paradigma da complexidade e os conceitos da Medicina Integral: saúde, adoecimento e integralida-de. Rev. Hupe. UERJ; 2016.
4. Bertoldi AD, Oliveira MA,Tavares NUT, Arrais PSD, Mengue SS, Luiza VL, et al.; Fatores associados à baixa adesão ao tratamento farmacológico de doenças crônicas no Brasil. Rev. de Saúde Pública; 2016.
5. Brasil. Ministério da Saúde. Secretaria de Ciência, Tecnologia e Insumos Estratégicos. Departamento de Ciência e Tecnologia. Síntese de evidências para políticas de saúde: adesão ao tratamento medicamentoso por pacientes portadores de doenças crônicas; 2016.
6. Camillo EGS, Iob GA, Petry RD. Análise da forma de descarte de medicamentos por usuários de uma unidade de saúde no municí-pio de Porto Alegre. Rev. Infarma Ciências Farmacêuticas, Brasília, 2013; v. 25; 118-25.
7. Cintra FA, Miyasaki LA, Guariento ME. Adesão medicamentosa em idosos em seguimento ambulatorial. Rev. Ciência & Saúde Coletiva; 15(Supl. 3):3507-3515; 2010.
8. Colet CF, Gewehr DM, Gellatii GT, Oliveira KR, Bandeira VAC. Adesão ao tratamento farmacológico da hipertensão arterial na Atenção Primária à Saúde. Rev. Saúde em Debate; 2018.
9. Conselho Federal de Farmácia (CFF). A desigualdade no consumo de medicamentos, 2020. [Internet]. [acesso em: 2022 fev. 16]. Disponível em: www.cff.org.br/noticia.php?id=5658&titulo=A+desigualdade+no+consumo+de+medicamentos.
10. Instituto Nacional de Estudos e Pesquisas Educacionais Anísio Teixeira (Inep). Estudo detalha situação do analfabetismo no País. [Internet]. [acesso em: 2022 fev. 16]. Disponível em: http://inep.gov.br/.
11. International Diabetes Federation (IDF). Diabetes Atlas; 9. ed. 2019. [Internet]. [acesso em: 2021 jul. 07]. Disponível em: www.diabetesatlas.org/en/sections/worldwide-toll-of-diabetes.html.
12. Kopittke L, Souza MSF. Adesão ao Tratamento com Psicofármacos: Fatores de Proteção e Motivos de Não Adesão ao Tratamento Farmacológico. Rev. APS-UFJR; 2016.
13. Maksud I, Rodrigues M. Abandono de tratamento: itinerários terapêuticos de pacientes com HIV/Aids. Rev. Saúde Debate; 2017.
14. Meiners MMA, Soler O, Lima TM. Perfil de adesão ao tratamento de pacientes hipertensos atendidos na Unidade Municipal de Saúde de Fátima, em Belém, Pará, Amazônia, Brasil. Rev. Pan-Americana de Saúde 2010; 1(2):113-120.
15. Mello AF, Peters CA, Galato D, Rosa FS, Biudes MF, Trauthman SC. Métodos de avaliação da adesão farmacoterapêutica adotados no Brasil. Rev. Infarma – Conselho Federal de Farmácia; 2013.

16. Monteiro CN, Luiz OC, Mansour S. Adesão ao tratamento farmacológico de pacientes hipertensos entre participantes do Programa Remédio em Casa. Rev. Epidemiologia e Serviços de Saúde - USP; 2016.
17. Motter FR, Fritzenl JS, Paniz VM. Acesso regular e adesão a medicamentos do componente especializado da assistência farmacêutica. Rev. Saúde Pública, USP; 2017.
18. Nascimento B, Gracia DK, Preisler L, Albuquerque GS, Souza e Silva MJ, Perna PO. Adesão de hipertensos e diabéticos analfabetos ao uso de medicamentos a partir da prescrição pictográfica. Trabalho, Educação e Saúde - Periódicos Fiocruz; 2016.
19. Nemes MIB, Bellenzani R, Paiva V. Comunicação profissional-paciente e cuidado: avaliação de uma intervenção para adesão ao tratamento de HIV/Aids. Rev. Interface Unesp; 2014.
20. Oliboni LS, Castro MS. Adesão à farmacoterapia, que universo é esse? Uma revisão narrativa. Rev. Clin. Biomed. UFRGS; 2018.
21. Pinto GMF, Silva KR, Pereira RFAB, Sampaio SI. Estudo do descarte residencial de medicamentos vencidos na região da Paulínia (SP), Brasil. Rev. Engenharia Sanitária e Ambiental. Rio de Janeiro, 2014; v.19; n.3; 219-24.
22. Reiners AL, Arruda ALG, Vieira MA, Azevedo RC. Produção bibliográfica sobre adesão/não-adesão de pessoas ao tratamento de saúde. Rev. Cienc. e Saúde Coletiva; 2008.
23. Santos PCJL. Farmácia Clínica e Atenção farmacêutica: contexto atual, exames laboratoriais e acompanhamento farmacoterapêutico. 2. ed. Rio de Janeiro: Atheneu; 2017.
24. Silva NR, Rascado RR, Abjaude SAR. Atitudes de usuários de medicamentos do Sistema Único de Saúde, estudantes de farmácia e farmacêuticos frente ao armazenamento e descarte de medicamentos. Rev. Ciência Farmacêutica Básica e Aplicada. Araraquara, 2014; v. 35; n. 2; 319-25.
25. Sociedade Brasileira de Cardiologia (SBC). Diretrizes Sociedade Brasileira de Cardiologia; 2020.
26. Sociedade Brasileira de Diabetes (SBD). Diretrizes Sociedade Brasileira de Diabetes. São Paulo; 2019-2020.
27. Souza CP. Análise do Fluxo de amostras grátis de medicamentos nas unidades de saúde da AP 5.3 no Rio de Janeiro. 66p. Disserta-ção (Mestrado em saúde pública). Fiocruz - Escola Nacional de Saúde Pública Sérgio Arouca; 2014.
28. Trindade EMV, Versiane ER, Almeida HO, Novaes MRCG. Resgatando a Dimensão Subjetiva e Biopsicossocial da Prática Médica com Estudantes de Medicina: Relato de Caso. Rev. Brasileira de Educação Médica; 2005.
29. World Health Organization. Adherence to long-term therapies: evidence for action. Geneva: World Health Organization; 2003.

2

Instrumentos utilizados no processo de adesão

Danyelle Cristine Marini

Neste capítulo...

Analisaremos que os pacientes que não apresentam melhora com as terapias propostas são um verdadeiro desafio aos profissionais de saúde, pois sempre surge a dúvida se eles realmente estão fazendo a terapia proposta ou se o problema está na inefetividade do tratamento prescrito.

Este capítulo tem o objetivo de apresentar ferramentas que poderão ser utilizadas por agentes da saúde para verificar a adesão do paciente ao tratamento. Recomenda-se ao leitor que utilize essas ferramentas e trabalhe de maneira estratégica e multiprofissional para garantir uma melhor adesão ao tratamento visando à qualidade de vida do paciente.

O processo de garantir a adesão é fundamental para evitar as morbidades e até mesmo a mortalidade do paciente. Para isso, a equipe multidisciplinar precisa estar sensibilizada e atuante sobre esse aspecto.

Com o passar do tempo, a adesão tem sido estudada usando métodos cada vez mais confiáveis e sofisticados. De acordo com o método utilizado, a avaliação da adesão ao medicamento pode ocorrer em diferentes etapas do percurso do paciente, como no consultório médico, na farmácia, na casa, entre outras. A adesão pode ser verificada desde a prescrição médica, seguida pela dispensação e administração do medicamento e, por fim, ao identificar o comportamento do paciente referente à utilização de medicamentos, conforme a metodologia escolhida (Figura 1).

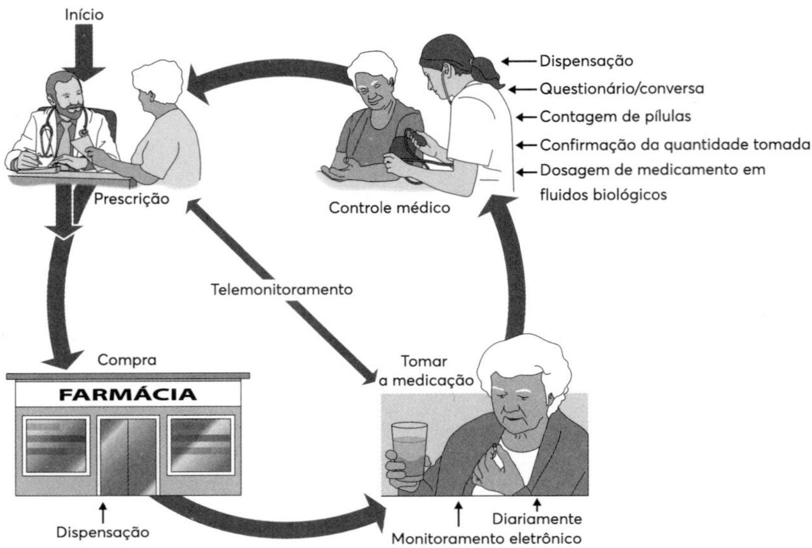

• **FIGURA 1** Diferentes etapas que podem controlar o processo de adesão.
Fonte: adaptada de Berra et al, 2016.

COMO PODEMOS VERIFICAR O PROCESSO DE ADESÃO?

Para verificar a adesão ao tratamento, o profissional de saúde pode utilizar métodos classificados como direto ou indireto – ambos possuem benefícios e limitações, o que impedem de classificá-los como "padrão-ouro".

Os métodos de avaliação de adesão indiretos são menos invasivos e onerosos, como a entrevista com o paciente, a realização de diários pelo paciente, a participação em questionários, a contagem de comprimidos, a revisão de prescrições e o monitoramento eletrônico. Quanto aos métodos diretos, eles são mais invasivos e onerosos, a exemplo da observação direta do paciente durante a terapêutica medicamentosa, assim como a mensuração da presença do medicamento ou de seus metabólitos no sangue ou urina do paciente (Figura 2).

Os métodos diretos buscam identificar se houve a ingestão dos medicamentos, podendo ser realizados de três formas:

- Dosar o fármaco ou os metabólitos em fluidos biológicos, a fim de correlacioná-los com a quantidade encontrada com o uso do medicamento.
- Utilizar marcadores ou traçadores.
- Observar o paciente diretamente.

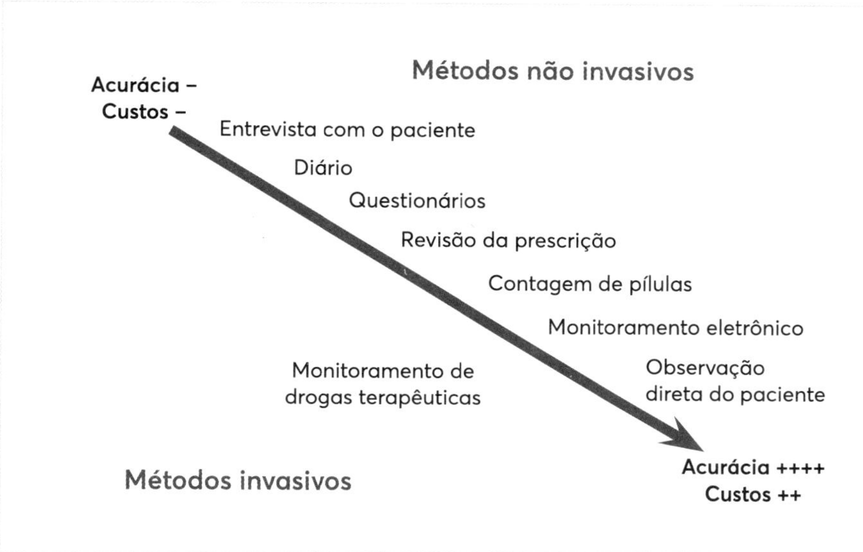

• **FIGURA 2** Métodos invasivos e não invasivos de avaliação de adesão.
Fonte: adaptada de Osterberg et al, 2005.

DETECÇÃO DO FÁRMACO OU DO METABÓLITO EM FLUIDOS BIOLÓGICOS

As detecções são realizadas por meio da determinação da dosagem plasmática, urinária ou da saliva, verificando a presença ou até mesmo quantificando o medicamento ou seu metabólito. Por meio do método direto, é possível monitorar a ingestão dos medicamentos pelo paciente, além de ser permitido verificar as variações alheias à adesão farmacoterapêutica, como a alteração na extensão da absorção, metabolização e excreção. Contudo, o método direto também apresenta desvantagens, o que impede sua ampla utilização, podendo ser citados como fatores que levam a isso os interferentes da fase analítica na determinação do parâmetro, o custo, a dificuldade de obtenção da amostra e a disponibilidade dos testes.

Um exemplo de aplicabilidade desse método é na terapia de pacientes com epilepsia, sendo conhecido o quanto é complicado o acerto do tratamento para esses pacientes. Para isso, o profissional de saúde pode solicitar o doseamento dos fármacos por meio de imunofluorescência polarizada, com o intuito de verificar os antiepiléticos de primeira geração (carbamazepina, ácido valproico, fenitoína e fenobarbital) e cromatografia líquida de alta eficiência (CLAE) de segunda geração (lamotrigina).

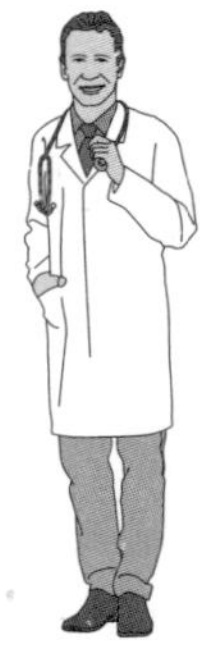

VAMOS PENSAR...

D.C., 16 anos, foi diagnosticado com epilepsia "tônico-clônica generalizada" e usa cronicamente fenobarbital. Como estava apresentando muita sonolência, optou-se por trocar o medicamento por fenitoína, em doses habituais (300 mg/dia). Na segunda semana, após a troca de esquema, o paciente apresentou convulsão. Depois da dosagem dos níveis plasmáticos de fenitoína foi observada concentração plasmática subterapêutica (o resultado da dosagem foi de 5µg/mL e o nível terapêutico acima de 10 µg/mL).

No exemplo, a dosagem da fenitoína pela técnica de imunofluorescência polarizada permitiu a equipe de saúde verificar que o medicamento não estava na quantidade suficiente. Nesse caso, provavelmente não foi devido a uma falta de adesão terapêutica, mas sim à utilização de um indutor enzimático anterior (fenobarbital) que interferiu diretamente no processo de metabolização do fármaco.

• **TABELA 1** Vantagens e desvantagens da detecção do fármaco ou do metabólito na corrente sanguínea

Vantagens	Desvantagens
• Método preciso. • Permite verificar as interferências no processo de farmacocinética do fármaco. • Possibilita a construção da curva de dose-resposta do fármaco. • Não há interferências do relato do paciente.	• Custo elevado. • Método invasivo. • As amostras precisam ser obtidas logo após a ingestão do medicamento. • Necessidade de várias amostras biológicas. • Os fatores biológicos podem afetar a farmacocinética do medicamento e, com isso, interferir na análise da adesão.

ADIÇÃO DE MARCADOR OU TRAÇADOR

O método de adição de marcador ou traçador se assemelha à detecção do fármaco ou metabólito. Busca-se administrar um marcador químico antes da coleta dos fluídos biológicos, o qual deve ter relação direta com a concentração do fármaco na corrente sanguínea.

Esse marcador não pode ser tóxico, de fácil detecção e, principalmente, não deve apresentar correlação linear com a concentração do fármaco que se deseja quantificar nos fluidos biológicos. Podemos citar como exemplo a adição de uma sustância não perigosa que apresenta uma análise mais fácil que o medicamento em si, o complexo B.

A adição de marcador ou traçador permite identificar a concentração plasmática do medicamento sem a interferência do paciente. Porém, trata-se de um método de alto custo, é invasivo, existe a necessidade da coleta de fluidos corporais e há a dificuldade de encontrar um marcador com a medicação.

Outro ponto que deve ser considerado nesse método é a questão ética, pois o paciente obrigatoriamente precisa estar consciente que recebeu outra substância, a qual permitirá fazer o doseamento do fármaco e, dessa forma, ele estará de acordo com os riscos que podem ocorrer.

OBSERVAÇÃO DIRETA DO PACIENTE

Trata-se de um método direto e amplamente utilizado na prática clínica, consistindo na observação direta do profissional de saúde em relação ao uso do medicamento feito pelo paciente.

Esse método é de extrema importância no tratamento de esquizofrenia de pacientes internados e não internados, os quais apresentam baixo índice de adesão por inúmeros fatores.

Não se pode deixar de citar a importância desse método no controle da tuberculose, sendo comum o paciente que sofre dessa doença abandonar o tratamento logo após a melhora dos sintomas. Contudo, o abandono de uma terapia que deveria durar de 6 até 10 meses pode repercutir diretamente no aparecimento de cepas resistentes e, consequentemente, tornar-se um problema de saúde pública. No caso do tratamento da tuberculose, o Programa de Saúde da Família (PSF) apresenta um papel primordial de controle.

• **TABELA 2** Vantagens e desvantagens da observação direta do paciente

Vantagens	Desvantagens
• Preciso e objetivo. • Método simples. • Não há interferências do relato do paciente.	• Impraticável na rotina da maioria dos pacientes, em especial aqueles que apresentam doenças crônicas. • O paciente pode esconder a medicação embaixo da língua e descartá-la em seguida.

Diante das dificuldades dos métodos diretos, os profissionais de saúde optam por utilizar os métodos indiretos, entre eles a contagem manual de comprimidos, a resposta clínica (frequência cardíaca para β-bloqueadores), o acompanhamento do registro de dispensação, o monitoramento eletrônico do tratamento medicamentoso, o autorrelato do paciente, as entrevistas com o paciente por meio de testes ou escalas de autopercepção de adesão e a percepção do médico ou profissionais de saúde (Figura 3).

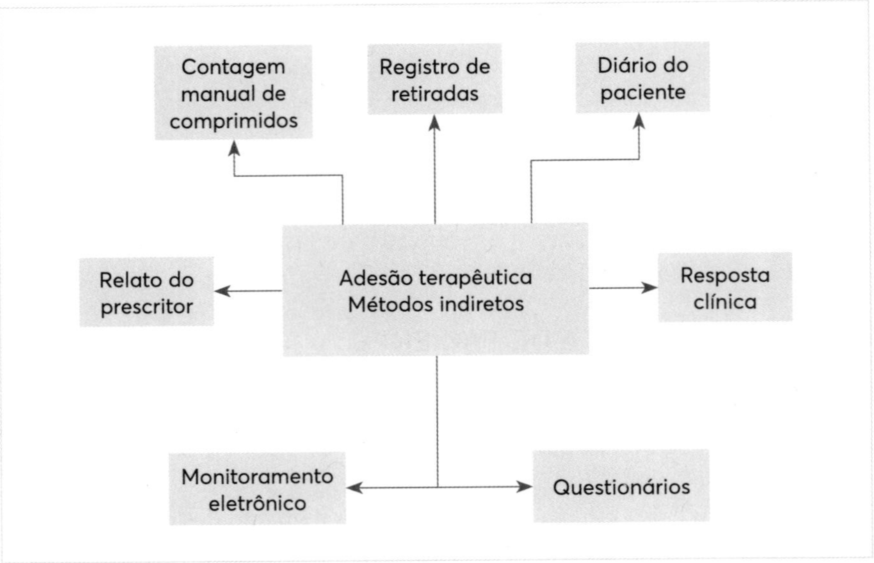

• **FIGURA 3** Principais métodos indiretos para verificar o processo de adesão.

CONTAGEM MANUAL DE COMPRIMIDOS

A contagem manual de comprimidos (CGT CP) é realizada pelos profissionais de saúde ao aferir e comparar o número de doses consumidas com a quantidade que de fato deveria ter sido manipulada no período considerado.

Para realização desse método há a necessidade da colaboração do paciente, que precisa levar ao atendimento todos os frascos, caixas ou cartelas de medicamentos fornecidos anteriormente, principalmente as vazias. Essa contagem é feita pelo profissional de saúde considerando o período entre o primeiro e segundo atendimento.

No entanto, esse método possui a desvantagem de ser totalmente dependente da relação de confiança entre profissional-paciente, visto que o paciente pode jogar fora as medicações antes de sua consulta de acompanhamento. Portanto, essa estratégia não pode representar uma medida de confiança para avaliação de adesão diária de medicação.

A adesão é definida como a razão entre o número de doses tomadas pelo número de doses prescritas, ao longo de determinado período de tempo. Para isso, é realizada a contagem manual dos comprimidos restantes de cada medicamento e, então, feita a comparação com o regime terapêutico prescrito.

O cálculo utilizado é:

$$\text{Grau de concordância entre comprimidos utilizados e prescritos} = \frac{(NCA - NCR) \times 100}{NCP}$$

- NCA = número de comprimidos adquiridos pelo paciente no último atendimento.
- NCR = número de comprimidos que restaram na embalagem.
- NCP = número de comprimidos que deveriam ter sido consumidos, segundo a prescrição, no intervalo entre aquisição e contagem dos comprimidos.

Para os pacientes que utilizam mais de um tipo de medicamento, o cálculo deve ser realizado separadamente, considerando-se cada fármaco.

Os resultados devem ser interpretados da seguinte forma:

- Não aderentes – menos que 80% do número de comprimidos estimado para o intervalo de tempo avaliado.
- Aderentes – entre 80% a 120% do número de comprimidos estimado para o intervalo de tempo avaliado.

A exceção acontece em situações especiais, como é o caso de pacientes que utilizam os antirretrovirais para o tratamento de HIV, os quais devem usar 95% ou mais dos comprimidos estimados para o intervalo de tempo avaliado para serem classificados como aderentes.

Esse método pode ser considerado de baixo custo, tem aplicação fácil e é quantitativo, além de não consumir muito tempo do profissional de saúde e não requerer o uso de tecnologias duras, sendo uma alternativa para os sistemas de saúde quando o recurso financeiro está escasso.

Contudo, esse método não mensura o tempo entre as doses, a forma como o paciente utilizou o medicamento, já que em vez de utilizar um comprimido a cada 12 horas, ele pode simplesmente ter ingerido os dois fármacos juntos. Não há como controlar a manipulação do paciente e isso pode causar uma subestimação da adesão, já que quando o paciente descobre que está sendo avaliado por esta metodologia pode facilmente simular o comportamento de boa adesão, descartando os comprimidos da embalagem (Figura 4).

Vantagens

- Baixo custo.
- Aplicação fácil.
- Quantitativo.

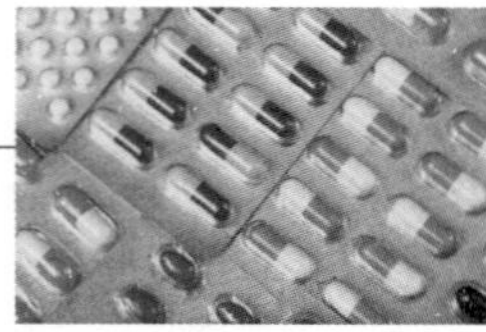

Desvantagens

- Não considera o tempo entre as doses.
- Não esclarece a forma como o paciente ingeriu o medicamento.
- Manipulação do paciente.
- Subestimação da adesão.
- Não se aplica a todas as formas farmacêuticas.

• **FIGURA 4** Vantagens e desvantagens do processo de contagem manual de comprimidos.

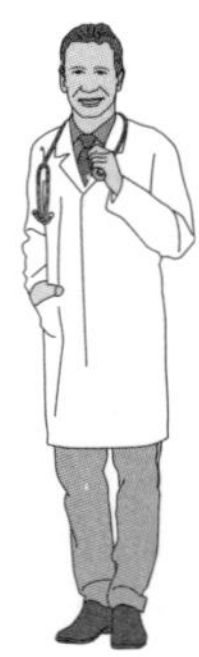

VAMOS PENSAR...

Paciente J.K.L., hipertenso, foi prescrito o uso de losartana, 50 mg a cada 12 horas. A consulta foi no dia 20 de agosto de 2021, quando foi entregue ao paciente seis caixas de losartana, com 30 comprimidos cada. No seu retorno no dia 20 de novembro de 2021, apresentou 2 caixas inteiras sem utilizar e outra na qual tinha somente consumido 10 comprimidos.
Utilizando o método da contagem manual, vamos determinar o perfil de adesão do paciente J.K.L.

- NCA = número de comprimidos adquiridos pelo paciente no último atendimento. O paciente levou 6 caixas de compridos, totalizando 180 comprimidos.
- NCR = número de comprimidos que restaram na embalagem. O paciente devolveu duas caixas, totalizando 60 comprimidos.
- NCP = número de comprimidos que deveriam ter sido consumidos, segundo prescrição, no intervalo entre aquisição e contagem dos comprimidos. Foram 3 meses entre os dois atendimentos, total 92 dias. Ele utiliza 2 comprimidos por dia 184 comprimidos.

$$\frac{180 - 60}{184} \times 100$$

O paciente é considerado como não aderente ao tratamento com um índice de 65,21%.

REGISTRO DE DISPENSAÇÃO

Outro método que pode ser utilizado para verificar a adesão é o registro de dispensação em farmácias, uma estratégia simples, objetiva, de baixo custo e fácil implantação, a qual permite a análise de um número elevado de pacientes e a visualização do histórico dos medicamentos utilizados por determinado indivíduo. As desvantagens é que esse método é facilmente manipulado pelo paciente, pode ocorrer a centralização dos registros e das farmácias e necessita de sistemas implantados nos estabelecimentos.

O método de registro de dispensação é realizado por meio da comparação entre a primeira retirada do medicamento pelo paciente (primeira dispensação) com as retiradas subsequentes. Os pacientes que retiram seus medicamentos com regularidade, seguindo o regime terapêutico prescrito, são classificados como aderentes.

Para realizar essa avaliação é verificado o grau de concordância entre o intervalo ideal (número de dias estimado entre a retirada anterior e a retirada atual de medicamentos, segundo o regime terapêutico prescrito para o paciente) e o intervalo real (número de dias entre a retirada anterior e a retirada atual de medicamentos).

O cálculo utilizado para avaliar a adesão é:

$$\text{Grau de concordância entre o intervalo real e o intervalo estimado} = \frac{\text{IERM} \times 100}{\text{IRRM}}$$

- IERM = intervalo estimado, segundo prescrição da retirada de medicamentos (em dias).
- IRRM = intervalo real da retirada de medicamentos (em dias).
- NCP = número de comprimidos que deveriam ter sido consumidos, segundo prescrição, no intervalo entre aquisição e contagem dos comprimidos.

Para os pacientes que utilizam mais de um medicamento, o cálculo deve ser realizado considerando cada fármaco individualmente.

Os resultados devem ser interpretados da seguinte forma:

- Aderentes – entre 80% a 115% para pacientes com grau de concordância entre o intervalo real e o intervalo estimado de retirada de medicamentos.
- Não aderentes – menos que 80% para pacientes com grau de concordância entre o intervalo real e o intervalo estimado de retirada de medicamentos.

A análise desse método pode ser feita na farmácia de forma manual ou até mesmo utilizando um sistema informatizado. Na forma manual, a prescrição medicamentosa do paciente, a quantidade retirada de cada medicamento e a data da retirada devem ser arquivadas no prontuário do paciente para conferência futura dos intervalos de retirada.

Já nos sistemas informatizados, os dados da prescrição medicamentosa do paciente são digitados em *softwares* específicos, que permitem uma conferência futura de maneira rápida e precisa dessas informações. A grande vantagem dessa informatização é a interligação entre as farmácias, o que permite ao paciente retirar o medicamento em qualquer farmácia da rede, pois seus dados serão processados e analisados.

Entretanto, o fato de o paciente retirar o medicamento com regularidade seguindo o regime terapêutico prescrito não necessariamente significa que ele use o medicamento conforme a prescrição. Além disso, não há como mensurar as situações em que o paciente adquire os medicamentos em farmácias que não compartilham os dados, ou até mesmo quando ele ganha amostras grátis em consultórios médicos.

Por outro lado, esse método permite identificar a busca irregular do medicamento e até mesmo o abandono do tratamento. Entre as desvantagens do registro de dispensação, considera-se que é algo facilmente manipulado pelo paciente, há necessidade de programas computadorizados e ocorre a centralização de registros e das farmácias. Já as vantagens se referem a um método de baixo custo e com fácil aplicação, o qual atende um número elevado de pacientes e permite a visualização do histórico de medicamentos utilizados pelo paciente.

- **TABELA 3** Vantagens e desvantagens do registro da retirada

Vantagens	Desvantagens
• Método objetivo. • Fácil aplicação. • Baixo custo. • Útil para locais que atendam um número elevado de pacientes e que tenham recursos financeiros reduzidos. • Sistema informatizado. • Visualização do histórico de retirada do medicamento. • Identificação de ocorrências de interações medicamentosas. • Evita duplicidade terapêutica.	• Pode ser manipulado pelo paciente. • Centralização dos registros e das farmácias. • Necessita de programas computadorizados.

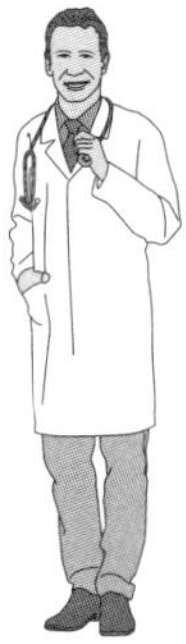

VAMOS PENSAR..

Paciente A.M.L., diagnosticada com depressão melancólica e faz uso de venlafaxina, com dosagem de 100 mg duas vezes ao dia. Segue o registro de retirada do medicamento feita pela a paciente:

- 15/01/2021 – 4 caixas de venlafaxina 100 mg, 30 comprimidos cada.
- 10/04/2021 – 4 caixas de venlafaxina 100 mg, 30 comprimidos cada.
- 05/07/2021 – 4 caixas de venlafaxina 100 mg, 30 comprimidos cada.
- 30/09/2021 – 4 caixas de venlafaxina 100 mg, 30 comprimidos cada.
- 15/12/2021 – 4 caixas de venlafaxina 100 mg, 30 comprimidos cada.

Utilizando o método de registro de dispensação, vamos determinar o perfil de adesão da paciente.

O cálculo utilizado para avaliar a adesão é:

$$\text{Grau de concordância entre o intervalo real e o intervalo estimado} = \frac{\text{IERM x 100}}{\text{IRRM}}$$

- IRRM = intervalo real da retirada de medicamentos (em dias). No primeiro momento entre o período de 15/01/2021 a 10/04/2021 o intervalo real foi de 85 dias.
- IERM = intervalo estimado, segundo prescrição da retirada de medicamentos (em dias). A paciente retirou 4 caixas totalizando 120 comprimidos necessários para o uso de 60 dias.
- NCP = número de comprimidos que deveriam ter sido consumidos, segundo prescrição, no intervalo entre aquisição e contagem dos comprimidos. A paciente ficou 85 dias sem retirar novamente o medicamento, neste período deveria utilizar 170 comprimidos.

$$\frac{60}{85} \text{ x } 100$$

A paciente apresenta aderência de 70% sendo classificada como não aderente.

DIÁRIO DO PACIENTE

A metodologia do diário do paciente consiste na anotação contínua de toda a medicação ingerida. Esse tipo de procedimento permite ao paciente realizar um autocuidado e dá autonomia a ele para que corrija alguma intercorrência.

É importante que o paciente anote todos os eventos relacionados ao uso do medicamento, por exemplo:

- Horário.
- Quantidade utilizada de cada medicamento.
- Dificuldades encontradas.
- Situações externas que interferiram no horário de utilizar o medicamento.
- Reações adversas.

No Quadro 1 é apresentado um modelo de diário de medicamento, o qual deve ser preenchido pelo paciente; no caso de ele tomar mais de um tipo de fármaco, deverá realizar as anotações em quadros diferentes. Esses diários devem ser entregues ao profissional de saúde em intervalos de tempo definidos.

O perfil de adesão será definido pelo profissional de saúde após a análise das informações anotadas pelo paciente no diário.

A metodologia do diário do paciente é de fácil manuseio, tem baixo custo, ajuda o paciente a lembrar a medicação que necessita ingerir, é uma ferramenta de autorrelato documental e permite registrar as ocorrências relacionadas ao uso da medicação. Contudo, essa metodologia é difícil de ser aplicada em pacientes que apresentam baixa escolaridade, esquecimento para registrar as informações e superestimação do comportamento de adesão.

TABELA 4 Vantagens e desvantagens do diário do paciente

Vantagens	Desvantagens
• Método barato. • É uma alternativa aos serviços de saúde que atendam a um número elevado de pacientes e que disponham de recursos tecnológicos e financeiros escassos. • Incentiva o autocuidado do paciente. • Facilita lembrança do paciente. • Permite o registro diário de ocorrências relacionadas ao uso de medicamentos. • Interfere positivamente no comportamento de adesão.	• Grande participação do paciente. • Influência de outros fatores, como analfabetismo, esquecimento e motivação do paciente. • Superestimação do comportamento de adesão, visto que o paciente sabe que o profissional lerá seu relato.

• **QUADRO 1** Modelo de diário do paciente que pode ser utilizado para o controle do uso da medicação

MEDICAMENTO Dapaglifozina					
DOM	Horário	Quantidade	Posologia	Intercorrência	Reações
SEG	Horário	Quantidade	Posologia	Intercorrência	Reações
TER	Horário	Quantidade	Posologia	Intercorrência	Reações
QUA	Horário	Quantidade	Posologia	Intercorrência	Reações
QUI	Horário	Quantidade	Posologia	Intercorrência	Reações
SEX	Horário	Quantidade	Posologia	Intercorrência	Reações
SÁB	Horário	Quantidade	Posologia	Intercorrência	Reações

RELATO DO PRESCRITOR

O prescritor também pode relatar a adesão ao tratamento por parte do paciente, considerando os resultados clínicos e laboratoriais, bem como suas observações durante a consulta. Contudo, apesar de ser um sistema de fácil aplicação e de baixo custo, ele oferece muitas interferências pessoais e não permite dados quantificáveis.

A metodologia para verificar o processo de adesão pode partir de um autorrelato do paciente, por meio do qual é possível obter informações referentes ao uso do medicamento. Essa metodologia pode ser empregada utilizando uma entrevista com o paciente e o diário do paciente. A utilização do autorrelato permite diferenciar a adesão intencional da não intencional.

MONITORAMENTO ELETRÔNICO

O acompanhamento eletrônico do tratamento medicamentoso é realizado por meio de um sistema eletrônico, que permite avaliar o cumprimento do regime terapêutico. Esse tipo de acompanhamento somente é possível com a incorporação de microprocessadores nas embalagens, os quais registram a hora e data e quantifica a dose do medicamento.

Diferentemente da contagem de comprimidos, o monitoramento eletrônico apresenta a vantagem de poder ser usado na casa do paciente, que realiza o controle dos comprimidos ingeridos, horários e doses. Apesar de ser um método caro e invasivo, apresenta alta eficácia no controle da adesão terapêutica, podendo ser considerado um padrão de referência para esse fim. Uma das opções menos invasiva é o sistema de monitoramento de eventos de medicamentos, que usa um dispositivo responsável por registrar a data e a hora em que as medicações são retiradas das caixas.

Esse método permite calcular os intervalos entre as dosagens tomadas e a aderência de tempo; identificar padrões específicos de uso de medicamentos, como os efeitos do fim de semana e dos feriados (descontinuação do uso de medicamentos entre 24 e 72 horas); analisar a adesão do avental branco (aumento da adesão dias antes de uma consulta médica) e despejo (descarte intencional do medicamento); verificar os dias de consumo insuficiente e excessivo; vincular o momento das doses com a eficácia do medicamento e com incidentes de saúde críticos; distinguir as reações ou efeitos colaterais prováveis e improváveis; e, por fim, fornecer aos pacientes uma visão sobre sua própria história de dosagem.

Atualmente, existem vários dispositivos de monitoração eletrônica, como o Sistema de Monitoramento de Eventos de Medicamentos (MEMS), que utiliza um microprocessador embutido em uma tampa de frasco de comprimidos ou em um recipiente de armazenamento. Esse método é amplamente utilizado em estudos sobre adesão aos medicamentos, pois monitora a quantidade e o tempo em que a dose foi tomada. No entanto, esse tipo de dispositivo não garante que o paciente realmente ingeriu o medicamento (Figura 5).

A nova tecnologia é composta de sistemas eletrônicos impressos feitos a partir de um filme de polímero autoadesivo e transparente, com laços de fios condutores que podem ser fixados em embalagens *blister*. Os componentes inteligentes medem a resistência elétrica e registram o tempo de suas mudanças quando um *loop* é quebrado, ou seja, quando uma cavidade é esvaziada. Os dados são transferidos por meio de um dispositivo de comunicação sem fio para um banco de dados na internet. Essa nova tecnologia foi desenvolvida inicialmente para se adequar a embalagens *blister* padrão disponíveis comercialmente, evitando a transferência de comprimidos para um MEMS e mantendo a embalagem primária (Figura 6).

Essa "embalagem de unidade de uso" consiste em compartimentos de calendário selados com vários medicamentos para serem tomados em combinação fixa, evitando que os pacientes tenham que usar vários pacotes e frascos de medicamentos. Atualmente, os cartões multidose perfurados são preenchidos

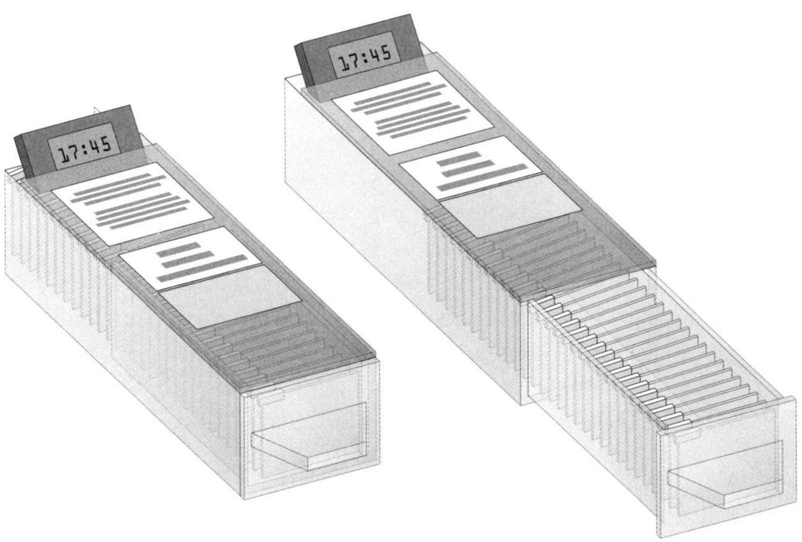

• **FIGURA 5** Sistema eletrônico de uso personalizado e controlado de medicamentos (Supermed).
Fonte: adaptada de Vieira, 2013.

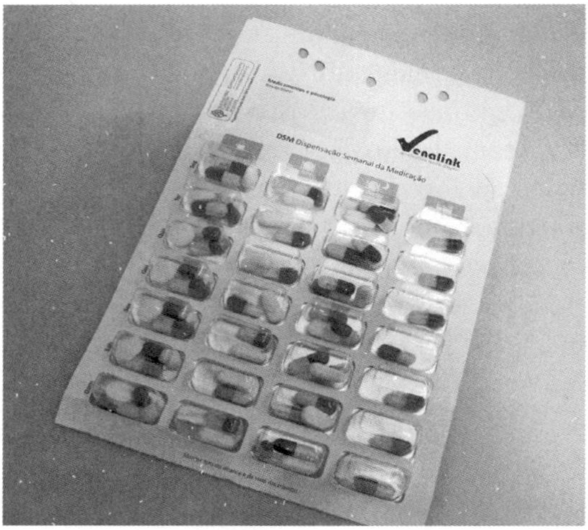

• **FIGURA 6** Parte frontal de um cartão multidose perfurável, comercialmente disponível.
Fonte: Autoria.

manualmente por uma série de farmacêuticos comunitários que atuam no Reino Unido, na Suíça, na Alemanha, na França, no Canadá e na Austrália. Com o filme eletrônico aplicado em um cartão multidose perfurado, uma politerapia individualizada pode ser monitorada por meio do chamado Sistema de Monitoramento Eletrônico de Polimedicação (POEMS).

A diferença entre o sistema POEMS e o MEMS, é que o primeiro monitora a utilização de múltiplos medicamentos, sendo possível analisar o processo de adesão de diversos fármacos relacionados a vários problemas de saúde. Contudo, ambos os dispositivos apresentam características em comum, como o fato de registrarem e armazenarem a data e o horário de utilização do medicamento, permitirem o cálculo do intervalo para a próxima dosagem, possuírem uma tela com sinalizador digital, promoverem o acompanhamento em tempo real e oferecerem uma resposta sobre o desempenho da adesão.

RESPOSTA CLÍNICA OU DESFECHO CLÍNICO

Outra forma de verificar a adesão ao tratamento é monitorar a resposta clínica no paciente, como o controle da frequência cardíaca com a utilização do betabloqueadores ou mesmo a verificação da pressão arterial com o uso dos anti-hipertensivos.

A utilização desse método possui vantagens no que refere à facilidade de aplicação e ao baixo custo, contudo apresenta grandes limitações, pois a resposta clínica não está necessariamente atrelada à adesão ao medicamento. Além disso, essa metodologia pressupõe que qualquer tratamento é eficaz para todos os pacientes, o que não é verdade.

Diante das limitações apresentadas nos métodos descritos anteriormente, os profissionais da área tendem a optar preferencialmente pelo processo de análise da adesão baseada na entrevista clínica, que consiste em solicitar ao paciente que responda uma séria de perguntas. Essa metodologia será trabalhada a seguir.

QUESTIONÁRIOS ESTRUTURADOS

Outra ferramenta para autorrelato do paciente são os questionários estruturados, também conhecidos como métodos autorreferidos. Essa é a estratégia mais utilizada para avaliar a adesão à farmacoterapia na prática clínica. Os questionários apresentam questões diretas e capazes de mensurar o cumprimento da adesão terapêutica, verificam a atitude do paciente durante o uso de medicamentos, como esquecimento e atitude diante de reações adversas, e também contribuem para melhora do comportamento de adesão e do quadro clínico.

Essa ferramenta permite distinguir se houve resposta ou não à adesão e os fatores que levaram a isso. Trata-se de um método simples, rápido e de fácil aplicação, tem baixo custo e fornece dados quantitativos e uma especificidade no diagnóstico da não adesão. Além disso, permite o acompanhamento de um grande número de indivíduos. Contudo, esse método possibilita a manipulação de respostas, que podem ser respondidas de acordo com o estado psicológico do paciente, dificultando, portanto, a compreensão dos fatores que interferem no processo de adesão. Nessa metodologia, o profissional de saúde necessita de experiência para formular e interpretar as questões.

• **TABELA 5** Vantagens e desvantagens do questionário estruturado

Vantagens	Desvantagens
• Baixo custo. • Simples. • Rápido. • Quantitativo. • Fácil aplicação. • Especificidade no diagnóstico de não adesão. • Permite acompanhamento de um grande número de indivíduos.	• Não há instrumentos validados para todas as patologias. • Manipulação de respostas. • Baixa sensibilidade. • Dificuldade de compreensão dos fatores que interferem no processo de adesão. • Falta de habilidade em formular e interpretar as questões. • Estado psicológico do paciente pode afetar a resposta. • Suscetível a erros com o aumento de tempo entre as consultas.

Os questionários têm sido desenvolvidos para determinadas patologias, idiomas e culturas, de forma que utilizem escalas de medidas e, com isso, facilitem a obtenção de respostas mais precisas. Vale destacar que somente os formulários qualificados podem ser utilizados no processo de verificação da adesão.

O uso dos questionários e autorrelatos é muito útil para fornecer informações sobre a percepção do paciente acerca de seu tratamento, o que permite uma avaliação longitudinal durante o acompanhamento clínico. No entanto, esse método é limitado por sua natureza subjetiva, uma vez que possibilita a manipulação das respostas pelos pacientes. De forma consciente ou não consciente, essa manipulação pode ser motivada pelo desejo de agradar ou pelo medo de decepcionar, sendo também influenciada pela qualidade do relacionamento com o profissional de saúde.

Validação de questionários para verificar a adesão

A identificação do melhor instrumento a ser utilizado para avaliar o grau de adesão ao tratamento farmacológico depende do objetivo de estudo e da população a ser estudada.

No fenômeno da adesão ao tratamento, o qual trata-se de algo subjetivo, é difícil especificar se uma determinada variável representa a realidade, pois não existe um padrão concreto. Por isso, a avaliação inicial se refere a consulta da literatura com o intuito de localizar um questionário que já tenha sido validado.

Para os estudos em que o instrumento não se adeque, o pesquisador deverá desenvolver uma nova abordagem de medição e validá-la, normalmente comparando com os métodos diretos que sofrem menos interferência do paciente.

Confiabilidade

A análise de confiabilidade do instrumento é dividida em consistência interna e reprodutividade. Primeiro é calculado o alfa de Cronbach, para avaliar o grau de inter-relação entre cada item do questionário e o restante dos itens de um domínio, ou o total do questionário. Um instrumento tem "boa consistência interna" quando apresenta o coeficiente alfa de Cronbach superior a 0,70.

Já para analisar a reprodutividade de uma escala, basta administrá-la em duas ocasiões diferentes e, em seguida, avaliar a consistência entre os pontos.

Validação

A validação pode ser definida como a relação estatística entre os resultados de um teste específico e o desfecho de interesse, desde que o instrumento seja capaz de aferir aquilo que se propõe.

Atualmente, há diversos questionários que podem ser utilizados para verificar o processo de adesão, os quais serão descritos a seguir e estão disponíveis neste livro para que você possa utilizá-los com seus pacientes.

Brief Medication Questionnaire (BMQ)

O instrumento BMQ é um questionário breve, sensível e capaz de detectar os diferentes tipos de adesão, sendo constituído de três domínios (Figura 7). O primeiro analisa a conduta do paciente em relação à utilização dos medicamentos, compreendendo as chamadas barreiras na adesão. O paciente precisa listar os seguintes dados: medicamentos que ingere, dosagem e/ou quantidade de comprimidos, dias em que consumiu os fármacos, quantidade de vezes por dia que ingeriu a medicação, esquecimento e como utiliza a medicação.

O segundo domínio desse instrumento verifica se a medicação causou algum problema ao paciente, sendo definido como as crenças. Por fim, o terceiro domínio visa identificar as dificuldades que o paciente pode apresentar com o medicamento, como ao abrir ou fechar a embalagem, ler o que está escrito no rótulo e na bula, lembrar de tomar o medicamento ou tentar ingerir diversos comprimidos ao mesmo tempo. Esse domínio é definido como recordação em relação ao tratamento medicamentoso na perspectiva do paciente.

As respostas são transformadas em um escore, no qual a resposta do paciente recebe pontuação 1 caso indique potencial de não adesão; e 0 se a resposta indicar aderência. No domínio regime, o intervalo de pontuação é de 0 a 7; no domínio crença, de 0 a 2; e no domínio recordação, também de 0 a 2. Portanto, a pontuação somada dos três domínios pode alcançar no máximo 11 pontos.

O BMQ classifica os participantes em: aderente (nenhuma resposta positiva); provável aderência (resposta positiva em 1 domínio); provável baixa adesão (resposta positiva em 2 domínios); baixa adesão (resposta positiva em 3 domínios). Um estudo demonstrou que esse método apresenta sensibilidade de 80% e especificidade de 100% do domínio do regime.

Beliefs About Medications (BMQ)

O processo de adesão farmacoterapêutica do paciente está atrelado às crenças sobre a patologia e o tratamento – esse assunto será abordado com mais detalhes adiante. As crenças sobre o tratamento desenvolvem-se de acordo com os modelos de senso comum que existem a respeito da doença e consideram as expectativas relacionadas à eficácia e à necessidade desse tratamento. As crenças sofrem influências diretas da percepção do indivíduo sobre a doença e de sua gravidade.

QUADRO 2 Questionários estruturados

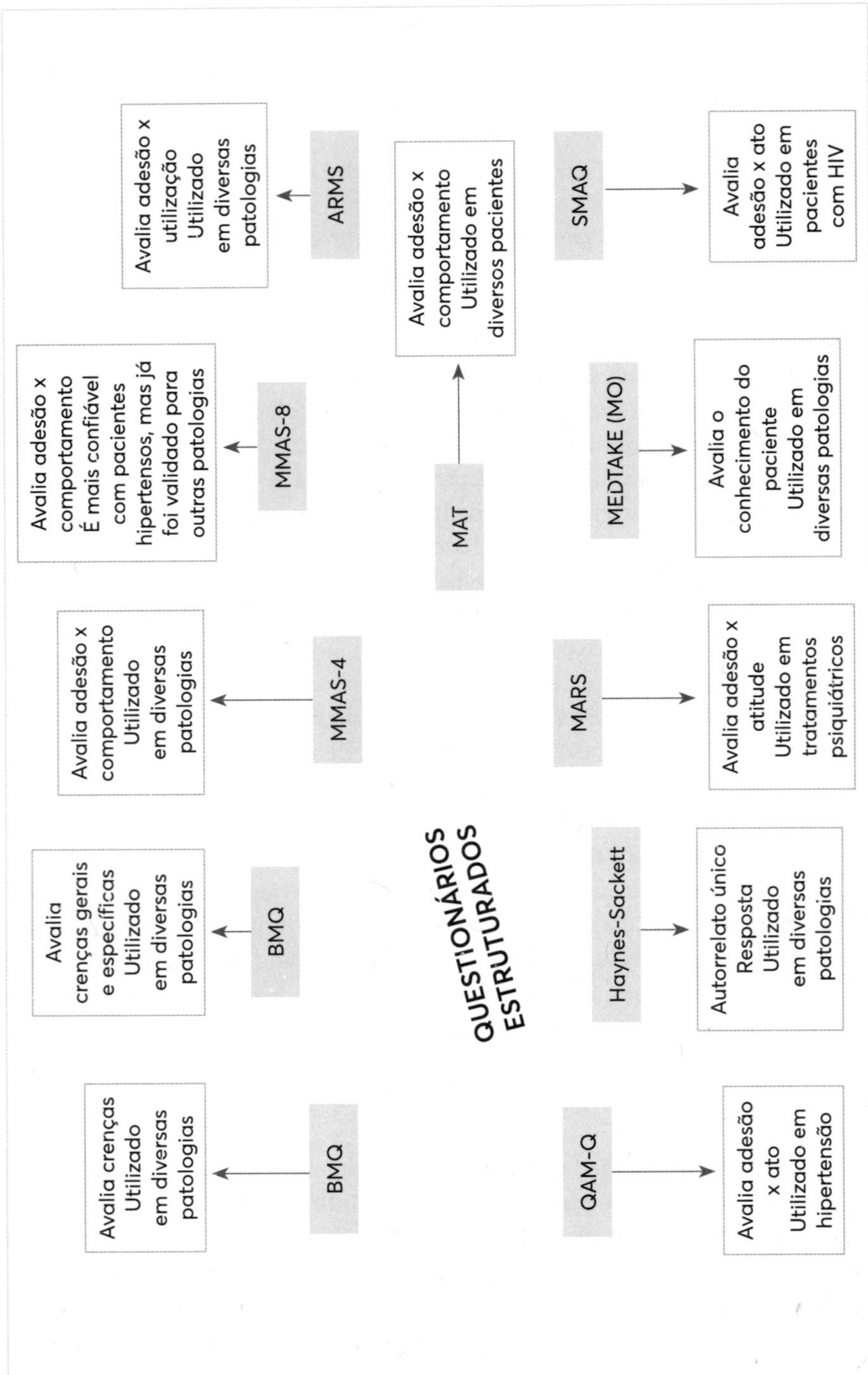

Vale destacar que a preocupação com a medicação pode refletir em uma reação emocional de medo e ansiedade, interferindo negativamente na adesão ou na escolha do medicamento. As crenças sobre a medicação e a forma como os indivíduos equilibram as preocupações em relação aos efeitos que elas podem causar com a percepção de sua necessidade, são preditores da adesão à medicação em várias doenças crônicas.

O questionário Beliefs About Medications foi desenvolvido para avaliar as crenças que os indivíduos possuem em relação aos medicamentos. O instrumento é composto de duas partes:

- Parte I – Crenças Gerais sobre a Medicação, constituída de oito itens.
- Parte II – Crenças Específicas sobre a Medicação, constituída de dez itens.

A primeira parte avalia as crenças gerais acerca dos medicamentos e é formada por dois fatores, com quatro itens cada. O primeiro, Escala de Efeitos Nocivos (itens 2, 3, 5, 6), afere as crenças relacionadas com os potenciais efeitos nocivos, ativos e tóxicos dos medicamentos. Já o segundo fator, Escala de Uso Excessivo (itens 1, 4, 7, 8), examina a crença de que a medicação está sendo utilizada em excesso pelos médicos.

A parte II, Escala de Crenças Específicas, é composta de dois fatores, com cinco itens cada. O primeiro se refere à Escala de Necessidade da Medicação (itens 1, 3, 4, 7, 10) e avalia as crenças acerca da necessidade da medicação que foi prescrita. O segundo fator, Escala de Preocupações Específicas (itens 2, 5, 6, 8, 9), analisa as crenças relacionadas aos perigos da dependência e da toxicidade dos medicamentos ou efeitos secundários a longo prazo.

As duas partes do BMQ podem ser aplicadas de forma conjunta, ou isoladas e divididas em duas escalas. Os participantes respondem ao questionário indicando o grau de concordância com as afirmações acerca da medicação, que varia, segundo a escala de Likert, em cinco pontos (1 = Discordo totalmente; 2 = Discordo; 3 = Não tenho certeza; 4 = Concordo; 5 = Concordo totalmente).

Variação das escalas:

- Escala de Efeitos Nocivos = de 5 a 25.
- Escala de Uso Excessivo = de 5 a 15.
- Escala de Necessidades Específicas = de 5 a 25.
- Escala de Preocupações Específicas = de 5 a 25.

O resultado elevado em ambas as partes indica que há crenças gerais e específicas mais fortes sobre a medicação. A parte geral sinaliza as crenças sobre os efeitos nocivos e o uso excessivo da medicação. Vale destacar que o medo, os receios

1. Quais medicações você usou na ÚLTIMA SEMANA?

   Entrevistador: para cada medicação anote as respostas no quadro abaixo:

   Se o entrevistado não souber responder ou se recusar a responde coloque NR.

NA ÚLTIMA SEMANA					
a. Nome da medicação e dosagem	b. Quantos dias você tomou esse remédio	c. Quantas vezes por dia você tomou esse remédio	d. Quantos comprimidos você tomou em cada vez	e. Quantas vezes você esqueceu de tomar algum comprimido	f. Como essa medicação funciona para você 1 = funciona bem 2 = funciona regular 3 = não funciona bem

2. Alguma das suas medicações causa problemas para você? (0) Não (1) Sim

a. Se o entrevistado respondeu SIM, por favor, liste os nomes das medicações e quanto elas o incomodam.

Quanto essa medicação incomodou você?					
Medicação	Muito	Um pouco	Muito pouco	Nunca	De que forma você é incomodado por ela

• **FIGURA 7** Instrumento BMQ.

(continua)

3. **Agora citarei uma lista de problemas que as pessoas, às vezes, têm com seus medicamentos.**

Quanto é difícil para você:	Muito difícil	Um pouco difícil	Não muito difícil	Comentário (qual medicamento)
Abrir ou fechar a embalagem				
Ler o que está escrito na embalagem				
Lembrar de tomar todo o remédio				
Conseguir o medicamento				
Tomar tantos comprimidos ao mesmo tempo				

Escore de problemas encontrados pelo BMQ

DR – REGIME (questões 1a-1e)	**1 = sim**	**0 = não**
DR1. O R falhou em listar (espontaneamente) os medicamentos prescritos no relato inicial?	1	0
DR2. O R interrompeu a terapia devido ao atraso na dispensação da medicação ou outro motivo?	1	0
DR3. O R relatou alguma falha de dias ou de doses?	1	0
DR4. O R reduziu ou omitiu doses de algum medicamento?	1	0
DR5. O R tomou alguma dose extra ou medicação a mais do que o prescrito?	1	0
DR6. O R respondeu que "não sabia" a alguma das perguntas?	1	0
DR7. O R se recusou a responder alguma das questões?	1	0
NOTA: ESCORE ≥ 1 INDICA POTENCIAL NÃO ADESÃO soma:		*Tregime*
CRENÇAS		
DC1. O R relatou "não funciona bem" ou "não sei"?	1	0
DC2. O R nomeou as medicações que o incomodam?	1	0
NOTA: ESCORE ≥ 1 INDICA RASTREAMENTO POSITIVO PARA BARREIRAS DE CRENÇA soma:		*Tcrenças*
RECORDAÇÃO		
DRE1. O R recebe um esquema de múltiplas doses de medicamentos (2 ou mais vezes/dia)?	1	0
DRE2. O R relata "muita dificuldade" ou "alguma dificuldade"?	1	0
NOTA: ESCORE ≥ 1 INDICA ESCORE POSITIVO PARA BARREIRAS DE RECORDAÇÃO soma:		*Trecord*

R = respondente; NR = não respondente.

• **FIGURA 7** Instrumento BMQ (*continuação*).

e a ansiedade em torno do medicamento relacionados com a percepção de seu uso excessivo e com a toxicidade dos fármacos podem levar a uma diminuição da adesão. Já a parte específica indica as crenças sobre a necessidade da medicação e as preocupações relacionadas de forma positiva com a adesão à medicação, o que é compreensível, uma vez que se a percepção da necessidade da medicação for elevada, pode superar o medo dos efeitos secundários desagradáveis.

• **TABELA 6** Questionário BMQ

BMQ – Geral Parte 1 - Avaliação sobre as crenças em geral		1 – Discordo totalmente	2 – Discordo	3 – Não tenho certeza	4 – Concordo	5 – Concordo totalmente
1	Os médicos prescrevem medicamentos em excesso.					
2	Às vezes, as pessoas que tomam medicamentos devem parar o tratamento durante certo tempo.					
3	Muitos medicamentos provocam dependência.					
4	Os produtos naturais são mais seguros que os medicamentos.					
5	Os medicamentos fazem mais mal que bem.					
6	Todos os medicamentos são tóxicos.					
7	Os médicos confiam demais nos medicamentos.					
8	Se os médicos passassem mais tempo com seus pacientes, receitariam menos medicamentos.					
BMQ – *Specific* Parte 2 – Subescala: Crenças e necessidades específicas						
1	Neste momento, minha saúde depende de medicamentos.					
3	Minha vida seria impossível sem os medicamentos.					
4	Sem os medicamentos eu estaria muito doente.					
7	Minha saúde no futuro dependerá de medicamentos.					
10	Os medicamentos que tomo impedem que meu estado de saúde piore.					
BMQ – *Specific* Parte 2 – Subescala: Crenças e preocupações específicas						
2	Ter que tomar medicamentos é algo que me preocupa.					
5	Às vezes, fico preocupado com os efeitos que os medicamentos podem provocar, caso eu os tome por muito tempo.					

6	Os medicamentos que tomo são um mistério para mim.					
8	Os medicamentos que tomo desorganizam a minha vida.					
9	Às vezes, fico preocupado com a possibilidade de ficar muito dependente dos medicamentos que faço uso.					

Escala de Morisky de Adesão à Medicação de quatro itens (MMAS-4)

A Escala de Morisky de Adesão à Medicação de quatro itens (MMAS-4), também conhecida como Questionário de Adesão à Medicação (MAQ) ou, simplesmente, Escala de Morisky, foi desenvolvida em 1986 pelo pesquisador Morisky e seus colaboradores. Trata-se de um instrumento com quatro itens para avaliar a adesão ao tratamento cujos tópicos são respondidos de forma dicotômica (sim/não). Segundo os autores, o ponto forte desse instrumento reside na construção das questões, pois as respostas por si só não significam adesão. Com isso, esse questionário evita a manipulação do paciente ao responder somente "sim" para agradar ao profissional de saúde.

A escala MMAS-4 já foi validada em inglês, espanhol e português. O objetivo desse questionário é conhecer o processo de não adesão baseado no comportamento do indivíduo e nos problemas referentes à não adesão.

• **TABELA 7** Escala de Morisky de Adesão à Medicação de quatro itens (MMAS-4)

	SIM	NÃO
1. Você alguma vez se esqueceu de tomar seu remédio?		
2. Às vezes, você é descuidado para tomar seu remédio?		
3. Às vezes, quando se sente melhor, você para de tomar seu remédio?		
4. Às vezes, quando se sente pior ao tomar seu remédio, você para de tomá-lo?		

No processo de avaliação, considera-se que o "sim" equivale a 0 (zero) ponto, enquanto o "não" equivale a 1 (um) ponto. Desse modo, possui alto grau de adesão aquele usuário cujas respostas forem todas negativas, totalizando 4 pontos.

A adesão do paciente é classificada como:

- Adesão = 4 pontos.
- Moderado grau de adesão = 3 pontos.
- Baixo grau de adesão = 1 ou 2 pontos.
- Não aderente = 0 ponto.

Desse modo, os pacientes podem ser classificados como aderentes (pontuação igual a 4) ou não aderentes (pontuação entre 0 e 3). Nos pacientes considerados não aderentes por meio dessa classificação, a positividade observada nas questões três ou quatro, classifica-os como não aderentes intencionais. Porém, se os pacientes apresentarem negativa para essas duas questões, eles são classificados como aderentes não intencionais. Assim, essa análise permite discernir se o comportamento de baixa adesão é do tipo intencional ou não intencional.

Escala de Morisky de Adesão à Medicação de oito itens (MMAS-8)

A Escala de Morisky de Adesão à Medicação de oito itens (MMAS-8) foi subsequentemente validada e parte da original Escala de Adesão à Medicação de Morisky (MMAS), responsável por aferir um comportamento genérico e autorrelatado de ingestão de medicamentos composta de quatro itens.

A MMAS-8 foi inicialmente validada para verificar a adesão de pacientes hipertensos, mas atualmente é utilizada em uma grande variedade de condições clínicas. Esse instrumento apresenta maior confiabilidade e é composto de oito questões, sendo as sete primeiras com respostas dicotômicas (sim/não), e a última que deve ser respondida utilizando a escala do tipo Likert, por meio da qual o paciente expressa sua opinião com atribuições e pontos. No processo de avaliação, considera-se que o "sim" equivale a 0 (zero) ponto, enquanto o "não" equivale a 1 (um) ponto.

O instrumento MMAS-8 utiliza o mesmo princípio da MMAS original, no qual as questões são formuladas para evitar o viés de respostas positivas dos pacientes a perguntas feitas por profissionais de saúde. Com isso, busca-se a inversão das respostas relacionadas ao comportamento aderente do entrevistado.

Como dito, na escala MMAS-8, os sete primeiros itens possuem respostas binárias (sim ou não) e o último item é uma questão de múltipla escolha do tipo Likert, de 5 pontos. A escala desenvolvida pelo autor avalia comportamentos de uso de medicações, assim como a utilização abaixo do ideal (situações de esquecimento), o que permite a identificação de todos os fatores limitantes à adesão e possibilita intervenções mais seguras.

O grau de adesão terapêutica é aferido utilizando a soma das questões.

- Adesão = 8 pontos.
- Moderado grau de adesão = 6 e 7 pontos.
- Baixo grau de adesão = menor que 6 pontos.
- Não aderente = 0 ponto.

• **TABELA 8** Escala de Morisky de Adesão à Medicação de oito itens (MMAS-8) para paciente hipertensos

	SIM	NÃO
1. Às vezes, você esquece de tomar seus remédios de pressão alta?		
2. Nas duas últimas semanas, houve algum dia em que você não tomou seus remédios para pressão alta?		
3. Você já parou de tomar seus remédios ou diminuiu a dose sem avisar seu médico porque se sentia pior quando tomava?		
4. Quando você viaja ou sai de casa, às vezes esquece de levar seus medicamentos?		
5. Você tomou seus medicamentos para pressão alta ontem?		
6. Quando sente que sua pressão está controlada, você às vezes para de tomar seus medicamentos?		
7. Você já se sentiu incomodado por seguir corretamente o seu tratamento para pressão alta?		
8. Com que frequência você tem dificuldade para lembrar de tomar todos os seus remédios para pressão?	( ) Nunca/raramente ( ) Uma vez ou outra ( ) Algumas vezes ( ) Habitualmente ( ) Todas as vezes	

• **TABELA 9** Escala de Morisky de Adesão à Medicação de oito itens (MMAS-8) para outras patologias

	SIM	NÃO
1. Às vezes, você esquece de tomar seus comprimidos?		
2. As pessoas às vezes deixam de tomar seus medicamentos por razões que não seja o esquecimento. Pensando nas duas últimas semanas, houve algum dia em que você não tomou seus medicamentos?		
3. Você já reduziu ou parou de tomar um medicamento sem falar com seu médico porque se sentiu pior quando o tomou?		
4. Quando você viaja ou sai de casa, às vezes esquece de levar seus medicamentos?		
5. Você tomou todos os seus medicamentos ontem?		
6. Quando sente que os sintomas estão sob controle, às vezes para de tomar seus medicamentos?		
7. Tomar o medicamento todos os dias é uma inconveniência para algumas pessoas. Você já ficou chateado por ter de aderir ao plano de tratamento?		

8. Com que frequência você tem dificuldade para se lembrar de tomar todos os seus medicamentos?	( ) Nunca/raramente ( ) Uma vez ou outra ( ) Algumas vezes ( ) Habitualmente ( ) Todas as vezes

A identificação do grau de adesão terapêutica é determinada por meio da somatória da pontuação das respostas: alta adesão (8 pontos), média adesão (6 a < 8 pontos) e baixa adesão (< 6 pontos).

A adesão é supernotificada em até 20% quando comparada a uma medida objetiva, considerando que essas superestimações podem ocorrer em decorrência de várias razões, como a desejabilidade social (querer ser visto como um bom paciente). Sendo assim, o autor afirma que os métodos que utilizam de questionários são boas ferramentas para darem *insights* sobre as barreiras de adesão, no entanto essas ferramentas não têm capacidade de diagnosticar com exatidão a não adesão.

Escala de Adesão às Recargas e Medicamentos (ARMS)

A Escala de Adesão às Recargas e Medicamentos (ARMS), proposta por Kripalani et al. (2009), tem como objetivo avaliar a adesão à terapia medicamentosa em pacientes com condições crônicas de saúde.

Esse instrumento de autorrelato visa avaliar o comportamento do indivíduo em relação à utilização dos medicamentos e às barreiras de adesão. O objetivo do questionário é verificar o nível de influência das preocupações com o tratamento e também a reposição dos medicamentos em relação à adesão, por isso é avaliada a preocupação do paciente tanto em comprar seus medicamentos e em retirá-los nos serviços de saúde ("*refill*") quanto o fato de esquecer de tomá-los ("*taking*").

A escala ARMS é composta de 12 questões, divididas em duas escalas que abordam o uso e a reposição dos medicamentos. A pontuação utiliza a escala de Likert de 4 pontos: nunca, às vezes, frequentemente e sempre.

O resultado final é obtido pela soma dos valores das respostas, e a pontuação varia de 12 a 48 pontos.

A taxa de adesão foi classificada de acordo com os seguintes valores:

- 12 pontos: paciente aderente ao tratamento.
- 24 pontos: paciente com dificuldade em aderir ao tratamento.
- 48 pontos: paciente não aderente ao tratamento.

• **TABELA 10** Escala de adesão às recargas e medicamentos (ARMS)

		Nunca	Às vezes	Frequentemente	Sempre
1	Com que frequência você esquece de tomar seus medicamentos?				
2	Com que frequência você decide não tomar seus medicamentos?				
3	Com que frequência você esquece de buscar seus medicamentos na farmácia?				
4	Com que frequência você deixa acabar seus medicamentos?				
5	Com que frequência você deixa de tomar seus medicamentos antes de ir a uma consulta médica?				
6	Com que frequência você deixa de tomar seus medicamentos quando se sente melhor?				
7	Com que frequência você deixa de tomar seus medicamentos quando se sente doente?				
8	Com que frequência você deixa de tomar seus medicamentos quando está descuidado consigo mesmo?				
9	Com que frequência você muda a dose de seus medicamentos de acordo com suas necessidades (ex.: quando você toma mais ou menos comprimidos do que estava na prescrição)?				
10	Com que frequência você esquece de tomar seus medicamentos quando deveriam ser tomados mais de uma vez por dia?				
11	Com que frequência você deixa de buscar seus medicamentos na farmácia porque custam muito caro?				
12	Com que frequência você planeja e busca seus medicamentos na farmácia antes que eles acabem?				

Escala de Qualiaids (QAM-Q)

O Questionário de Adesão a Medicamentos – Qualiaids (QAM-Q) é um instrumento autorreferido para verificar a adesão de pacientes hipertensos. Ele aborda o ato (se o indivíduo toma e o quanto toma de seus medicamentos), o processo (como o paciente toma o medicamento no período de sete dias, se pula doses, se toma de modo errático, se faz "feriados") e o resultado (no caso, se sua pressão estava controlada).

O instrumento é composto de três perguntas que devem ser respondidas com "sim" ou "não"; caso haja resposta negativa, ela deve ser investigada com mais detalhes. O relato do paciente deve englobar as atividades dos últimos sete dias. Destaca-se a importância de o profissional de saúde realizar uma introdução ao questionário, de modo a reduzir a sensação de juízo de valor negativo por parte do entrevistador, caso o entrevistado mencione não ter tomado seus medicamentos.

Construiu-se uma medida composta que determina que a presença de uma das condições a seguir é suficiente para classificar o paciente como não aderente: não tomar a quantidade correta (80% a 120% das doses prescritas); não tomar de modo correto (sem "feriados", "tomada errática", abandono ou "meia adesão"); relatar que sua pressão arterial estava alterada.

Além disso, o questionário permite identificar a proporção de doses consumida, o processo de tomadas e o desfecho referido.

1. Proporção de doses consumidas – medida contínua do ato de aderir: número de comprimidos consumidos multiplicado pelo número de vezes, dividido pelo número de comprimidos prescritos multiplicado pelo número de vezes.
2. Processo de tomadas – medida ordinal do processo de aderir: frequência de ocorrência de abandono (não tomou nenhuma dose de todos os medicamentos nos últimos sete dias); feriados (o paciente não toma qualquer medicamento naquele dia); tomada errática (deixa de tomar medicamentos em dias e horários variados); meia adesão (toma corretamente um medicamento e outro de maneira incorreta).
3. Desfecho referido – medida dicotômica do resultado de aderir: relato da última medida de pressão arterial, informando se estava normal ou alterada.

• **TABELA 11** Escala de Qualiaids (QAM-Q)

	SIM	NÃO
1. Nos últimos sete dias, o(a) Sr(a). não tomou ou tomou pelo menos um comprimido a mais desse remédio?		
2. Nesses dias, quantos comprimidos o(a) Sr(a).deixou de tomar ou tomou uma quantidade maior?		
3. Como estava sua pressão da última vez que mediu?		

Teste de Haynes-Sackett

O Teste de Haynes-Sackett é baseado no relato do paciente, que faz um autorrelato da adesão ao tratamento por meio de uma única resposta; se essa resposta for afirmativa, classifica-se o indivíduo como não aderente.

• **TABELA 12** Teste de Haynes-Sackett

	SIM	NÃO
1. Muitas pessoas encontram algum tipo de problema ao tomar seus remédios. Nos últimos 30 dias, o Sr(a).) teve dificuldades para tomar seus remédios?		

Medication Adherence Rating Scale (MARS)

A Medication Adherence Rating Scale (MARS) foi desenvolvida no ano 2000 pelos pesquisadores Thompson, Kulkarni e Sergejew (2000), sendo um instrumento de autopreenchimento composto de dez itens. Essa escala foi elaborada para avaliar especificamente a adesão aos psicofármacos; portanto, é a mais adequada para a população-alvo de pacientes psiquiátricos. Contudo, esse instrumento já está sendo validado para outras patologias, a exemplo do diabete.

A MARS é multidimensional, permitindo avaliar o grau de adesão ao tratamento psicotrópico e a atitude do paciente em relação à medicação. As respostas são dicotômicas (sim/não), e os itens pontuados como 1 são indicativos de adesão, e os pontuados como 0 são indicativos de não adesão.

O resultado final é a soma das pontuações dos itens.

- 0 ponto: baixa probabilidade de adesão.
- 10 pontos: alta probabilidade de adesão.

• **TABELA 13** Medication Adherence Rating Scale (MARS) para pacientes psiquiátricos

As perguntas a seguir buscam compreender como você toma seus remédios psiquiátricos e o que pensa sobre eles. Por favor, responda sinceramente a cada uma delas.		
	SIM	NÃO
1. Às vezes, você se esquece de tomar seus remédios?	0	1
2. Às vezes, você se descuida ao tomar seus remédios?	0	1
3. Quando se sente melhor, às vezes você para de tomar seus remédios?	0	1
4. Quando se sente pior ao tomar seus remédios, às vezes você para de tomá-los?	0	1
5. Você toma seus remédios só quando está passando mal?	0	1
6. Você acha estranho uma pessoa ser controlada por remédios?	0	1
7. Seus pensamentos ficam mais claros quando você está tomando remédios?	1	0
8. Você acredita que tomando seus remédios, evita ficar doente?	1	0
9. Você se sente esquisito(a) quando está tomando seus remédios?	0	1
10. Os remédios fazem você se sentir cansado(a) ou lento(a)?	0	1

MedTake Test (MD)

O instrumento MedTake é um método direto e prático para avaliar e quantificar o conhecimento que o paciente apresenta ao aderir à farmacoterapia.

Nesse instrumento, o papel central é do profissional de saúde, que analisa o desempenho das atividades para cada medicação. Para isso, ele deve verificar a atividade referente a cada medicamento, detalhando o processo de utilização em relação à dose, a indicação, a interação com os alimentos e a descrição do regime.

No momento da entrevista, o paciente apresenta a medicação que utiliza, e o pesquisador registra e faz os questionamentos acerca da dose, da indicação, da interação com os alimentos e da escala de tomada (ingestão) dos medicamentos apresentados. Assim, o conhecimento relativo a cada medicamento prescrito é avaliado e recebe um escore de 0 a 100%. Atribui-se um escore de 100% para os pacientes que respondem corretamente às quatro perguntas, e um escore <70% a pacientes que respondem até 3 perguntas de forma correta.

Há uma relação direta entre o maior conhecimento sobre a terapia e a adesão ao tratamento. Esse instrumento permite que o profissional de saúde identifique as falhas do conhecimento do paciente, orientando-o sobre elas e buscando ampliar adesão do paciente ao tratamento.

• **TABELA 14** Teste MedTake

Nome e descrição de como o paciente toma a medicação	Dose (1 = correto, 0 = incorreto) (25%)	Indicação (1 = correto, 0 = incorreto) (25%)	Interação com alimentos (1 = correto, 0 = incorreto) (25%)	Escala de tomada (1 = correto, 0 = incorreto) (25%)	Escore para cada medicação 0 - 100%
1.					
2.					
3.					
4.					
5.					
6.					

Simplified Medication Adherence (SMAQ)

O instrumento SMAQ é um questionário simplificado para verificar a adesão a medicamentos, tendo como base a escala de Morisky. Ele apresenta-se de forma resumida e confiável, sendo muito utilizado para verificar a adesão de pacientes com HIV.

O questionário é constituído de seis questões e solicita ao paciente que responda a perguntas previamente definidas. Diante de suas respostas, calcula-se o grau de adesão da terapêutica.

O cálculo e a determinação da adesão são realizados partindo das respostas do paciente, que é considerado como não aderente ao tratamento quando responde "sim" para as questões 1,2, 3 e 5, ou quando afirma ter deixado de tomar seus remédios mais de duas vezes na última semana (pergunta 4), ou quando diz não ter tomado sua medicação em mais de dois dias, nos três últimos meses (pergunta 6).

• **TABELA 15** Teste Simplified Medication Adherence (SMAQ)

Você já se esqueceu de tomar seus medicamentos?	Não, tomei sempre		Sim	
Às vezes, você se descuida na hora de tomar seus medicamentos?	Não		Sim	
Você já interrompeu, algumas vezes, a tomada dos medicamentos por se sentir mal?	Não		Sim	
Considerando apenas a semana passada, quantas vezes você não tomou seus medicamentos?	Nunca, tomei sempre	1-2 vezes	6 – 10 vezes	Mais de 10 vezes
Você não tomou algum de seus medicamentos durante o fim de semana passado?	Não		Sim	
Considerando os últimos três meses, quantos dias você deixou de tomar todos os seus medicamentos?	0 – 2 dias		3 dias ou mais	

Medida de Adesão aos Tratamentos (MAT)

O instrumento de Medida de Adesão aos Tratamentos (MAT) possui sete itens e foi adaptado de outros questionários. A diferença é que utiliza a escala de Likert, mas de forma invertida: sempre (1), quase sempre (2), com frequência (3), por vezes (4), raramente (5), nunca (6). A classificação do paciente como não aderente está cada vez mais próxima da mediana.

Vale destacar que todas as formas de medidas apresentadas são classificadas como métodos para verificação da adesão farmacoterapêutica. Esses métodos são formas indiretas que consideram a possível ingestão dos medicamentos pelo paciente, embora estejam sujeitos a variáveis alheias à adesão.

• **TABELA 16** Instrumento de Medida de Adesão aos Tratamentos (MAT)

Você já se esqueceu de tomar os medicamentos para a sua doença?					
Sempre 1	Quase sempre 2	Com frequência 3	Por vezes 4	Raramente 5	Nunca 6
Você já foi descuidado com a hora estabelecida para tomar os medicamentos para a sua doença?					
Sempre 1	Quase sempre 2	Com frequência 3	Por vezes 4	Raramente 5	Nunca 6
Você já deixou de tomar os medicamentos para a sua doença, considerando que estava se sentido melhor?					
Sempre 1	Quase sempre 2	Com frequência 3	Por vezes 4	Raramente 5	Nunca 6
Você já deixou de tomar os medicamentos para a sua doença, por iniciativa própria, após ter se sentido pior ao tomá-los?					
Sempre 1	Quase sempre 2	Com frequência 3	Por vezes 4	Raramente 5	Nunca 6
Você já tomou mais de um ou vários comprimidos para a sua doença, por iniciativa própria, após ter se sentido pior ao tomá-los?					
Sempre 1	Quase sempre 2	Com frequência 3	Por vezes 4	Raramente 5	Nunca 6
Você já interrompeu a terapêutica para a sua doença por ter deixado acabar os medicamentos?					
Sempre 1	Quase sempre 2	Com frequência 3	Por vezes 4	Raramente 5	Nunca 6
Você já deixou de tomar os medicamentos para a sua doença por alguma outra razão que não seja uma orientação médica?					
Sempre 1	Quase sempre 2	Com frequência 3	Por vezes 4	Raramente 5	Nunca 6

Independentemente do método escolhido, o profissional de saúde deve estar ciente de que, segundo a OMS, não existe um método "padrão-ouro" para medir a adesão medicamentosa. Portanto, o mais aconselhável é a utilização de uma combinação dos instrumentos.

Na escolha da metodologia ideal a ser utilizada, é importante que o profissional da saúde busque zelar ao máximo por estas características:

- não invasiva – causar o mínimo de danos ao paciente.
- discreta – evitar que o comportamento de consumo do medicamento do paciente seja influenciado pela metodologia.
- objetiva – garantir os dados reproduzíveis para cada objetivo.
- confiável – assegurar que a dose prescrita foi realmente tomada no momento da ingestão.
- prática e barata – maximizar a utilização e minimizar os custos.
- monitorização de dados reais – permitir o controle dos dados em tempo real, de forma que possibilite intervenções.
- não adulterável – não permitir a adulteração dos resultados pelo paciente.

CONCLUSÃO

Neste capítulo, teve-se o cuidado de apresentar instrumentos que você, profissional de saúde, pode utilizar no processo de verificação da adesão terapêutica de seus pacientes. Considera-se, contudo, que não é possível esgotar esse assunto, pois a cada dia são validados novos instrumentos, alguns deles específicos para determinada patologia.

REFERÊNCIAS BIBLIOGRÁFICAS

1. Aguiar DL, Suárez FJO, Plumed JS, Cepeda MAM, Valentin MAP, Palomo PP. Validação do questionário simplificado de adesão medicamentos (SMAQ) em pacientes transplantados renais em uso de tacrolimus. Nefrologia. [S.l.]. v. 31. n. 6. p. 690-6. ago. 2011.
2. Almeida RFM. Distress psicológico e gestão do regime terapêutico em utentes portadores de HIV/SIDA no norte de Portugal. 2018; p. 103. Dissertação (Mestrado). Escola Superior de Enfermagem do Porto, [S.l.]. [Internet]. [acesso em: 2021 dez. 02]. Disponível em: https://comum.rcaap.pt/bitstream/10400.26/25741/1/Disserta%c3%a7%c3%a3o%20Ricardo%20Almeida.pdf.
3. Arnet I, Walter PN, Hersberger KE. Polymedication Electronic Monitoring System (POEMS) – a new technology for measuring adherence. Frontiers In Pharmacology, [S.l.]. v. 4. p. 1-6, 13 mar. 2013. [Internet]. [acesso em: 2022 jan. 10]. Disponível em: www.frontiersin.org/articles/10.3389/fphar.2013.00026/full.
4. Baldoni AO, Guidoni CM, Bergamini D, Hernandes KC, Obreli Neto PR, Renata Toalhares da Luz, et al. Métodos de avaliação de adesão à farmacoterapia. Revista Brasileira de Farmácia (RBF). [S.l.]. p. 403-10. 21 set. 2021. [Internet]. [acesso em: 2021 nov. 10]. Disponível em: https://docplayer.com.br/15862738-Metodos-de-avaliacao-de-adesao-a-farmacoterapia.html.
5. Bem AJ, Neumann CR, Mengue SS. Teste de Morisky-Green e Brief Medication Questionnaire para avaliar adesão a medicamentos. Revista de Saúde Pública, [S.l.]. v. 46. n. 2. p. 279-89, abr. 2012. [Internet]. [acesso em: 2022 jan. 10]. Disponível em: www.scielo.br/j/rsp/a/VMrFLFZCKj6gYhGTCH3DksB/?lang=pt.

6. Botelho LO. Adesão à terapia hormonal adjuvante com tamoxifeno e anastrozol em pacientes do hospital São Paulo. 2021. p. 76. Dissertação (Mestrado) – Faculdade de Medicina, Universidade de São Paulo, [S.l.]. 2021. [Internet]. [acesso em: 2021 out. 19]. Disponível em: https://repositorio.unifesp.br/handle/11600/62170.
7. Capron A, Hoieggen A, Berra E, Rabbia F, Azizi FM, Kjeldsen SE, et al. Evaluation of Adherence Should Become an Integral Part of Assessment of Patients With Apparently Treatment-Resistant Hypertension. Hypertension , [S.l.]. v. 68. n. 2. p. 297-306. 13 jun. 2016. [Internet]. [acesso em: 2021 dez. 07]. Disponível em: www.ahajournals.org/doi/10.1161/HYPERTENSIONAHA.116.07464?url_ver=Z39.88-2003&rfr_id=ori%3Arid%3Acrossref.org&rfr_dat=cr_pub++0pubmed&%3E.
8. Checchi KD, Huybrechts KF, Avorn J, Kesselheim AS. Electronic medication packaging devices and medication adherence. JAMA. [S.l.]. v. 312. n. 12. p. 1237-47. 24 set. 2014. [Internet]. [acesso em: 2021 out. 19]. Disponível em: https://jamanetwork.com/journals/jama/article-abstract/1906619.
9. Delgado AB, Lima ML. Contributo para a validação concorrente de uma medida de adesão aos tratamentos. Psic., Saúde & Doenças. nov. 2001. vol. 2. n. 2. p.81-100. ISSN 1645-0086. [Internet]. [acesso em: 2021 out. 04]. Disponível em: www.redalyc.org/pdf/362/36220206.pdf.
10. Fernandes DR, Santana EEC, Abreu JER, Figueredo Neto JA, Cardoso RLS, Rocha TPO, et al. Comparative Study among Different Treatment Adherence Methods in Hypertensive Patients. International Journal Of Cardiovascular Sciences. [S.l.]. v. 28. n. 2. p. 1. 2015. [Internet]. [acesso em: 2021 out. 20]. Disponível em: https://pdfs.semanticscholar.org/50d8/76b60b8e63182aed3ddbaa86518ec647823f.pdf.
11. Fresco P, Lam WY. Medication adherence measures: an overview. Biomed Research International. [S.l.]. v. 2015. p. 1-12. out. 2015. [Internet]. [acesso em: 2021 out. 20]. Disponível em: www.hindawi.com/journals/bmri/2015/217047/.
12. Helena ETS, Nemes MIB, Eluf-Neto J. Desenvolvimento e validação de questionário multidimensional para medir não-adesão ao tratamento com medicamentos. Revista de Saúde Pública [online]. 2008. v. 42. n. 4. p. 764-7. [Internet]. [acesso em: 2021 out. 20.] Disponível em: https://doi.org/10.1590/S0034-89102008000400025.
13. Hori PCA. Avaliação da adesão à terapia anti-hipertensiva na hipertensão resistente pelos métodos direto e indiretos. 100 p. Dissertação (Mestrado) – Faculdade de Medicina, Universidade de São Paulo, [S.l.]. 2018. [Internet]. [acesso em: 2021 out. 04]. Disponível em: www.teses.usp.br/teses/disponiveis/5/5148/tde-07112018-093940/publico/PatriciaCardosoAlarconHori.pdf.
14. Kang J, Jun M-Y, Kim S-H, Kim S-H, Park Y-S. Modern methods for analysis of antiepileptic drugs in the biological fluids for pharmacokinetics, bioequivalence and therapeutic drug monitoring. The Korean Journal Of Physiology And Pharmacology. [S.l.]. v. 15. n. 2. p. 67-81. abr. 2011. [Internet]. [aceso em: 2021 out. 20]. Disponível em: www.kjpp.net/journal/view.html?volume=15&number=2&spage=67.
15. Lopes Neto FDN, Zanis Neto J, Felix JVC, Padilha SL, Andrzejevski VMS. Oral Antineoplastics: Treatment Adherence and Medication Beliefs. Biblioteca Virtual em Saúde – Hanseníase, 2021. [Internet]. [acesso em: 2022 jan. 22]. Disponível em: https://rbc.inca.gov.br/revista/index.php/revista/article/view/1189/1206.
16. Machado CJ, Acurcio FA, Guimarães MDC, Gomes RRFM. Utilização dos registros de dispensação da farmácia como indicador da não-adesão à terapia anti-retroviral em indivíduos infectados pelo HIV. Caderno de Saúde Pública. [S.l.]. v. 25. n. 3. p. 495-506. mar. 2009. [Internet]. [acesso em: 2021 nov. 20]. Disponível em: www.scielo.br/j/csp/a/KSrhd9T68PsS5qjKvTtYMdQ/?lang=pt#:~:text=identificaram%20cerca%20de%20duas%20vezes,em%20risco%20de%20n%C3%A3o%2Dades%C3%A3o.
17. Machado JC, Pereira MG, Pedras S. Validação do Questionário Crenças acerca da Medicação em Pacientes Diabéticos Tipo 2. Psicologia: Teoria e Pesquisa, [S.l.], v. 29, n. 2, p. 229-236, 10 abr. 2013. [Internet]. [acesso em: 2021 nov. 17]. Disponível em: www.scielo.br/j/ptp/a/tZDPPWnhDM6Qkgzyrgz5cXr/?lang=pt&format=pdf.

18. Marques A, Fernandez-Llimos F, Geraldes L, Horne R, Salgado T, Benrimoj S. Adaptação transcultural do questionário crenças sobre medicamentos para o português. Revista Médica de São Paulo. [S.l.]. v. 131. n. 2. p. 88-94. abr. 2013.
19. Mello AF, Peters CA, Galato D, Rosa FS, Biudes MF, Trauthman SC. Métodos de avaliação da adesão farmacoterapêutica adotados no Brasil. Infarma – Ciências Farmacêuticas. [S.l.]. v. 26. n. 1. p. 11-26. mar. 2014. ISSN 2318-9312. [Internet]. [acesso em: 2021 out. 20]. Disponível em: http://revistas.cff.org.br/?journal=infarma&page=article&op=view&path%5B%5D=506.
20. Moreira IC. Adaptação transcultural para o brasil da escala de adesão a medicamentos psicotrópicos mars (medication adherence rating scale) em pacientes psiquiátricos. 2014. p. 118. Dissertação (Mestrado) – Universidade Federal de São João del-Rei. [S.l.]. 2014. [Internet]. [acesso em: 2021 out. 13]. Disponível em: www.ufsj.edu.br/portal2-repositorio/File/mestradopsicologia/2014/Dissertacoes/Turma2012/Icaro_Final.pdf.
21. Motter FR, Fritzen JS, Paniz VMV. Regular access and adherence to medications of the specialized component of pharmaceutical services. Revista de Saúde Pública. [S.l.]. v. 51. p. 1-11. nov. 2017. [Internet] [acesso em: 2021 out. 20]. Disponível em: www.scielo.br/j/rsp/a/DRphmFnxfGYLPR-VhkRgmwmq/?lang=en.
22. Oigman W. Métodos de avaliação da adesão ao tratamento anti-hipertensivo. Rev Bras Hipertens. [S.l.]. v. 13. ed. 1. p. 30-4. 10 jan. 2006. [Internet]. [acesso em: 2021 out. 12]. Disponível em: http://departamentos.cardiol.br/dha/revista/13-1/08-metodos-de-avaliacao.pdf.
23. Oliveira CJ, Borges JWP, Rodrigues MTP, Moreira TMM. Utilização de questionários validados para mensurar a adesão ao tratamento da hipertensão arterial: uma revisão integrativa. Revista da Escola de Enfermagem da USP. [S.l.]. v. 46. n. 2. p. 487-94. abr. 2012. [Internet]. [acesso em: 2022 jan. 10]. Disponível em: www.scielo.br/j/reeusp/a/pwYLLKHVNF6YtYhNWw8DTdG/?lang=pt.
24. Oliveira DAGC, Oliveira DC, Arraes LB, Medeiros L, Novaes MA, Santos MVR. Adesão ao tratamento anti-hipertensivo: conceitos, aferição e estratégias inovadoras de abordagem. Revista Brasileira Clínica Médica, São Paulo, v. 1, n. 11, p. 55-61, mar. 2013. [Internet]. [acesso em: 2021 out. 20]. Disponível em: http://files.bvs.br/upload/S/1679-1010/2013/v11n1/a3390.pdf.
25. Oliveira-Filho AD, Lyra Jr. DP, Barreto-Filho JA, Neves SJF. Relação entre a Escala de Adesão Terapêutica de oito itens de Morisky (MMAS-8) e o controle da pressão arterial. Arquivos Brasileiros de Cardiologia. São Paulo. v. 99. n.1. jul. 2012. [Internet]. [acesso em: 2021 nov. 16]. Disponível em: www.scielo.br/j/abc/a/mCgYQVGSn7sHdwKmcQfFskP/?lang=pt&format=pdf.
26. Osborn CY, Gonzalez JS, Wallston KA, Mayberry LS, Krizalani S. The ARMS-D out performs the SDSCA, but both are reliable, valid, and predict glycemic control. Diabetes Research And Clinical Practice. [S.l.]. v. 102. n. 2. p. 96-104. nov. 2013. [Internet]. [acesso em: 2021 out. 20]. Disponível em: www.diabetesresearchclinicalpractice.com/article/S0168-8227(13)00327-6/fulltext.
27. Peres HA. Fatores associados com a não adesão à farmacoterapia em pacientes com diabetes atendidos em uma unidade básica de saúde. 2018. 82 p. Dissertação (Doutorado) – Faculdade de Medicina de Ribeirão Preto, Universidade de São Paulo. [S.l.]. 2018. [Internet]. [acesso em: 2021 nov. 19]. Disponível em: www.teses.usp.br/teses/disponiveis/17/17138/tde-12072019-082422/publico/HEVERTONALVESPERESco.pdf.
28. Porto PN, Borges SAC. Por que os pacientes não aderem ao tratamento? Dispositivos metodológicos para a educação em saúde. Saúde Debate, Rio de Janeiro – RJ. v. 38. n. 101. p. 338-46. abr.–jun. 2014. [Internet]. [acesso em: 2022 jan. 10]. Disponível em: www.scielo.br/j/sdeb/a/RsCXCP5Mp-gXx8hf4mkxKnCk/abstract/?lang=pt.
29. Ramos CA, Vieira LB, Nascimento LC, Castello MB. Desenvolvimento de um dispositivo eletrônico para organizar medicamentos e promover a adesão medicamentosa. Revista Panamericana de Salud Pública. 2016. v. 39, n. 4. p. 208-12. [Internet]. [acesso em: 2021 out. 20]. Disponível em: www.scielosp.org/article/rpsp/2016.v39n4/208-212/#.

30. Romanha AJ, Oliveira BM, Arruda LM, Viana MB, Ybarra MY. Evaluation of compliance through specific interviews: a prospective study of 73 children with acute lymphoblastic leukemia. Jornal de Pediatria, Rio de Janeiro, RJ. v. 81. n. 3. p. 245-50. 1 jun. 2005. [Internet]. [acesso em: 2021 out. 20]. Disponível em: www.scielo.br/j/jped/a/3xybG3BrdMr6dBSDnm7XXZG/?format=pdf&lang=en.
31. Seidl EMF, Polejack L. Monitoramento e avaliação da adesão ao tratamento antirretroviral para HIV/aids: desafios e possibilidades. Ciência e Saúde Coletiva. [S.l.]. v. 15. n. 1. p. 1201-8. fev. 2010. [Internet]. [acesso em: 2021 out. 20]. Disponível em: www.scielo.br/j/csc/a/wghzVXCLJFrmVC-8Zsc75wRn/?lang=pt.
32. Silva AR, Bernardino AO, Barreto Neto AC, Oliveira BL, Nunes MGS. Prevalence and factors associated with the cooperation of arterial hypertension patients. Acta Paul Enferm. v. 28. n. 4. p. 323-30. jul. 2015. [Internet]. [aceso em: 2021 out. 20]. Disponível em: https://acta-ape.org/en/article/prevalence-and-factors-associated-with-the-cooperation-of-arterial-hypertension-patients/.
33. Willson A, Eliasson L, Barber N, Garfield S, Clifford S. Suitability of measures of self-reported medication adherence for routine clinical use: a systematic review: A systematic review. Bmc Medical Research Methodology. [S.l.]. v. 11. n. 1. p. 1-10. nov. 2011. [Internet] [acesso em: 2021 out. 18]. Disponível em: https://bmcmedresmethodol.biomedcentral.com/articles/10.1186/1471-2288-11-149.

3

Equipe multidisciplinar: a importância no processo de adesão

Danyelle Cristine Marini

Neste capítulo...

É analisado como a adesão efetiva à terapia não pode ser vista como um trabalho de um único profissional, pois ela somente apresenta real eficácia quando há uma equipe atuando de maneira coesa e assertiva no tratamento do paciente.

A adesão à medicação é um dos fatores primordiais no contexto do uso racional de medicamentos. Segundo a Organização Mundial da Saúde (OMS), a adesão está relacionada ao grau em que o paciente segue as instruções do prescritor. A adesão ao tratamento é influenciada por fatores relacionados à terapêutica, à compreensão, à adaptação e à aceitação das condições de saúde, além de ser motivada pela relação que o paciente estabelece com a equipe de saúde, a qual, por sua vez, deve compreender que ouvir e conhecer o indivíduo são as escolhas mais apropriadas para a melhor condução do tratamento, pois reforça o sentimento de confiança. No entanto, é frequente transferir unicamente aos pacientes a responsabilidade por falhas na adesão.

Vários fatores podem influenciar no tratamento (Figura 1) e estão relacionados: ao paciente (sexo, idade, etnia, estado civil, escolaridade e nível socioeconômico); à doença (cronicidade, ausência de sintomas e consequências tardias); às crenças de saúde, hábitos de vida e aspectos culturais (percepção da seriedade do problema, desconhecimento, experiência com a doença no contexto familiar e autoestima); ao tratamento dentro do qual engloba-se a qualidade de vida (custo, efeitos indesejáveis, esquemas terapêuticos complexos); à instituição (política de saúde, acesso ao serviço de saúde, tempo de espera *versus* tempo de atendimento); e, finalmente, ao relacionamento com a equipe de saúde.

---

* Este capítulo teve a participação direta do Gabriel Aparecido de Carvalho que contribuiu de maneira efetiva em sua pesquisa e escrita.

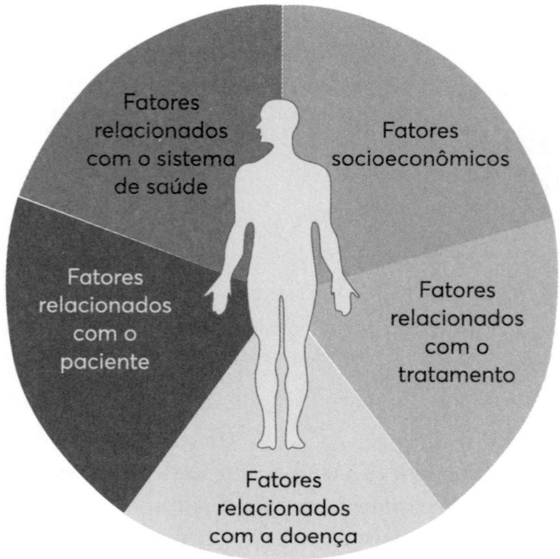

• **FIGURA 1** As cinco dimensões que interferem no processo da adesão farmacoterapêutica.
Fonte: adaptada de Santos, 2017.

De acordo com a Constituição Brasileira, a "saúde é direito de todos e dever do Estado, garantido mediante políticas sociais e econômicas que visem à redução do risco de doença e de outros agravantes e ao acesso universal e igualitário às ações e serviços para sua promoção, proteção e recuperação" (1988); isto é, todos os brasileiros têm o direito de receber do Estado o cuidado com a saúde de forma integral. Sendo assim, ter acesso a uma equipe multidisciplinar durante o tratamento é indispensável. Além disso, cabe reforçar que a comunicação adequada entre o paciente e o profissional possibilitará resultados ainda mais eficientes e menos onerosos, pois permite que o indivíduo opine e participe de seu próprio tratamento, o que fortalece seu protagonismo.

O trabalho dessa equipe multiprofissional contribuirá para oferecer ao paciente e à comunidade uma visão mais ampla do problema, dando-lhes conhecimento e motivação para vencer os desafios encontrados e adotar atitudes voltadas a mudanças de hábitos de vida. Ademais, busca-se incentivar a adesão real ao tratamento proposto, com base no risco de maneira global, sendo essa uma tarefa de todos os profissionais: médicos, farmacêuticos, enfermeiros, técnicos de enfermagem, nutricionistas, psicólogos, assistentes sociais, educadores físicos, fisioterapeutas, musicoterapeutas, funcionários administrativos e agentes comunitários de saúde. Esses profissionais devem trabalhar de acordo com os limites e as especificidades de sua formação, conhecendo também a ação individual de cada um dos outros membros da equipe. Cabe considerar que será preciso que cada profissional se adeque à sua realidade de trabalho.

As ações educativas e terapêuticas em saúde devem ser desenvolvidas com grupos de pacientes, seus familiares e a comunidade, sendo adicionais às atividades individuais. A equipe multidisciplinar deve usar todos os recursos disponíveis para orientação, educação e motivação, a fim de promover a mudança de hábitos de vida, a diminuição dos fatores de risco e o incentivo ao uso ininterrupto dos medicamentos, quando necessário, visando a uma melhor adesão do paciente ao tratamento.

As principais vantagens desse tipo de atuação são:

- Quanto mais afinada estiver a equipe em seus diversos modos de abordagem, o número de indivíduos atendidos será maior.
- A adesão ao tratamento será nitidamente superior.
- O número de pacientes com pressão arterial controlada e com hábitos de vida saudáveis será, consequentemente, muito maior.
- Cada paciente poderá ser um replicador de conhecimentos sobre esses hábitos.
- Haverá favorecimento de ações de pesquisa em serviço, pois a sistematização do atendimento possibilitará esse tipo de atuação.

Existem também vantagens adicionais, como o crescimento profissional devido à troca constante de informações e uma maior confiança individual e no serviço como um todo.

É importante que a equipe multidisciplinar tenha um espaço para se reunir e discutir os casos de pacientes com dificuldades relacionadas à adesão, buscando estabelecer um plano terapêutico e analisar os fluxos e protocolos, com o objetivo de melhorar a terapêutica do paciente.

Um time que preze por uma comunicação bastante próxima e pela troca constante de informações torna-se fundamental para a aceleração da melhora do quadro do paciente. Portanto, ao comparar esse tipo de atuação a dos profissionais que trabalham de forma individual, a equipe multidisciplinar se mostra um projeto mais coeso e não desconexo em relação às funções de cada um. Em síntese, o trabalho de equipes multiprofissionais é um importante recurso para atingir todos os aspectos da integralidade nas práticas em saúde e, com isso, ampliar a compreensão das necessidades de saúde da população atendida.

REFERÊNCIAS BIBLIOGRÁFICAS

1. BRASIL. Constituição (1988). Constituição da República Federativa do Brasil. Brasília, DF: Senado Federal: Centro Gráfico, 1988.
2. Departamentos Cardiológicos. Abordagem multiprofissional. Rev. Bras. Hipertens. out/dez 2002. 9(4). [Internet]. [acesso em: 2021 jul. 08]. Disponível em: http://departamentos.cardiol.br/dha/vdiretriz/06-abordagem.pdf.
3. Ferreira ACZ, Capistrano AC, Alcântara CB, Maftum GJ, Maftum MA. Dimensões que interferem na adesão à medicação nos transtornos relacionados as substâncias: Revisão integrativa. Cogitare Enfermagem. Paraná, 2018. [Internet]. [acesso em: 2021 jul. 2021.] Disponível em: https://revistas.ufpr.br/cogitare/article/view/58170/pdf.
4. Gusmão JL. Adesão ao tratamento-conceitos. Rev. Bras. Hipertens. São Paulo, 2006. [Internet]. [acesso em: 2021 jul. 08]. Disponível em: www.researchgate.net/profile/Decio_Mion2/publication/257426044_Adesao_ao_Tratamento_-_o_grande_desafio_da_hipertensao/links/57d1ef0808ae601b39a20daa/Adesao-ao-Tratamento-o-grande-desafio-da-hipertensao.pdf.
5. Mello AF, Peters CA, Galato D, Rosa FS, Biudes MF, Trauthman SC. Métodos de avaliação da adesão farmacoterapêutica adotados no Brasil. Infarma Ciências Farmacêuticas, Santa Catarina, 2014. [Internet]. [acesso em: 2021 jul. 08]. Disponível em: http://revistas.cff.org.br/?journal=infarma&page=article&op=view&path%5B%5D=506&path%5B%5D=pdf.
6. Qual a importância de montar uma equipe multidisciplinar na saúde. Inspirar. 15 gosto de 2019. [Internet]. [acesso em: 2021 jul. 08]. Disponível em: www.inspirar.com.br/qual-a-importancia-de-montar-uma-equipe-multidisciplinar-na-saude/.
7. Santos AJ. Adesão á farmacoterapia em pacientes com hipertensão arterial: overview de revisões sistemáticas. 2017. p. 92. Dissertação (Mestre em Ciências Farmacêuticas) — Universidade Federal de Sergipe. [Internet]. [acesso em: 2021 jul. 08]. Disponível em: https://ri.ufs.br/bitstream/riufs/6833/2/ALINE_JESUS_SANTOS.pdf.
8. Shimma E, Caraciolo JMM (Coord.). Adesão – da teoria à prática: experiências bem sucedidas no Estado de São Paulo. Secretaria de Estado da Saúde São Paulo: Secretaria de Estado da Saúde, 2007. p. 289. [Internet]. [acesso em: 2021 ago. 20]. Disponível em: https://prceu.usp.br/wp-content/uploads/2020/03/ADESAO_DA_TEORIA_A_PRATICA.pdf#page=107.

4

Promoção da adesão terapêutica na atenção básica

Giovanna Vallim Jorgetto
Sandra Soares Mendes

Neste capítulo...
Iremos verificar que para que haja melhora da adesão terapêutica pelos indivíduos, há a necessidade de ações específicas e direcionadas a essa temática por parte dos profissionais que compõem a atenção básica. Essas ações consistem na cooperação do indivíduo no manejo clínico de sua patologia, podendo ser farmacológica ou comportamental. Este capítulo visa discutir, primeiramente, a questão da dimensão do uso de medicamentos pela população geral e, posteriormente, as ferramentas de cuidados da atenção básica utilizadas para promover a adesão do indivíduo à terapêutica proposta, com o objetivo de diminuir a probabilidade de lesões em órgãos-alvos, ocasionadas pelo tratamento inadequado da patologia.

O Programa Saúde da Família (PSF) surge no Brasil como uma estratégia de reorientação do modelo assistencial de atenção básica, estando em conformidade com os princípios do Sistema Único de Saúde (SUS), expressos na Constituição Federal de 1988, entre os artigos 196 e 200. Para garantir a efetividade do programa, houve a busca por novos modelos de assistência, já que o modelo tecnicista/hospitalocêntrico não atende mais às exigências do mundo moderno e, consequentemente, às necessidades de saúde das pessoas.

Assim, o PSF se apresenta como uma nova maneira de trabalhar a saúde, tendo a família como centro de atenção, e não somente o indivíduo doente. Com isso, é introduzida uma nova visão no processo de intervenção em saúde, na medida em que não espera a população chegar para ser atendida, pois age preventivamente sobre ela a partir de um novo modelo de atenção. Cabe ressaltar que esse movimento de olhar para a família se deu em muitos países, e que a formulação do PSF teve a seu favor o desenvolvimento anterior de modelos de assistência à família executados no Canadá, em Cuba, na Suécia e na Inglaterra, países que serviram de referência para a formulação do programa brasileiro.

Para o Ministério da Saúde, o PSF é uma estratégia que visa atender ao indivíduo e à família de forma integral e contínua, desenvolvendo ações de promoção, proteção e recuperação da saúde. O programa tem como objetivo reorganizar a prática assistencial, centrada no hospital, passando a ter como foco a família em seu ambiente físico e social. Dessa forma, o PSF pode ser definido como um modelo de atenção que pressupõe o reconhecimento da saúde como um direito de cidadania, expresso na melhoria das condições de vida do sujeito. No que tange à área de saúde, essa melhoria deve ser traduzida em serviços mais resolutivos, integrais e, principalmente, humanizados.

O PSF tem como meta geral contribuir para a reorientação do modelo assistencial de atenção básica, estando em conformidade com os princípios do SUS e imprimindo uma nova dinâmica de atuação nas unidades básicas de saúde, com a definição de responsabilidades entre os serviços de saúde e a população. As equipes de PSF, desde que o programa funcione adequadamente, são capazes de resolver 85% dos problemas de saúde nas comunidades em que atuam ao prestar atendimento de bom nível, prevenir doenças, evitar internações desnecessárias e melhorar a qualidade de vida da população.

Nesse contexto, o cuidado dos usuários com doenças crônicas é um dos desafios das equipes de Atenção Primária à Saúde (APS), visto que essas patologias são condições multifatoriais, com determinantes biológicos e socioculturais, além de haver a necessidade de se considerar o aumento proporcional do envelhecimento.

Quanto ao envelhecimento, no Brasil, o número de idosos (≥ 60 anos de idade) passou de 3 milhões, em 1960, para 7 milhões, em 1975. Em 2002, esse número chegou a 14 milhões – um aumento de 100% em mais de quarenta anos. Já no ano 2021, estimou-se que haja 37,7 milhões de pessoas com 60 anos ou mais vivendo no país. Em alguns países, como na Bélgica, foram necessários cem anos para que a população idosa dobrasse de tamanho. Um dos resultados dessa dinâmica é a demanda crescente por serviços de saúde.

No Brasil, dados da mostra da Pesquisa Nacional de Saúde (IBGE, 2019) apontam que 52% das pessoas com 18 anos ou mais informaram que receberam diagnóstico de pelo menos uma doença crônica em 2019. Esse levantamento aponta que a hipertensão arterial atinge 23,9% dos indivíduos (38,1 milhões de pessoas); a sintomatologia depressiva compreende 10,2% (16,3 milhões de pessoas); 7,7% dessa população possui diagnóstico médico para diabetes (12,3 milhões de pessoas); 14,6% sofre com dislipidemia (23,2 milhões de pessoas); 2,3% tem diagnóstico médico de cardiopatia (8,4 milhões de pessoas); 2% apresentam diagnóstico de acidente vascular encefálico (3,1 milhões de pessoas); 2,6% são pacientes com câncer (4,1 milhões de pessoas); 21,6% se referem aos problemas crônicos de coluna (34,3 milhões de pessoas). Outro dado interessante dessa mesma pesquisa indica que entre cada três adultos, um faz uso de prótese dentária.

Analisando os resultados da pesquisa descrita anteriormente, percebemos que, no Brasil, há um número considerável de pessoas adoecidas que necessitam de tratamento de saúde, englobando o uso de medicamentos. Para tanto, se faz necessária a adesão terapêutica, que consiste em seguir o que foi proposto pelos profissionais de saúde, incluindo o uso correto do farmacológico. No que se refere ao tratamento farmacológico, a não adesão significa o abandono do uso dos medicamentos, sem orientação médica, ou a execução de forma irregular do tratamento, seja ao atrasar a tomada do medicamento, seja ao realizar pequenas interrupções da terapêutica prescrita.

A baixa adesão ao tratamento é um dos principais fatores que levam à persistência e ao agravamento das doenças crônicas transmissíveis e não transmissíveis. Ressalta-se que a adesão ao tratamento farmacológico envolve diferentes elementos nesse processo: o indivíduo, o tratamento, a doença, os serviços e os profissionais de saúde, bem como o meio social e cultural do paciente e de sua família. Para que a adesão seja alcançada, portanto, são necessários o alinhamento e a organização desses aspectos.

Os profissionais de saúde, para atuarem de forma eficaz na proposição e implementação de ações que atendam às reais necessidades da população, precisam conhecer os usuários e identificar os fatores da falta de adesão ao tratamento. Nesse sentido, a detecção da conduta não aderente é fundamental para a investigação de seu impacto nos desfechos clínicos.

Habitualmente, os indivíduos portadores de doenças crônicas são frequentadores comuns das unidades básicas, pois as procuram para a renovação de receitas, aferição de pressão arterial e de glicemia capilar, agendamento de consultas de acompanhamento e atendimento às situações agudas de sua condição crônica, além de outras necessidades de saúde. No entanto, muitas dessas idas às unidades básicas podem estar atreladas a não adesão a um tratamento medicamentoso prescrito. Essa condição pode ocorrer devido a uma diversidade de fatores, como aspectos de ordem econômica, social, cultural, psicológica, institucional e também decorrentes da relação usuário e profissional.

Há de se considerar ainda na não adesão terapêutica os aspectos relacionados ao ambiente do paciente e à sua conduta, bem como as habilidades e o conhecimento dos profissionais envolvidos nesse processo. Deve-se atentar também para as questões relacionadas à disponibilidade de recursos financeiros e humanos, além de considerar as demandas de ajuste intervencionistas dos diversos grupos.

Desse modo, o problema da baixa adesão ao tratamento das doenças crônicas envolve o conhecimento e as diferentes possibilidades de abordagem.

O Ministério da Saúde recomenda que a conduta para a adesão e para os casos de abandono do tratamento seja realizada de acordo com a realidade do paciente, ponderando-se as peculiaridades e os aspectos éticos relevantes da doença.

Nesse sentido, o método clínico centrado na pessoa, reconhecido no Brasil e internacionalmente, preconiza que sejam distintos os planejamentos dos planos terapêuticos (Figura 1) realizados entre o profissional de saúde e o indivíduo que recebe cuidado. No que diz respeito à adesão, essa corresponde à utilização de pelo menos 80% dos tratamentos prescritos, observando-se os horários, as doses e o tempo de tratamento.

Reconhece-se, portanto, o quão importante é a participação do indivíduo como gerenciador de sua própria saúde, além do compartilhamento das tomadas de decisões acerca de seu plano de cuidados com os profissionais envolvidos, visando um efetivo resultado terapêutico.

A falta de adesão ao tratamento pelo paciente é um problema de saúde pública com elevada prevalência tanto em países em desenvolvimento como nos países desenvolvidos. Um estudo brasileiro sobre a prevalência da não adesão à terapia medicamentosa em idosos atendidos pela atenção básica identificou que, entre os 151 idosos participantes, a prevalência de não adesão foi de 35,4%, e as variáveis associadas a isso foram a falta de medicamentos e o uso de medicamentos com prescrição inadequada.

No caso de pacientes com hipertensão arterial, a falta de adesão é comum nos primeiros meses de tratamento, assim como a tomada de medicamentos de forma diferente da prescrição médica. Essa condição é evidenciada na literatura científica desde a década de 1970 e ainda é objeto de estudo de publicações mais recentes. Em outro estudo brasileiro realizado com 421 pacientes hipertensos da Estratégia de Saúde da Família (ESF), da cidade de Recife, o comportamento de baixa adesão à medicação foi de 48,5% entre os participantes. Esse resultado esteve associado às seguintes variáveis: indivíduos casados, trabalhadores, com estresse autorreferido, com crise hipertensiva no último ano, os efeitos colaterais e outras condições crônicas que impossibilitavam o uso de medicamentos.

Quanto ao diabetes mellitus (DM), uma pesquisa com base no perfil clínico e estilo de vida de pacientes com DM2, em atendimento multiprofissional na atenção primária à saúde, registrou altos índices de falta de aderência ao tratamento. Esse resultado foi percebido tanto no grupo que fazia acompanhamento a mais de sete anos com a equipe multiprofissional quanto no grupo que foi acompanhado a menos de sete anos. Esses grupos também registraram baixa adesão aos comportamentos adequados de vida.

1. Fatores de risco e vulnerabilidade identificados:

Escore na Escala de Coelho: ____________ (alto/médio/baixo psicossocial)

____

____

2. Genograma e ecomapa

3. Histórico breve de ações já realizadas:

____

____

4. Principais dificuldades da equipe em relação à família:

____

____

5. Diagnóstico multiaxial

BIO

PSICO

SOCIAL

EQUIPE

6. Projeto terapêutico singular

Principais ações a serem desenvolvidas pela equipe (de acordo com a ordem de prioridades):

1) ____
2) ____
3) ____
4) ____
5) ____

Profissionais que vão participar do PTS:

1) Nome ____________________ Função: ____________________
2) Nome ____________________ Função: ____________________
3) Nome ____________________ Função: ____________________
4) Nome ____________________ Função: ____________________
5) Nome ____________________ Função: ____________________

Profissional	Ação/Como/Quando?

7. Reavaliação (Quando?/Como?/Com quem?

____________________ / ____________________ / ____________________

Principais resolutividades: ____

____

• **FIGURA 1** Modelo de Projeto Terapêutico Singular (PTS) da atenção básica.

Fonte: adaptada de BRASIL, 2008 b.

É importante esclarecer que a adesão ao medicamento é um processo caracterizado por três elementos: início, implementação e descontinuação (Figura 2). O início corresponde ao tempo desde a prescrição até a tomada da primeira dose do medicamento; a implementação representa a coincidência entre a dose que o paciente toma e a dosagem prescrita; e a descontinuação sinaliza a interrupção, ou seja, quando se omite a próxima dose a ser tomada e a posterior paralização do tratamento.

Dados publicados por Patel et al. (2013) apontam que a baixa adesão ao tratamento pode ocorrer ainda em decorrência da barreira geográfica, da faixa etária (crianças e adultos), de aspectos culturais e éticos e do poder aquisitivo da população assistida.

Já no que diz respeito à complexidade do plano terapêutico, podem ser citados os seguintes aspectos como influenciadores da não adesão: número de doses e de comprimidos que precisam ser ingeridos diariamente; modo de armazenamento, como a exigência de que o medicamento seja conservado em baixa temperatura; dificuldade para ingestão, como comprimidos de tamanhos grandes; horários das doses, que podem divergir com os hábitos; estilo de vida do paciente (Figura 3).

Em decorrência da baixa adesão do paciente ao tratamento há várias consequências ligadas a eventos adversos e falhas na terapêutica estabelecida. Soma-se, ainda, o desperdício de recursos.

As possibilidades e opções de abordar o problema da não adesão ao tratamento incluem intervenções direcionadas à resolução dos fatores ligados ao paciente, seus tratamentos e suas condições de saúde, bem como aquelas relacionadas ao sistema e profissionais de saúde.

Diante disso, há quatro possibilidades para promover a adesão ao tratamento das doenças crônicas.

1. Técnicas educacionais, motivacionais e cognitivas e desenvolvimento de sistemas de lembretes

O sistema de lembrete da medicação diária por meio de mensagens de texto, chamadas telefônicas automatizadas e dispositivos com mensagens audiovisuais pode resolver os problemas de esquecimento de utilização do medicamento. Tecnologias desse tipo são cada vez mais utilizadas como ferramentas para auxiliar na adesão ao tratamento de pacientes com condições crônicas, a exemplo de diabetes. O acesso às tecnologias móveis está expandindo cada vez mais, e, diante desse cenário, as ferramentas digitais parecem ser ideais em termos de custos, viabilizando um modo eficaz de adesão ao tratamento medicamentoso.

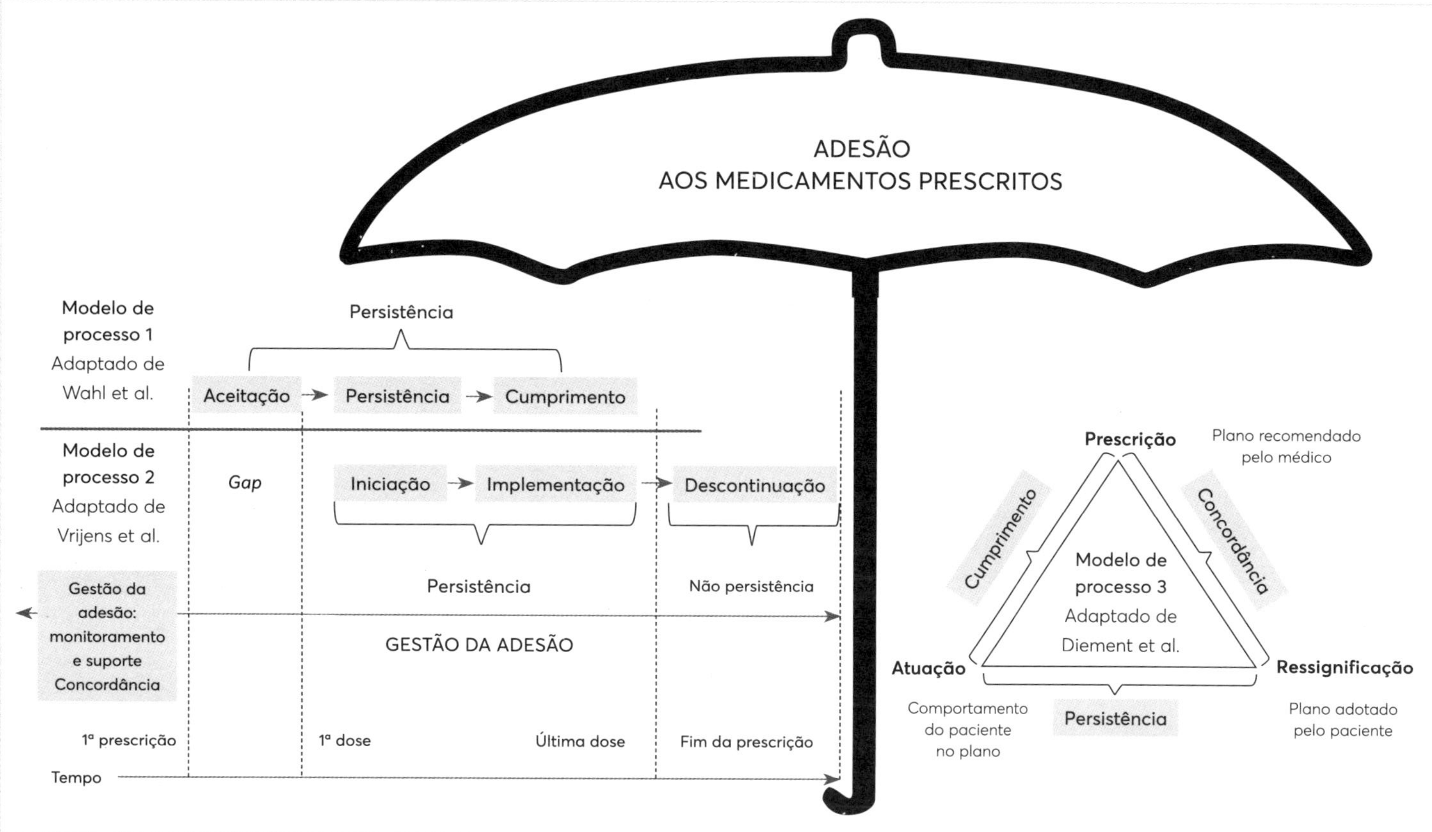

• **FIGURA 2** Modelos inovadores para explicar o conceito de adesão.
Fonte: adaptada de Oliboni e Castro, 2018.

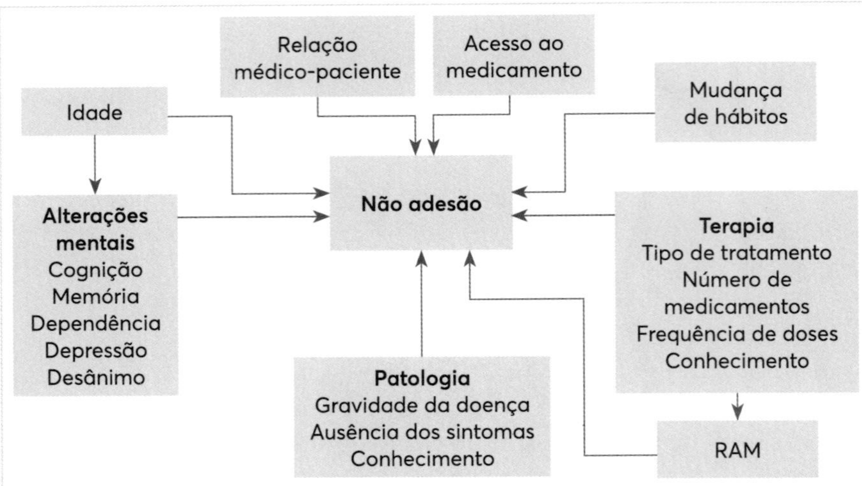

• **FIGURA 3** Fatores relacionados com a não adesão à terapêutica medicamentosa.
Fonte: adaptada de Almeida, 2016.

Essa opção de controle da medicação por meio de lembrete, exige que os profissionais envolvidos sejam capacitados de modo adequado, a fim de evitar que doses dos medicamentos sejam omitidas, o que pode prejudicar a adesão.

Como fatores limitantes da possibilidade de utilizar essas tecnologias, têm-se os aspectos socioeconômicos, audiovisuais e funcionais e também aqueles relacionados à própria tecnologia, à escolaridade e à capacidade cognitiva do paciente (BRASIL, 2016). De modo geral, a população brasileira apresenta baixo nível educacional, o que é um obstáculo para compreensão da leitura das mensagens digitais e manuseio de equipamentos eletrônicos. Uma opção para auxiliar as pessoas que não fazem uso das mensagens de texto seria a oferta de treinamento direcionado à utilização do celular para essa finalidade.

A organização desse tipo de serviço deve atentar-se para as questões relacionadas à barreira geográfica, que pode ser um empecilho em regiões onde não há redes suficientes, como no caso de sistemas de telefonia.

Outro ponto a ser considerado diz respeito ao sistema de saúde, que deve ter recursos investidos em telefonia e ouvidoria, além de profissionais de plantão e materiais e insumos necessários para a implementação dessa opção.

2. Proposta/oferta de incentivos ao paciente

O uso de incentivos, agregado a benefícios diretos e rápidos provenientes da utilização de medicamentos, pode contribuir para uma melhor adesão ao tratamento.

A oferta de auxílio financeiro ao paciente é determinada de acordo com o tipo e a duração do tratamento medicamentoso, fatores que podem interferir na adesão ao tratamento. Para pacientes em que o uso dos medicamentos é limitado, como no caso de portadores de tuberculose, o auxílio financeiro pode ser disponibilizado durante o tratamento. Nos casos em que esse auxílio é ofertado apenas no início do tratamento, como ocorre nos casos de dependência por opiáceos, ou em curto espaço de tempo, como no tratamento do HIV, observa-se uma baixa adesão.

Além da tuberculose, outras condições de saúde podem ser beneficiadas com o auxílio financeiro visando à melhora da adesão ao tratamento, como para pacientes com hipertensão, diabetes tipo 2, asma ou colesterol elevado. O benefício financeiro também pode ser eficaz na diminuição do consumo de álcool e drogas ilícitas, na cessação do tabagismo e na perda de peso, pois essas condições são fatores de risco que podem estar atreladas ao desenvolvimento de doenças crônicas, sendo, portanto, seu controle de considerável relevância.

É pertinente que a organização dos serviços de saúde verifique o acompanhamento e a avaliação desse tipo de controle, buscando compreender os fatores limitantes ao acesso ao serviço de saúde. Cabe considerar que a aprovação de benefícios e pagamentos aos pacientes por parte dos gestores políticos é algo que merece atenção especial, visto que esse tipo de auxílio para obtenção de um comportamento de saúde desejável é algo incomum nos serviços de saúde tradicionais.

3. Intervenções para auxílio na gestão dos medicamentos pelo paciente

Essas intervenções objetivam o planejamento e a implementação de ações que promovam a diminuição das desigualdades, ou até mesmo que elas não sejam aumentadas. Nessa prática, deve-se adequar as ferramentas aos pacientes com limitações, além de adaptar a linguagem por parte dos profissionais para melhor conhecimento e educação do paciente. O acesso ao serviço de saúde precisa estar disponibilizado à população atendida. É necessário também o treinamento e a capacitação de profissionais para atendimento dos usuários por meio dessas intervenções.

Os fatores limitantes, por sua vez, estão relacionados aos grupos que têm acesso restrito à unidade de saúde, já que as dificuldades de recursos para o acesso ao serviço e aos dispositivos são impeditivas para as ações de intervenção. Soma-se às limitações de mobilidade as de caráter cognitivo e audiovisual, que inviabilizam a compreensão das intervenções propostas ao paciente.

A implementação dessa opção deve levar em conta a organização dos serviços de saúde quanto ao fluxo, aos sistemas de referência, ao matriciamento, à distribuição geográfica e à disponibilização de assistência aos profissionais de saúde e farmacêutico, além de haver a necessidade de avaliação e monitoramento dessa implementação.

É importante também que os sistemas de saúde estejam preparados para a questão de financiamentos de infraestrutura, pois a falta de investimentos em recursos materiais, humanos e de capacitação comprometem a implementação dessa opção.

4. Combinação de intervenções direcionadas ao paciente

A possibilidade de combinar intervenções para a adesão ao tratamento de doenças crônicas tem proporcionado isonomia aos diferentes grupos de paciente, bem como uma melhor adesão ao tratamento; portanto, é mais efetiva que a utilização de técnicas isoladas.

Em média, são usadas três possibilidades/opções combinadas, sendo mais frequentemente empregadas as intervenções educacionais, o auxílio na gestão dos medicamentos e a utilização dos sistemas de lembretes.

Para a combinação de intervenções é necessário a disponibilização de recursos financeiros e humanos. As dificuldades cognitivas são consideradas, nessa opção, como um fator limitante da intervenção.

A organização dos serviços de saúde precisa planejar as técnicas iniciais que serão implementadas, além dos recursos financeiros que serão necessários. O modo de monitoramento e avaliação também deve ser estabelecido. Cabe mensurar ainda que a utilização do sistema de *feedback* eletrônico é algo efetivo nessa opção.

Os sistemas de saúde devem reconhecer que a falta de recursos financeiros destinados aos profissionais de saúde e às ações de implementação compromete essa opção. Assim, considera-se como fundamental a necessidade de elaboração de diretrizes para normatizar as técnicas que serão adotadas e para garantir a autonomia dos profissionais na prestação do cuidado aos pacientes.

REFERÊNCIAS BIBLIOGRÁFICAS

1. Almeida SLR. Adesão à terapia medicamentosa: um olhar na literatura sobre os fatores condicionantes e os modelos comportamentais explicativos. Enfermagem Brasil. v. 15. n. 4; 2016.
2. Barnett PG, Sorensen JL, Wong W, Haug NA, Hall SM. Effect of incentives for medication adherence on health care use and costs in methadone patients with HI. Drug Alcohol Dependence, Waltham. v. 100. n. 1-2. p. 115-21; 2009.
3. Brasil. Constituição (1988). Constituição da República Federativa do Brasil. Brasília, DF: Centro Gráfico; 1988.

4. Brasil. Ministério da Saúde. Saúde Brasil 2018 uma análise de situação de saúde e das doenças e agravos crônicos: desafios e perspectivas. Brasília; 2019.
5. Brasil. Ministério da Saúde. Secretaria de Atenção à Saúde. Departamento de Atenção Básica. Estratégias para o cuidado da pessoa com doença crônica. Brasília: Ministério da Saúde, 2014. p. 162.
6. Brasil. Ministério da Saúde. Secretaria de Atenção à Saúde. Núcleo Técnico da Política Nacional de Humanização. Clínica ampliada, equipe de referência e projeto terapêutico singular/Ministério da Saúde, Secretaria de Atenção à Saúde, Núcleo Técnico da Política Nacional de Humanização. 2. ed. Brasília: Ministério da Saúde; 2008b. [Internet]. [acesso em: 2021 ago. 02]. Disponível em: http://bvsms.saude.gov.br/bvs/publicacoes/clinica_ampliada_equipe_referencia_2ed_2008.pdf.
7. Brasil. Ministério da Saúde. Secretaria de Ciência, Tecnologia e Insumos Estratégicos. Departamento de Ciência e Tecnologia. Síntese de evidências para políticas de saúde: adesão ao tratamento medicamentoso por pacientes portadores de doenças crônicas/Ministério da Saúde, Secretaria de Ciência, Tecnologia e Insumos Estratégicos, Departamento de Ciência e Tecnologia. Brasília: Ministério da Saúde; 2016. p. 52.
8. Brasil. Ministério da Saúde. Secretaria de Políticas de Saúde. A implantação da Unidade de Saúde da Família: Caderno 1. Brasília (DF): Departamento de Atenção Básica; 2000.
9. Brasil. Ministério da Saúde. Secretaria de Vigilância em Saúde. Manual de adesão ao tratamento para pessoas vivendo com HIV e Aids. Brasília: Ministério da Saúde, 2008 a. p. 130.
10. Wahl C, Gregoire JP, Teo K, Beaulieu M, Labelle S, Leduc B, et al. Concordance, compliance and adherence in healthcare: closing gaps and improving outcomes. Healthc Q. v. 8. n. 1. p:65-70. 2005. [Internet]. [acesso em: 2022 fev. 22]. Disponível em: https://doi: 10.12927/hcq..16941.
11. Correr J, Otuki MF. A prática farmacêutica na farmácia comunitária. Porto Alegre: Artmed, 2013.
12. Departamento Intersindical de Estatística e Estudos Econômicos (Dieese). Mercado de trabalho da área metropolitana de Brasília – Principais Resultados 2021.
13. Elliott RA, Barber N, Clifford S, Horne R, Hartley E. The cost effectiveness of a telephone-based pharmacy advisory service to improve adherence to newly prescribed medicines. Pharmacy World and Science, New York. v. 30. n. 1. p. 17-23; 2008.
14. Glombiewski JA, Nestoriuc Y, Rief W, Glaesmer H, Braehler E. Medication adherence in the general population. PLoS One, San Francisco. v. 7. n. 12. p. 50537; 2012.
15. Haynes RB, Ackloo E, Sahota N, McDonald HP, Yao X. Interventions for enhancing medication adherence. Cochrane Database of Systematic Reviews, London. n. 2. 2008.
16. Instituto Brasileiro de Geografia e Estatística. Pesquisa Nacional de Saúde 2019. Rio de Janeiro: IBGE; 2019. [Internet]. [acesso em: 2022 fev. 22]. Disponível em: https://biblioteca.ibge.gov.br/visualizacao/livros/liv94074.pdf.
17. Johnson BT, Finitsis DJ, Pellowski JA. Text message intervention designs to promote adherence to antiretroviral therapy (ART): a meta-analysis of randomized controlled trials. PLoS One, San Francisco. v. 9. n. 2. p. 88166; 2014.
18. Klasnja P, Pratt W. Healthcare in the pocket: mapping the space of mobile-phone health interventions. Journal of Biomedical Informatics, San Diego. v. 45. n. 1. p.184-98; 2012.
19. Labate RC, Rosa WAG. Programa saúde da família: a construção de um novo modelo de assistência. Revista Latino-americana de Enfermagem [online], v. 13. n. 6. p:.1027-34; 2005. [Internet]. [acesso em: 2022 fev. 22]. Disponível em: https://doi.org/10.1590/S0104-11692005000600016.
20. M. Vervloet, van Dijk L, Santen-Reestman J, van Vlijmen B, van Wingerden P, Bouvy ML. SMS reminders improve adherence to oral medication in type 2 diabetes patients who are real time electronically monitored. International Journal of Medical Informatics, Waltham. v. 81. n. 9. p. 594-604; 2012.
21. Naderi SH, Bestwick JP, Wald DS. Adherence to drugs that prevent cardiovascular disease: meta-analysis on 376,162 patients. Am J Med. v. 125. n. 9. p. 882-7; 2012.
22. Nascimento MO, Bezerra SMMS. Adesão a medicamentos anti-hipertensos, controle pressórico e fatores associados na atenção primária de saúde. Texto contexto – enferm. v. 29. e20190049. dez. 2020. [Internet]. [acesso em: 2021 dez. 03]. Disponível em www.revenf.bvs.br/scielo.php?script=sci_arttext&pid=S0104-07072020000100359&lng=pt&nrm=iso.

23. Page TF, Horvath KJ, Danilenko GP, Williams M. A cost analysis of an internet based medication adherence intervention for people living with HIV. Journal of Acquired Immune Deficiency Syndromes, New York. v. 60. n. 1. p. 1-4; 2012.
24. Patel A, McCrone P, Leese M, Amaddeo F, Tansella M, Kilian R et al. Cost-effectiveness of adherence therapy versus health education for people with schizophrenia: randomised controlled trial in four European countries. Cost Eff Resour Alloc 11, 12 (2013). https://doi.org/10.1186/1478-7547-11-12
25. Petry NM, Rash CJ, Byrne S, Asharaf S, White BW. Financial reinforcers for improving medication adherence: findings from a meta-analysis. The American Journal of Medicine, Waltham, v. 125, n. 9, p. 888-96; 2012.
26. Sanou B. The world in 2013: ICT facts and figures. Geneva; 2013. [Internet]. [acesso em: 2021 dez. 04]. Disponível em: www.itu.int/en/ITU-D/Statistics/Documents/facts/ICTFactsFigures2013-e.pdf.
27. Schmitt Júnior A, Lindner S, Helena ETS. Avaliação da adesão terapêutica em idosos atendidos na atenção primária. Revista da Associação Médica Brasileira [online]. 2013, v. 59, n. 6 [acesso em 2022 mar. 17], pp. 614-621. Disponível em: <https://doi.org/10.1016/j.ramb.2013.06.016>. Epub 19 Dez 2013. ISSN 1806-9282.
28. Schoenthaler A, Cuffee YL. A systematic review of interventions to improve adherence to diabetes medications within the patient-practitioner interaction. Journal of clinical outcomes management, Wayne. v. 20. n. 11. p. 494-506; 2013.
29. Schwnake CHA, Closs E. A evolução do índice de envelhecimento no Brasil, nas suas regiões e unidades federativas no período de 1970 a 2010. Ver Bras Geriatr Gerontol. v.15. n. 3. p. 443-58; 2020.
30. Souza TT. Morbidade e mortalidade relacionadas a medicamentos: revisão sistemática e meta-análise de estudos observacionais. 2013. 326f. Dissertação [Mestrado em Ciências Farmacêuticas] – Programa de Pós-Graduação em Ciências Farmacêuticas, Setor de Ciências da Saúde, Universidade Federal do Paraná, Curitiba; 2013.
31. Stewart M, Brown JB, Weston WW, McWhinney IR, McWilliam CL, Freeman TR. Medicina centrada na pessoa: transformando o método clínico. Porto Alegre: Artmed; 2010.
32. Tran N, Coffman JM, Sumino K, Cabana MD. Patient reminder systems and asthma medication adherence: a systematic review. Journal of Asthma, London. v. 51. n. 5. p. 536-43; 2014.
33. Traynor K. Poor medication adherence remains a problem. American Journal of Health-System Pharmacy, Bethesda. v. 69. n. 21. p. 1850; 2012.
34. Vasconcellos MPC, Leite SN. Adesão à terapêutica medicamentosa: elementos para a discussão de conceitos e pressupostos adotados na literatura. Ciência & Saúde Coletiva, Rio de Janeiro. v. 8. n. 3. p. 775-82; 2003.
35. Veloso J; Souza LCG; Lima Júnior E; Ascari RA; Précoma DB. Perfil clínico de portadores de diabetes mellitus em acompanhamento multiprofissional em saúde. Revista Cuidarte. v. 11. n.3. p. 1059; 2020. [Internet]. [acesso em: 2022 fev. 22]. Disponível em: http://dx.doi.org/10.15649/cuidarte.1059.
36. Vianna ALA, Dal Poz MR. Estudo sobre o processo de reforma em saúde no Brasil. Rio de Janeiro: Abril; 1998.
37. Vrijens B, De Geest S, Hughes DA, Przemyslaw K, Demonceau J, Ruppar T et al. ABC Project Team. A new taxonomy for describing and defining adherence to medications. Br J Clin Pharmacol. v. 73. p. 691-705; 2012.
38. Waterman H, Evans JR, Gray TA, Henson D, Harper R. Interventions for improving adherence to ocular hypotensive therapy. Cochrane Database of Systematic Reviews, London. n. 4; 2013.
39. Weber J, Price M, Diemert S. An engagement model for medication management: from prescription to description and conscription. Stud Health Technol Inform. v. 234. p. 81-6. PMid:28186020. 2017.
40. World Health Organization (WHO). Best Buys and Other Recommended Interventions for the Prevention and Control of Noncommunicable Diseases Updated. 2017. Geneva; 2017.

5

Aspectos psicológicos na aderência a medicamentos: das dimensões intervenientes às possíveis intervenções

Betânia Alves Veiga Dell'Agli
Ana Vergínia Mangussi da Costa Fabiano
Luciana Maria Caetano

Neste capítulo...

Serão apresentados os aspectos psicológicos, a exemplo da depressão, da ansiedade, do estresse emocional e da personalidade, como dimensões que podem interferir na adesão ao tratamento medicamentoso. Diante disso, serão abordados instrumentos que podem ser utilizados para aferir alguns desses aspectos, além de possibilidades de intervenção com base na epistemologia genética, buscando ampliar nosso olhar para essa questão.

Há algumas décadas, a não adesão ao tratamento medicamentoso ou não medicamentoso tem sido objeto de preocupação de muitos profissionais da saúde. Pesquisas têm mostrado que quase metade dos pacientes não adere às recomendações de seus médicos no que se refere à prevenção ou ao tratamento de condições crônicas ou agudas. Quando isso ocorre, eles não usam suas medicações corretamente, esquecem ou se recusam a seguir a dieta, não se mostram engajados em relação às atividades físicas prescritas ou persistem no estilo de vida que colocam em risco a própria saúde. As consequências da não adesão ao tratamento são variadas, incluindo diagnósticos incorretos, piora da doença e sentimento de frustração tanto do médico como do paciente.

As evidências sobre os efeitos positivos ou negativos da adesão medicamentosa nos resultados dos tratamentos de saúde estão bem estabelecidas, sendo importantes preditores de saúde em sujeitos com doenças crônicas, como em pacientes com insuficiência cardíaca, além de possibilitarem a melhora na qualidade de vida. Se os pacientes aderem às prescrições medicamentosas, portanto, melhoram o autocuidado e, consequentemente, seus sintomas são reduzidos e sua funcionalidade aumenta. De modo contrário, se esse autocuidado é algo muito complexo, como no caso de regime terapêutico, dieta e monitorização dos sintomas, pode acabar sendo desencorajador para os pacientes crônicos.

A melhora na adesão medicamentosa traz significativos benefícios aos pacientes, dentre os quais estão a redução das hospitalizações não necessárias, da mortalidade e melhora na qualidade de vida relacionada à saúde. Para tanto, algumas estratégias voltadas à melhora da adesão têm sido utilizadas, como a entrevista motivacional cujos processos são: engajamento, foco, evocação e planejamento.

Em termos de definição, a adesão consiste na validação pelo paciente das indicações de saúde feitas pelos profissionais da área e se caracteriza por ser multifatorial, com determinantes associados a fatores sociodemográficos, especificidade da doença e do tratamento, relação profissional-paciente e dimensões individuais do próprio paciente.

No que se refere às dimensões individuais do paciente, pesquisas têm demonstrado os seguintes fatores de risco: depressão, ansiedade, estresse emocional e personalidade – os dois primeiros constituem transtornos psíquicos que aparecem em doenças físicas no geral. Um estudo de metanálise investigou a interferência da depressão e da ansiedade na não aderência ao tratamento. Nele, os autores fizeram a pergunta: "Por que a depressão contribui para aumentar a não aderência?". Uma das respostas é que a depressão envolve um certo grau de desesperança, baixo otimismo e poucas ações positivistas, reforçando a importância da família e da rede de apoio do paciente. Pessoas depressivas geralmente se isolam socialmente e afastam aqueles indivíduos que poderiam lhe dar suporte emocional e assistência. Somado a isso, a depressão leva à redução do funcionamento cognitivo, que é essencial para que o paciente lembre de usar a medicação e seguir as recomendações dadas. Diferentemente, a ansiedade não tem papel central como a depressão na não adesão, embora estudos mostram a coocorrência entre ambas em quase a metade dos pacientes.

Do ponto de vista das manifestações no paciente, tanto a ansiedade como a depressão causam alterações fisiológicas e comportamentais que resultam também em doenças físicas. Já do ponto de vista fisiológico, a ansiedade se caracteriza como um estado de "alarme" diante de uma suposta ameaça, sendo uma resposta dos sistemas nervosos simpático e parassimpático, responsáveis pelo controle dos níveis de energia do corpo, preparando-o para uma situação de luta ou fuga, caso necessário. A depressão, por sua vez, configura-se como um estado emocional de tristeza profunda, de "vazio", de desesperança, podendo ser percebida ainda por meio de queixas somáticas, como dores ou mazelas corporais, em vez de sentimento de tristeza. Em muitos indivíduos, a irritabilidade aumentada pode ser demostrada como raiva persistente, culpabilização de outras pessoas e frustração exagerada diante de eventos reais, dentre outros aspectos.

Algumas condições crônicas de saúde, como em sujeitos cardiopatas, foram associadas ao estresse psicológico com repercussão negativa na saúde do paciente, tendo um efeito cardiotóxico. Além disso, pacientes deprimidos têm risco aumentado de mortalidade e hospitalizações em comparação aos não deprimidos.

As consequências da depressão e da ansiedade vão além das que foram citadas neste capítulo, podendo estar associadas também ao estresse emocional ou ambiental, fatores psicológicos importantes que exercem impacto na adesão ao tratamento medicamentoso. O estresse, quando ultrapassa os limites de equilíbrio do corpo humano e se torna prolongado, pode interferir no eixo hipotálamo-hipófise-adrenal, que libera, na corrente sanguínea, níveis elevados de cortisol, podendo deprimir o sistema imunológico e contribuir para a progressão e até mesmo para o aparecimento de *diabetes mellitus* e hipertensão arterial sistêmica. Há que se dizer também que em algumas doenças, como nas cardiopatias, ocorre a diminuição progressiva das condições físicas do paciente, que, por sua vez, tem seu estado emocional alterado devido às ameaças constantes e às suas limitações.

Ainda falando sobre as dimensões individuais que podem interferir negativamente na aderência medicamentosa está a personalidade. Existem vários modelos na Psicologia para explicar essa dimensão, e a personalidade tipo D tem sido estudada no campo da saúde, com destaque às condições de insuficiência cardíaca.

A personalidade tipo D é definida como uma inclinação consistente para experienciar afetos negativos bem como situações de inibição social. No primeiro caso, a pessoa tem a tendência a sentir emoções negativas, como raiva, hostilidade, depressão, ansiedade e conflito interno. No segundo, o indivíduo apresenta restrição ao revelar seus sentimentos e opiniões em interações sociais, a fim de evitar a desaprovação de outras pessoas. Ambos os aspectos são medidos por meio de um instrumento específico, validado em vários países, principalmente nos do continente europeu.

Para isso, utiliza-se a escala denominada DS-14 (Figura 1), que contém itens das duas dimensões (afeto negativo e inibição social), com sete subitens para cada uma. Nesse modelo, as pontuações mais altas refletem maior afeto negativo e inibição social. Os respondentes que pontuam 10 ou mais nas duas subescalas são classificados como tendo personalidade tipo D, de acordo com a abordagem categórica para medir esse tipo de personalidade.

DS-14 – VERSÃO FINAL

DS-14

Nome .... Data ....

Sexo	M	F
Idade		
Anos de estudos/escolaridade		
Renda familiar aproximada/pessoa		
População		

Abaixo estão algumas afirmações que as pessoas usam para se descreverem. Por favor, leia as afirmações e circule, ao lado de cada uma, o número que indica sua resposta. Não há respostas certas ou erradas: o que importa é sua própria impressão.

0 = falso	1 = quase falso	2 = neutro	3 = quase verdadeiro	4 = verdadeiro

	Falso	Quase falso	Neutro	Quase verdadeiro	Verdadeiro
1. Quando conheço pessoas, tenho facilidade em me relacionar com elas	0	1	2	3	4
2. Eu costumo criar caso por coisas sem importância	0	1	2	3	4
3. Eu geralmente converso com estranhos	0	1	2	3	4
4. Eu me sinto infeliz com frequência	0	1	2	3	4
5. Eu fico irritado(a) com frequência	0	1	2	3	4
6. Geralmente me sinto tímido(a) com outras pessoas	0	1	2	3	4
7. Eu tenho uma visão negativa das coisas	0	1	2	3	4
8. Eu acho difícil começar uma conversa	0	1	2	3	4
9. Eu fico de mau humor com frequência	0	1	2	3	4
10. Eu sou o tipo de pessoa fechada	0	1	2	3	4
11. Eu prefiro manter uma certa distância das pessoas	0	1	2	3	4
12. Com frequência eu me pego preocupado(a) com alguma coisa	0	1	2	3	4
13. Eu me sinto de baixo astral com frequência	0	1	2	3	4
14. Em encontros sociais, eu não sei sobre o que devo conversar	0	1	2	3	4

• **FIGURA 1** Escala denominada DS-14.

Fonte: adaptado de Suguihura, 2014.

A personalidade tipo D parece ser estável ao longo do tempo e aparenta ter um componente genético definido. Uma série de mecanismos psicobiológicos potenciais e comportamentais, como o autocuidado, foram evidenciados, os quais poderiam operar entre esse tipo de personalidade e os resultados ruins de saúde, notadamente em pacientes cardíacos. Entre os indivíduos desse grupo, foi observado um comportamento inadequado de busca de consulta médica, considerando somente os pacientes classificados como tendo a personalidade tipo D.

A personalidade tipo D, ou personalidade do "angustiado", tem sido fortemente associada à morbidade física e psicológica e à sobrevivência depois do início das condições relacionadas à doença cardiovascular. Para dimensionar essa condição, um estudo de metanálise, que analisou nove estudos com abordagem prospectiva, estimou um risco de três a quatro vezes maior de eventos adversos em pessoas com doença cardiovascular estabelecida. Outros estudos, porém, não conseguiram mostrar que esse tipo de personalidade tem valor prognóstico para todas as causas de mortalidade.

Diante disso, surgiu o interesse em analisar o autogerenciamento da doença coronariana e a adesão à medicação, pois estudos com pacientes que apresentam essa condição de saúde indicam que eles não tomavam seus medicamentos da maneira indicada pelo médico. Esse quadro torna-se um impedimento para a redução da morbidade e mortalidade.

Como alguns dados da literatura têm-se mostrado controversos nos casos de insuficiência cardíaca, um grupo de autores estudou a personalidade tipo D, a autoeficácia e a adesão medicamentosa. Foram avaliados 165 pacientes internados com síndrome coronariana aguda, em um hospital no sul de Londres. Os autores mediram a adesão à medicação seis meses após a alta utilizando a Escala de Aderência à Medicação, que é constituída de cinco itens: 1) esqueço de levar meus remédios; 2) altero a dose dos meus medicamentos; 3) paro de tomar meus remédios por um tempo; 4), decido omitir uma dose; e 5) uso uma quantidade menor do que a instruída.

Nesse estudo, os entrevistados indicaram com que frequência estão envolvidos em cada um dos cinco comportamentos não aderentes, considerando-se uma escala de frequência de 1 a 5 (sempre, frequentemente, às vezes, raramente ou nunca). Portanto, as pontuações mais altas estão relacionadas à melhor adesão. Essa é uma medida autorrelatada amplamente utilizada.

Para avaliar a personalidade tipo D foi utilizada a DS-14, e para compreender a autoeficácia, alguns comportamentos de autocuidado foram investigados, como manter uma dieta saudável, fazer exercícios suficientes, obter orientação médica quando precisar, tomar os medicamentos quando deveria e evitar situações estressantes. Essa escala tem uma versão para o cônjuge/parceiro, sendo usada em um estudo sobre a adaptação do parceiro após eventos coronários agudos. A escala tem intervalo de 0 a 10 e, após calcular as respostas aos itens, compreende-se que as pontuações mais altas refletem maior nível de autoeficácia. Além desses recursos, foram utilizados o Inventário de Depressão de Beck, as medidas clínicas e os dados sociodemográficos.

Os resultados desse estudo mostraram que a personalidade tipo D não foi associada com a adesão à medicação subsequente em pacientes com doença coronariana quando medida dimensionalmente, sendo esse dado contraditório com o encontrado na literatura. No entanto, quando a medida foi categórica, houve associação com a adesão à medicação. A dimensão "afeto negativo" da escala de personalidade tipo D foi relacionada com a adesão à medicação, e a escala como um todo foi relacionada à autoeficácia mais baixa para o gerenciamento de doenças, o que pode explicar a dificuldade com o manejo da doença nesses pacientes.

Outro estudo realizado com pacientes com doenças cardiovasculares teve como objetivo examinar um possível mecanismo comportamental que explique a ligação entre o tipo D e os problemas de saúde, fundamentado na hipótese de que a personalidade tipo D prediz a adesão à medicação em pacientes com infarto do miocárdio. O estudo teve caráter prospectivo e contou com a participação de 192 pacientes, que foram avaliados por meio de medidas de personalidade tipo D e forneceram informações demográficas e médicas após uma semana de terem infarto do miocárdio. Desse total, 131 pacientes completaram o autorrelato de adesão de três meses após o infarto. Os autores constataram, portanto, que a personalidade tipo D foi preditora da adesão à medicação e que o afeto negativo e a inibição social interagem para possibilitar que isso ocorra.

Nesse mesmo sentido, também foram realizados estudos com pacientes com insuficiência cardíaca, tendo caráter randomizado e utilizando, além das medidas de adesão à medicação e de personalidade tipo B, um sistema de monitoramento de eventos de medicação. Essas pesquisas constataram que pacientes com personalidade tipo D eram mais propensos a ter baixa adesão à medicação. A afetividade negativa, um componente da personalidade tipo D, é o elemento que oferece maior risco a uma má adesão à medicação, o que pode levar a resultados adversos de saúde. De forma complementar a esse estudo, os pesquisadores acrescentaram uma medida de autoeficácia de medicamentos, embasada na Teoria Social Cognitiva de Bandura. Como a personalidade tipo D, nessa análise, não previu a adesão medicamentosa, a autoeficácia, que foi associada à baixa adesão, seria, portanto, mediadora entre a personalidade tipo D e a adesão ao medicamento.

Um dos objetivos de um estudo brasileiro mais recente, realizado com 400 participantes do Instituto do Coração do Hospital das Clínicas da Faculdade de Medicina da Universidade de São Paulo (InCor/HC-FMUSP), foi avaliar a taxa de adesão a medicamentos em pacientes com insuficiência cardíaca e em portadores de dispositivos cardíacos eletrônicos, levando em consideração o perfil psicológico e as características clínicas. Para tanto, foram utilizadas as seguintes estratégias: Escala de Adesão à Medicação de Morisky adaptada; DS-14 para diagnóstico de personalidade tipo D (Figura 1); Questionário de Percepção Breve de Doenças (Tabela 1); Escala Hospitalar de Ansiedade e Depressão (Tabela 2); Avaliação Cognitiva de Montreal. Entre os participantes, aproximadamente 25% (n=99) apresentaram baixa adesão medicamentosa, sendo registradas porcentagens mais altas no caso de indivíduos dependentes e desempregados, sobretudo as mulheres. Determinados fatores psicológicos, como ansiedade, depressão, *distress* e personalidade tipo D, contribuíram para a baixa taxa de adesão medicamentosa.

• **TABELA 1** Questionário de Percepção Breve de Doenças (*Brief* IPQ)

Este questionário busca compreender o que você pensa sobre a sua doença e, para cada uma das perguntas que serão realizadas, não existe resposta certa ou errada. O importante é que você escolha a alternativa que melhor represente a maneira como você percebe a sua doença, considerando o contexto da pergunta feita. Por exemplo: ao ser questionado sobre o que você pensa a respeito de sua doença, caso considere que tem muita responsabilidade pela sua saúde, mas não é totalmente responsável por ela, você poderia circular o número 8 ou o 9. Por outro lado, se você acredita que tem pouca responsabilidade pela sua saúde, poderia circular o número 1 ou o 2.	
Para cada uma das questões a seguir, circule o número que melhor corresponda ao seu ponto de vista.	
1. Quanto a doença afeta a sua vida?	
0 1 2 3 4 5 6 7 8 9 10	
Não afeta em nada a minha vida.	Afeta gravemente a minha vida.
2. Quanto controle você sente que tem sobre a sua doença?	
0 1 2 3 4 5 6 7 8 9 10	
Não tenho nenhum controle.	Tenho extremo controle.
3. Quanto você considera que o tratamento pode ajudar a melhorar a sua doença?	
0 1 2 3 4 5 6 7 8 9 10	
Não ajudará em nada.	Ajudará bastante.
4. Quão percepitíveis são os sintomas (sinais, reações ou manifestações) da sua doença?	
0 1 2 3 4 5 6 7 8 9 10	
Não sinto nenhum sintoma.	Sinto muitos sintomas graves.

5. Quanto você está preocupado(a) com sua doença?	
0 1 2 3 4 5 6 7 8 9 10	
Nem um pouco preocupado.	Extremamente preocupado.
6. Até que ponto você acha que compreende a sua doença?	
0 1 2 3 4 5 6 7 8 9 10	
Não a compreendo claramente.	A compreendo muito claramente.
7. Quanto a sua doença o(a) afeta emocionalmente? (Por exemplo, faz você se sentir com raiva, medo, ficar chateado ou se sentir depressivo.)	
0 1 2 3 4 5 6 7 8 9 10	
Não me afeta emocionalmente em nada.	Afeta-me muitíssimo emocionalmente.
8. Quanto tempo você pensa que sua doença irá durar? Explique.	
9. Liste os fatores mais importantes que você acredita que causaram a sua doença. As causas mais importantes para mim são:	
1ª.	
2ª.	
3ª.	
Muito obrigado(a) por sua colaboração!	

Instruções para análise do Questionário de Percepção Breve de Doenças
Para computar os escores, primeiro, inverte-se as respostas dos itens 2, 3 e 6 (por exemplo, se uma pessoa marcou 1 nessas questões terá escore igual a 9; se marcou 2 terá escore igual a 8; se marcou 3, o escore será 7; e assim por diante. O único valor que não é possível de inversão é o 5.). Os valores dos escores invertidos, na sequência, devem ser somados aos escores dos itens 1, 4, 5 e 7. Como resultado, um escore alto reflete uma maior percepção de ameaça da doença (amplitude 0-70). Quanto mais próximo de 70 for o escore, maior a percepção de ameaça imposta pela enfermidade. Sugere-se considerar que uma pessoa tem uma percepção de relevante ameaça quando seu escore for superior a 33 (a média dos sujeitos no estudo de validação foi utilizada como ponto de corte). Os itens abertos devem captar a resposta mais fidedigna possível, caso o preenchimento tenha sido mediante entrevista. No caso de pesquisa científica, quando se tem muitos casos, as respostas aos itens podem ser agrupadas em categorias; por exemplo, na questão causal: hereditariedade, sedentarismo, falha de informação etc. No que diz respeito à questão causal, é frequente que as pessoas não consigam identificar três possíveis causas para a enfermidade, especialmente em casos de baixa escolaridade. Aconselha-se, porém, que seja registrada a ocorrência de ausência de resposta, pois esse dado indica a necessidade de intervenção psicoeducativa, pois sugere que o paciente pode ter informações precárias da etiologia de sua doença.

Fonte: Nogueira, 2016.

• **TABELA 2** Escala Hospitalar de Ansiedade e Depressão

Este questionário ajudará seu médico a saber como você está se sentindo. Leia cada uma das frases com atenção e, na sequência, marque com um "X'" a resposta que melhor corresponder a como você tem se sentido na última semana. **Não é preciso ficar pensando muito em cada questão. Nesse questionário, as respostas espontâneas têm mais valor do que aquelas em que se pensa muito.**
Marque apenas uma resposta para cada pergunta.
Eu me sinto tenso ou contraído:
( ) Na maior parte do tempo. ( ) Em boa parte do tempo. ( ) De vez em quando. ( ) Nunca.
Eu ainda tenho vontade de realizar as mesmas coisas de antes:
( ) Sim, do mesmo jeito que antes. ( ) Não tanto quanto antes. ( ) Só um pouco. ( ) Já não sinto mais prazer em nada.
Eu sinto uma espécie de medo, como se alguma coisa de ruim fosse acontecer:
( ) Sim, e de um jeito muito forte. ( ) Sim, mas não tão forte. ( ) Um pouco, mas isso não me preocupa. ( ) Não sinto nada disso.
Dou risada e me divirto quando vejo coisas engraçadas:
( ) Do mesmo jeito que antes. ( ) Atualmente, um pouco menos. ( ) Atualmente, bem menos. ( ) Não consigo mais.
Estou com a cabeça cheia de preocupações:
( ) Na maior parte do tempo. ( ) Boa parte do tempo. ( ) De vez em quando. ( ) Raramente.
Eu me sinto alegre:
( ) Nunca. ( ) Poucas vezes. ( ) Muitas vezes. ( ) A maior parte do tempo.
Consigo ficar sentado à vontade e me sentir relaxado:
( ) Sim, quase sempre. ( ) Muitas vezes. ( ) Poucas vezes. ( ) Nunca.

Eu estou lento para pensar e fazer as coisas:
( ) Quase sempre. ( ) Muitas vezes. ( ) De vez em quando. ( ) Nunca.
Eu sinto uma sensação ruim, de medo, como frio na barriga ou aperto no estômago:
( ) Nunca. ( ) De vez em quando. ( ) Muitas vezes. ( ) Quase sempre.
Eu perdi o interesse em cuidar da minha aparência:
( ) Completamente. ( ) Não estou mais me cuidando como deveria. ( ) Talvez não tanto quanto antes. ( ) Me cuido do mesmo jeito que antes.
Eu me sinto inquieto, como se eu não pudesse ficar parado em lugar nenhum:
( ) Sim, demais. ( ) Bastante. ( ) Um pouco. ( ) Não me sinto assim.
Fico esperando animado as coisas boas que estão por vir:
( ) Do mesmo jeito que antes. ( ) Um pouco menos do que antes. ( ) Bem menos do que antes. ( ) Quase nunca.
De repente, tenho a sensação de entrar em pânico:
( ) A quase todo momento. ( ) Várias vezes. ( ) De vez em quando. ( ) Não sinto isso.
Consigo sentir prazer quando acompanho um bom programa de televisão ou de rádio, ou quando leio alguma coisa:
( ) Quase sempre. ( ) Várias vezes. ( ) Poucas vezes. ( ) Quase nunca.

Fonte: Botega, 1995.

A personalidade tipo D e a adesão à medicação foram estudadas em outras condições de saúde, como em *diabetes mellitus* tipo 2 e em peritonite em pacientes em diálise. Em ambos os estudos houve associação entre essas variáveis.

Em resumo, parece haver relação entre os aspectos psicológicos, como depressão, ansiedade, estresse e personalidade tipo D, e a aderência à medicação. Os estudos apresentados ressaltam como implicações a necessidade de estratégias que contribuam positivamente com a aderência à medicação, visto que ela se caracteriza como uma barreira importante à saúde e à qualidade de vida dos pacientes. Dentre as possibilidades, encontramos a entrevista motivacional, as habilidades de comunicação que envolvem a relação profissional-paciente e o trabalho com a autoeficácia enfocando as crenças em prol do autogerenciamento.

Isto posto, é possível analisar as possibilidades de intervenção de diferentes perspectivas teóricas e aqui optamos pela teoria psicogenética piagetiana que compreende que afetividade e cognição são aspectos indissociáveis da conduta humana as quais implicam respectivamente em energética e estrutura do pensamento (cognição). Assim, não basta apenas conhecer as prescrições dos profissionais da saúde, sendo necessário também pensar sobre as dimensões afetivas que envolvem a sua efetivação na aderência à medicação. Sabe-se que as informações estão cada vez mais presentes na vida das pessoas, por intermédio inclusive das mídias oficiais e não oficiais. Somada as orientações médicas, temos a possibilidade de saber o que fazer para além dos consultórios e hospitais. Aqui, a pessoa foi colocada em evidência, buscando compreender seus mecanismos psicológicos.

A teoria piagetiana diz que a afetividade em determinado momento do desenvolvimento envolve a regulação de forças ou tendências, o que foi denominado como vontade ou autorregulação. Para melhor compreender essa regulação, utiliza-se de base a teoria piagetiana, para o qual é necessário que uma tendência forte, mas inferior, possa ser sobreposta a uma tendência fraca, mas superior. Pensando na aderência à medicação, pode-se dizer que a tendência forte, mas inferior, corresponderia, por exemplo, à não mudança no estilo de vida; e a tendência fraca, mas superior, à própria saúde. Nesse sentido, é preciso que a pessoa tenha construído uma escala de valores e que essa corresponda ao bem-estar pessoal. Mas como alguém não se esforçaria para ter uma boa saúde? Isso nos parece um tanto quanto estranho, visto que a vida e a sua qualidade é um bem maior.

Sabe-se, no entanto, que existem vários outros fatores intervenientes, como a recompensa imediata em diferentes situações da vida, o cansaço dado pelo esforço e o pensamento mágico de que tudo dará certo. Nas situações em que há uma dimensão psicobiológica atuante, como a própria personalidade tipo D, passando pelas características da depressão e ansiedade e indo até os fatores ambientais estressantes, a autorregulação se torna ainda mais necessária, ou seja, a regulação de tendências é um imperativo inquestionável, que deve ser trabalhada com a pessoa.

O ser humano, dada à sua complexidade ao interagir com dimensões também complexas, traz fenômenos que, em um primeiro momento, são difíceis de compreender, mas que são tangíveis quando pensamos em dimensões psicológicas, não estanques enquanto critérios diagnósticos, mas que estão em interação constante com fatores de construção da pessoa ao longo de toda sua vida.

REFERÊNCIAS BIBLIOGRÁFICAS

1. Berg J. Dracup K, Evangelista LS. Relationship between psychosocial variables and compliance in patients with heart failure. Heart Lung. v. 30. n. 4. p. 294-301; 2001.
2. Carlson B, Riegel B, Moser DK. Self-care abilities of patients with heart failure. Heart Lung. v. 30. n. 5. p. 351-9; 2001.
3. Castillo ARG, Recondo R, Asbahr FR, Manfro GG. Transtornos de ansiedade. Brazilian Journal of Psychiatry. v. 22. p. 20-3; 2000.
4. Dimatteo MR. Enhancing patient aderence to medical recommendations. JAMA. v. 271. p. 79-83; 1994.
5. Embree JL, Hays JM, Arnould M, Bennett SJ. Heart Messages: a tailored message intervention for improving heart failure outcomes. J Cardiovasc Nurs. v. 14. n. 4. p. 94-105; 2000.
6. Farah LXS. Adesão medicamentosa de pacientes com insuficiência cardíaca e dispositivo cardíaco eletrônico implacável: perfil psicológico e fatores de influência. Tese de Doutorado. Universidade de São Paulo; 2020.
7. Garcia Jr C, Botega JN, Bio MR, Zomignani MA, Pereira WAB. Transtornos do humor em enfermaria de clínica médica e validação de escala de medida (HAD) de ansiedade e depressão. Revista de Saúde Pública [online]. 1995. v. 29. n. 5. p. 359-63. [Internet]. [acesso em: 2022 jan. 29]. Disponível em: https://doi.org/10.1590/S0034-89101995000500004. Epub 29 ago. 2003. ISSN 1518-8787. https://doi.org/10.1590/S0034-89101995000500004.
8. Guerreiro CAM, Lima MG, Pondé MP, Botega NJ, Medeiros P. Validação da escala hospitalar de ansiedade e depressão (HAD) em pacientes epilépticos ambulatoriais. Jornal Brasileiro de Psiquiatria. 1998.
9. Hull D, Palmeri D, Vossler E, Rovelli M, Schweizer R, Bartus S. Noncompliance on organização transplante recipiente. Transplant Proc. v. 21. p. 833-4; 1989.
10. Isenberg EL, Hammarsten JF, Bergum K, Perlman LV, Ferguson S. Precipitation of congestive heart failure: social and emotional factors. Ann Intern Med. v. 75. n. 1. p. 1-7; 1971.
11. Joshi N, Milfred D. The use and misure of new antibiótico: a perpective. Acho Intern Med. v. 155. p. 569-77; 1995.
12. Lepper HS, Dimatteo MR, Croghan TW. Depression is a risk factor for noncompliance with medical treatment: meta-analysis of the effects of anxiety and depression on patient aderence. Arch Intern Med. v. 160. p. 2101-7; 2000.
13. Leven CL, Wittenberg C, Freedland KE, Rich MW, Carney RM, Beckham V. A multidisciplinary intervention to prevent the readmission of elderly patients with congestive heart failure. N Engl J Med. v. 333. n. 18. p. 1190-5; 1995.
14. Mcewen BS. Protective and damaging effects of stress mediators. N Engl J Med. v. 338. n. 3. p. 171-9; 1998.
15. Mendes AMDOC, Eufrásio MDLP. Análise compreensiva de uma intervenção na ansiedade e depressão em doentes hospitalizados com insuficiência cardíaca. Revista de Enfermagem Referência. p. 29-35; 2013.
16. Murphy LM, Thompson Jr RJ, Moriis MA. Aderence behavior among adolescente with type I insulina-dependent diabetes mellitus: the role of cognitive appraisal processes. J Pediatri Psychol. v. 22. p. 811-25; 1997.

17. Patel H, Ekman I, Falk K, Swedberg K. Fatigue in patients with chronic heart failure - a burden associated with emotional and symptom distress. Eur J Cardiovasc Nurs. v. 8. n. 2. p. 91-6; 2009.
18. Suguihura ALM. Personalidade tipo D e doenças cardiovasculares: Adaptação de uma Escala. Orientador: Ricardo Gorayeb. 2014. 124f. Dissertação de Mestrado em Psicologia. Departamento de Psicologia. Universidade de São Paulo; 2014. [Internet]. [acesso em: 2022 fev. 07]. Disponível em: https://teses.usp.br/teses/disponiveis/59/59137/tde-17072014-142034/publico/ALMSuguihura.pdf.
19. Taylor DW, Sackett DL, Haynes RB. Compliance in health care. Baltimore, Md: Jonhs Hopkins University Press; 1979.
20. Tróccoli BT, Seidl EMF, Nogueira GS. Análise Fatorial Exploratória do Questionário de Percepção de Doenças Versão Breve (Brief IPQ). Psicologia: Teoria e Pesquisa. [S. l.]. v. 32. ed. 1. p. 161-2; 2016. DOI: https://doi.org/10.1590/0102-37722016011871161168. [Internet]. [acesso em: 2022 fev. 05]. Disponível em: www.scielo.br/j/ptp/a/DXYpxSRVTbx8RqwMMwFDhfk/?format=pdf&lang=pt.
21. von Korff A, Lin EHB, Katon W, Bush T, Simon GE, Walker E, et. al. The role of the primar care physician in patients' to antidepressant therapy. Med Care. v. 33. p. 67-74. 1995.
22. W. H. Organization. Adherence to long-term therapies: evidence for action. World Health Organization; 2003.

6

Coaching no processo de adesão

Michelle Dias Reis

Neste capítulo...
Veremos que o processo de adesão à medicação não é simplesmente prescrever uma terapia e acompanhar sua efetividade, ele vai muito além disso. O profissional de saúde precisa conhecer e utilizar ferramentas que trabalhem com as dificuldades do paciente, isto é, os chamados "gatilhos". Este capítulo tem o intuito de apresentar ferramentas de *coaching* que podem ser utilizadas no decorrer do tratamento, com o objetivo de compreender e analisar as frustações do paciente.

Atualmente, diante do aumento no número de casos de doenças crônicas não transmissíveis e dos impactos que elas trazem à qualidade de vida, os departamentos de saúde têm adotado ferramentas de *coaching*, pois elas ajudam, principalmente, na prevenção de pioras clínicas e na adesão correta à terapia. O uso do técnicas para mudança comportamental auxilia na renovação da rotina e até das perspectivas em relação ao tratamento, consequentemente, ajuda na eficácia terapêutica, e o paciente percebe melhora na qualidade de vida.

Com o processo de *coaching* voltado tanto ao paciente quanto à sua família, adotando uma abordagem baseada em hábitos saudáveis e na adesão aos medicamentos que o paciente toma, os resultados positivos são mais perceptíveis.

Mas você deve estar se perguntando, afinal, o que é *coaching*? Trata-se de um processo que visa à conquista de grandes resultados por meio do suporte de um especialista, ou seja, da assessoria de um profissional habilitado.

Na abordagem que adotamos neste capítulo, o *coaching* é voltado ao alcance de comportamentos e de um melhor estilo de vida para melhoria do tratamento do paciente, qualquer que seja a patologia.

Dentre os maiores benefícios que essa abordagem oferece estão: o alcance de felicidade e harmonia interior; a melhora na qualidade de vida e do tempo; a eliminação de comportamentos e pensamentos limitantes e sabotadores; a melhoria na autoestima e autoconfiança; a resolução de conflitos internos; o controle das emoções; a eliminação de sentimentos negativos; o foco no positivo; e, por fim, o controle da doença.

Para pacientes que utilizam inúmeros medicamentos, aos quais a adesão fica comprometida, a metodologia do *coaching* pode auxiliar no processo de adesão. Para que isso ocorra, é preciso que exista a procura ativa do paciente a um profissional de saúde focado nesse tipo de prática. Recomenda-se, no mínimo, dez atendimentos para que o paciente consiga sentir o resultado dessa abordagem.

No primeiro encontro com o *coach*, o paciente responderá a diversas perguntas relacionadas a seu estilo de vida, à sua rotina diária e à sua história de vida. No Tabela 1, são apresentadas algumas perguntas que objetivam conhecer o comprometimento do paciente com seu tratamento, além de sua disponibilidade de retomar hábitos antigos.

• **TABELA 1** Comprometimento do paciente

Você sabia que muitas doenças aparecem devido a histórias de vida não curadas, não perdoadas? Pois é, isso acontece, e muito.
Algumas perguntas importantes para o início do processo de *coaching*:
1. Você está disposto a investir esse tipo de tempo para a sua saúde? ( ) Sim ( ) Não
2. Você está disposto a realizar as tarefas que lhe serão propostas durante os atendimentos de *coach*, mesmo que elas mudem seu comportamento e atitudes? ( ) Sim ( ) Não
3. Você está disposto a mudar suas ações, sem sabotar as suas atitudes? ( ) Sim ( ) Não
4. Você está disposto a mudar a forma como você vê a sua saúde? ( ) Sim ( ) Não
5. Qual é a sua rotina diária?
6. Qual é o quadro clínico que você se encontra hoje?
7. Você toma todos os seus medicamentos de forma correta?
8. Você entende o seu quadro clínico?
9. Sua alimentação é saudável diante do seu quadro clínico?
10. Hoje, o quanto você está empenhado na sua cura ou no controle de sua doença?

Após a realização da primeira entrevista, o processo de *coaching* deve prosseguir com os atendimentos, mas para isso é importante que o profissional entenda o quadro clínico, o estilo de vida e a disposição do paciente para com seu autoconhecimento e sua melhoria do estilo de vida e saúde. Diante disso, o profissional pode planejar os atendimentos.

Cada paciente sempre será único, portanto, a metodologia do *coaching* deve ser adaptada a cada um deles. O que funciona com um indivíduo, às vezes não irá funcionar com o outro, e vice-versa. Por isso, o processo é individual e deve ser ajustado no decorrer do caminho, de acordo com a evolução ou não do paciente.

No segundo atendimento, o profissional deve realizar uma avaliação da história de vida do paciente, analisando as respostas apresentadas com às das perguntas já respondidas quanto a seu estilo de vida e quadro clínico.

O Teste de Perfil Comportamental (Tabela 2) é recomendado para que se possa entender os principais comportamentos do paciente e, com isso, traçar a melhor estratégia de comunicação e tarefas.

TABELA 2 Teste de perfil comportamental

Em cada uma das 25 questões a seguir, escolha uma alternativa (I, C, O ou A) e assinale-a. O propósito desse questionário é que você responda às perguntas sem refletir muito sobre elas... apenas leia cada questão e marque a primeira resposta que vier à sua cabeça!
1. Eu sou...
I. Idealista, criativo e visionário. C. Divertido, espiritual e benéfico. O. Confiável, meticuloso e previsível. A. Focado, determinado e persistente.
2. Eu gosto de...
A. Ser piloto. C. Conversar com passageiros. O. Planejar a viagem. I. Explorar novas rotas.
3. Se você quiser se dar bem comigo...
I. Me dê liberdade. O. Me deixe saber sua expectativa. A. Lidere, siga ou saia do caminho. C. Seja amigável, carinhoso e compreensivo.
4. Para conseguir obter bons resultados é preciso...
I. Ter incertezas. O. Controlar o essencial. C. Diversão e celebração. A. Planejar e obter recursos.

(continua)

5.	Eu me divirto quando...
	I. Estou me exercitando. O. Tenho novidades. C. Estou com os outros. A. Determino as regras.
6.	Eu penso que...
	C. Unidos venceremos, divididos perderemos. A. O ataque é melhor que a defesa. I. É bom ser manso, mas andar com um porrete. O. Um homem prevenido vale por dois.
7.	Minha preocupação é...
	I. Gerar a ideia global. C. Fazer com que as pessoas gostem. O. Fazer com que funcione. A. Fazer com que aconteça.
8.	Eu prefiro...
	I. Perguntas e respostas. O. Ter todos os detalhes. A. Vantagens a meu favor. C. Que todos tenham a chance de serem ouvidos.
9.	Eu gosto de...
	A. Fazer progresso. I. Construir memórias. O. Fazer sentido. C. Tornar as pessoas confortáveis.
10.	Eu gosto de chegar...
	A. Na frente. C. Junto. O. Na hora. I. Em outro lugar.
11.	Um ótimo dia para mim é quando...
	A. Consigo fazer muitas coisas. C. Me divirto com meus amigos. O. Tudo segue conforme planejado. I. Desfruto de coisas novas e estimulantes.
12.	Eu vejo a morte como...
	I. Uma grande aventura misteriosa. C. Oportunidade para rever os falecidos. O. Um modo de receber recompensas. A. Algo que sempre chega muito cedo.

continua

13. Minha filosofia de vida é...
A. Há ganhadores e perdedores, e eu acredito ser um ganhador. C. Para eu ganhar, ninguém precisa perder. O. Para ganhar é preciso seguir as regras. I. Para ganhar é necessário inventar novas regras.
14. Eu sempre gostei de...
I. Explorar. O. Evitar surpresas. A. Focalizar a meta. C. Realizar uma abordagem natural.
15. Eu gosto de mudanças...
A. Se for para ter uma vantagem competitiva. C. Se for para ser divertido e puder ser compartilhada. I. Se for para me dar mais liberdade e variedade. O. Se for para melhorar ou me dar mais controle.
16. Não existe nada de errado em...
A. Se colocar na frente. C. Colocar os outros na frente. I. Mudar de ideia. O. Ser consistente.
17. Eu gosto de buscar conselhos de...
A. Pessoas bem-sucedidas. C. Anciões e conselheiros. O. Autoridades no assunto. I. Lugares, os mais estranhos.
18. Meu lema é...
I. Fazer o que precisa ser feito. O. Fazer bem-feito. C. Fazer com o grupo. A. Simplesmente fazer.
19. Eu gosto de...
I. Complexidade, mesmo se for algo confuso. O. Ordem e sistematização. C. Calor humano e animação. A. Coisas claras e simples.
20. Tempo para mim é...
A. Algo que detesto desperdiçar. C. Um grande ciclo. O. Uma flecha que leva ao inevitável. I. Irrelevante.

(continua)

21. Se eu fosse bilionário...
C. Faria doações para muitas entidades. O. Criaria uma poupança avantajada. I. Faria o que desse na minha cabeça. A. Me exibiria bastante para algumas pessoas.
22. Eu acredito que...
A. O destino é mais importante que a jornada. C. A jornada é mais importante que o destino. O. Um centavo economizado é um centavo ganho. I. Bastam um navio e uma estrela para navegar.
23. Eu acredito também que...
A. Aquele que hesita está perdido. O. De grão em grão a galinha enche o papo. C. O que vai volta. I. Um sorriso ou uma careta é o mesmo para quem é cego.
24. Eu acredito ainda que...
O. É melhor prudência do que arrependimento. I. A autoridade deve ser desafiada. A. Ganhar é fundamental. C. O coletivo é mais importante do que o individual.
25. Eu penso que...
I. Não é fácil ficar encurralado. O. É preferível olhar, antes de pular. C. Duas cabeças pensam melhor do que uma. A. Se você não tem condições de competir, não compita.

Os resultados devem ser interpretados por meio da somatória das letras e do preenchimento do Quadro 1. O perfil do paciente poderá se enquadrar como águia, gato, tubarão e lobo.

• **QUADRO 1** Resultado do teste de perfil comportamental

Resultado			
I	X4	%	Águia
C	X4	%	Gato
A	X4	%	Tubarão
0	X4	%	Lobo

A intepretação dos resultados do perfil comportamental é de grande importância, pois permitirá que o profissional conheça o comportamento de seu paciente e seus pontos fortes e fracos, de forma que possa avaliar quais desses aspectos podem interferir no processo de adesão (Quadro 2).

QUADRO 2 Resultados do perfil comportamental

	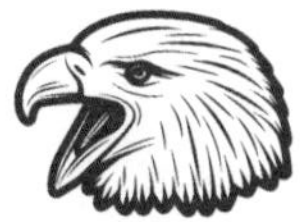	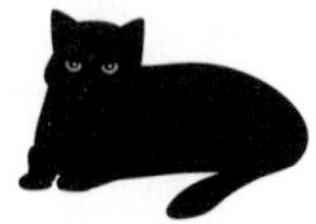	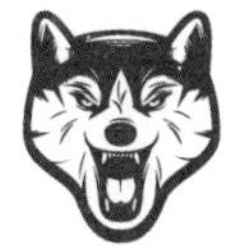	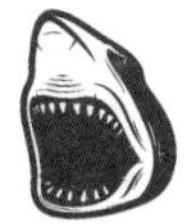
COMPORTAMENTO	**Fazer diferente** Criativo Intuitivo Foco no futuro Distraído Informal/casual Flexível	**Fazer junto** Sensível Relacionamentos Time Tradicionalista Contribuição Busca de harmonia Delega autoridade	**Fazer certo** Detalhista Organizado Estrategista Busca de conhecimento Pontual Conservador Previsível	**Fazer rápido** Senso de urgência Ação, inciativa Impulsivo, prático Vencer desafios Aqui e agora Autossuficiente Não gosta de delegar poder
PONTOS FORTES	**Idealização** Provoca mudanças radicais Antecipa o futuro Criatividade	**Comunicação** Manter comunicação harmoniosa Desenvolver e manter a cultura empresarial Comunicação aberta	**Organização** Passado, presente e futuro Consistência, conformidade e qualidade Lealdade e segurança Regras e responsabilidades	**Ação** Fazer acontecer Para a burocracia Motivação
PONTOS DE MELHORIA	**Idealização** Falta de atenção para o aqui e agora Impaciência e rebeldia Defender o novo pelo novo	**Comunicação** Esconder conflitos Felicidade acima do resultado Manipulação através dos sentimentos	**Organização** Dificuldades de se adaptar às mudanças Pode impedir o progresso Detalhista, estruturado e demasiado sistematizado	**Ação** Socialmente Faz do modo mais fácil Relacionamento complicado

Por meio desses atendimentos, o profissional consegue visualizar se o paciente tem algum comportamento que interfere direta ou indiretamente em seu tratamento e, diante disso, poderá propor as primeiras tarefas.

Diário de saúde

Recomenda-se que seja indicado o quanto antes ao paciente o uso do Diário de saúde, no qual ele realizará anotações diárias e acompanhará alguns aspectos de sua rotina (Quadro 3). Nesse diário, o paciente deve registrar as tomadas de seus medicamentos, a alimentação realizada ao longo do dia, os sentimentos que teve durante o dia, os sintomas existentes e, também, exercitar o hábito da gratidão pela vida e pela saúde.

No terceiro atendimento, deve-se iniciar perguntando para o paciente como foi a semana anterior dele e, também, revisar o Diário de saúde e as tarefas indicadas para que fossem feitas na semana. Caso o paciente não tenha feito nada do que foi planejado, não o repreenda de forma alguma. Pelo contrário, motive-o a fazer a(s) tarefa(s) na próxima semana, sempre iniciando do ponto zero, isto é, incentivando o paciente a perceber o quanto isso é importante para ele e sua saúde.

Nesse atendimento é importante perguntar ao paciente: "Que três situações nesses últimos dias você considera como ótimas e que três situações você julga como ruins, isto é, que o desagradaram nesse período?". Esse método permitirá ao profissional avaliar o motivo da não realização das tarefas ou o ótimo resultado da semana.

Nesses atendimentos recomenda-se ainda que o profissional fale com o paciente sobre suas metas e objetivos em relação à própria saúde e à adesão a todos os medicamentos que precisa tomar. É importante elaborar uma tabela de acompanhamento de ingestão dos medicamentos, o que ajudará o paciente a controlar os horários destinados à medicação – para pacientes mais tecnológicos, pode-se utilizar aplicativos de *smartphones*. As estratégias de como facilitar o processo de adesão serão abordadas no último capítulo deste livro.

A ferramenta que poderá ser utilizada nesse processo de adesão à medicação é a Roda da vida, que permite ao paciente avaliar sua satisfação em todas as áreas de sua vida.

No final de cada consulta, o paciente deve ser lembrado quanto às suas tarefas, à sua evolução e ao preenchimento de seu Diário de saúde.

No quarto atendimento, o profissional inicia novamente a consulta conversando com o paciente sobre as tarefas da semana e o Diário de saúde. Posteriormente, ele questiona o paciente a respeito das três situações boas e das três situações desagradáveis que aconteceram no decorrer da semana anterior. Por meio desse percurso, o profissional pode verificar a evolução clínica do paciente por meio de seus comportamentos.

• **QUADRO 3** Diário de saúde

Meu tratamento Veja aqui como tomar seus medicamentos. Acompanhe os horários ideais para sua rotina de medicação									
Medicamento	Café da manhã		Almoço		Jantar		Hora de dormir	Apenas se necessário	Modo de uso
	← Antes	→ Depois	← Antes	→ Depois	← Antes	→ Depois			

Ao utilizar a ferramenta História da sua vida (Figura 1), o paciente reconstrói sua história em quatro capítulos, o que poderá ajudá-lo quanto à adesão, bem como no entendimento de sua patologia. Essa ferramenta pode ser aplicada em qualquer uma das consultas, e, por meio dela, o paciente resgatará suas lembranças de quando era criança, adolescente, jovem e adulto. Para aplicá-la, basta entregar uma folha de sulfite ao paciente, dividida em diferentes campos (fases da vida).

O paciente pode relatar que não se preocupa com a sua saúde desde a infância, o que reflete na adesão atual de seu tratamento ou no comprometimento com a sua cura. Portanto, é importante verificar esse aspecto.

No quinto atendimento, o profissional de saúde, mais uma vez, inicia a consulta conversando com o paciente sobre as tarefas da semana e o Diário de saúde. Em seguida, faz a pergunta sobre as três situações boas e as três situações ruins que aconteceram na última semana, para que possa verificar a evolução clínica por meio dos comportamentos do paciente. Nesse atendimento também é importante abordar com o paciente suas metas e objetivos de vida.

Essa atividade deve ser elaborada em uma folha de sulfite na qual o paciente descreve seus objetivos a curto, médio e longo prazo – podem ser citados dois objetivos para cada período. Depois, peça ao paciente que escreva quais ações

Quando criança	Solicita-se ao paciente que relembre sua infância e as principais situações que fazem com que ele se reconecte com sua história de quando era criança.
Quando adolescente	Pede-se ao paciente que descreva os dias que marcaram sua vida quando era adolescente, como era sua aceitação nos grupos que fazia parte e quais situações de disciplina com a própria saúde ele se recorda.
Quando jovem	Solicita-se ao paciente que registre os fatos que o marcaram em sua juventude, o que ele recorda dessa fase da vida e o que fez que o levou ao estado de saúde atual.
Quando adulto	Pede-se ao paciente que aponte como era seu estilo de vida na fase adulta ou até que ponto mantinha o tratamento adequado de saúde.

• **FIGURA 1** Ferramenta História da sua vida.

e metas ele precisa para alcançar seus objetivos. É importante relembrá-lo que todo esse conjunto de ações só terá resultado se ele aderir ao tratamento prescrito e cumprir o plano de tratamento adequadamente. Assim, ele terá uma motivação muito mais viva para atingir os objetivos que ele mesmo desenhou.

No sexto atendimento, o profissional deve iniciar como feito nas sessões anteriores para que possa ser verificada a evolução clínica do paciente por meio dos comportamentos realizados. Cabe reforçar que todos esses atendimentos, em conjunto, devem ter o objetivo de ajudar o paciente e até mesmo de incentivá-lo a ter uma consciência presente sobre o quanto sua saúde mental está relacionada com a saúde física e que tudo depende somente dele. Ao trabalhar a ideia de que "Eu estou comprometido comigo, com a minha saúde, com a minha vida e com os meus objetivos", o resultado torna-se mais leve e nada virá como um peso.

É importante deixar claro ao paciente que o autocuidado tem que ser leve e estar de acordo com seu estilo de vida. O bem-estar é resultado de um estado de desejo e autocuidado do indivíduo a fim de entender o próprio corpo e como cuidar dele de uma forma saudável.

Atualmente, o nível de estresse e a autocobrança das pessoas está acima do normal. Diante disso, cabe entender que todos os seres humanos são luz e sombra, ou seja, todos têm acertos e erros. Nesse atendimento, o especialista deve pedir para que o paciente descreva aquilo em que ele é muito bom, suas principais qualidades, o que o faz ter orgulho de ser quem é. Feito isso, sugere-se que o profissional peça ao paciente que leia, em voz alta, as anotações realizadas. Depois, o profissional de saúde também deve fazer essa leitura em voz alta para o paciente. O objetivo dessa ferramenta é que o paciente entenda quem ele é de acordo com as próprias percepções que possui de si.

Em seguida, deve-se pedir para que o paciente escreva tudo aquilo que o incomoda nele mesmo, tudo que julga como sendo algo ruim. Para os itens que incomodam o paciente, o profissional deve solicitar que ele trace ações de mudanças que visem à alteração desses comportamentos para atitudes assertivas, além de estabelecer um prazo para a realização dessa tarefa.

Essa ferramenta leva o paciente a entender que, além de possuir qualidades, tem capacidade de mudar aquelas caraterísticas que ele julga não serem tão boas. Trata-se, portanto, de um processo de reconhecimento, de tomada de consciência.

No sétimo atendimento, o profissional de saúde deve revisar com o paciente todo o plano de tratamento e o diário de saúde, realizando, na sequência, um *feedback* sobre as mudanças que ainda são necessárias. Deve-se ouvir tudo o que o paciente tem para falar, como se a rota da saúde está correta, se ele gostaria de acrescentar algo ao plano de tratamento e qual a maior dificuldade encontrada. O objetivo é ajudá-lo a ajustar todo o plano criado e implantado até o momento. Esse atendimento é dedicado aos resultados alcançados até aqui e ao ajuste de estratégias.

No oitavo atendimento, deve-se retomar com o paciente os planos revisados e ajustados conforme o sétimo atendimento. É importante relembrar ainda as metas e os objetivos de acordo com a revisão do plano de tratamento.

No nono atendimento, é interessante refazer com o paciente o teste de perfil comportamental e analisar se ele apresentou alguma mudança no comportamento voltado à própria saúde e ao autocuidado. Deve-se dar um *feedback* sobre o andamento do tratamento, mostrar ao paciente sua evolução e reforçar o quanto ele está mudando de comportamento.

No décimo atendimento, é preciso fornecer ao paciente um plano de curto a médio prazo, que ele terá que dar continuidade sozinho. Esse plano deve conter tudo que ele precisa realizar. Novamente, deve-se falar com o paciente sobre a importância desse processo na adesão do tratamento e na sua saúde.

Todo esse processo de *coach* focado no paciente pode ser ajustado à medida que os atendimentos forem realizados. O paciente sempre será o centro do processo, e todo o resultado será fruto do engajamento entre profissional e paciente. Por isso, a empatia deve ser praticada. Muitas vezes o paciente não sabe por onde começar e está tão frustrado que não consegue evoluir quanto a seu tratamento. Ao adotar as estratégias apresentadas neste capítulo, é possível perceber que ao comparar o início e o término do acompanhamento, há uma melhora na condição clínica do paciente, é como se ele fosse outra pessoa.

A maior satisfação como profissionais da área é ver o paciente bem, cuidando de sua saúde como se fosse única. É ser para ele o intermediário de um caminho que sozinho nunca conseguiria encontrar.

No final, o resultado alcançado pelo paciente também é consequência do trabalho do profissional de saúde engajado na cura. Criar uma jornada de saúde e bem-estar é cuidar do paciente de dentro para fora, considerando que se deve estabelecer um modelo de excelência para cada paciente, que é único.

Para o profissional de saúde, todas as questões do paciente importam, do seu diagnóstico à prevenção, seus exames, sua alimentação, sua longevidade saudável e seu estado emocional. Vê-lo bem e saudável é a missão de todo profissional da saúde.

REFERÊNCIAS BIBLIOGRÁFICAS

1. Lages A, O'Connor J. Como funciona o coaching: o guia essencial para a história e a prática do coaching eficaz. Rio de Janeiro: Qualitymark; 2010.
2. Marion A. Manual de Coaching. Guia prático de formação de coaching. São Paulo: Atlas; 2014.
3. Marques JR. Curso de formação em professional & self coaching: praticando self coaching [apostila de curso]. Goiânia: IBC; 201.

4. Miguel PP. Coaching – as 8 sessões essenciais. Para atletas, treinadores e outros profissionais do desporto. Porto: Publindústria; 2015.
5. Milaré SA. Manual do programa de coaching. São Paulo: Korum Consultoria; 2003.
6. Rizzi M. Coaching na pré-aposentadoria. In: Sita M, Perci A, organizadores. Manual completo de coaching. São Paulo: SerMais; 2011.

7

Adesão terapêutica do paciente idoso

Gustavo Alves Andrade dos Santos

Neste capítulo...

Analisaremos como os idosos costumam apresentar dificuldades para aderir aos tratamentos propostos, situação que envolve crenças pessoais, convicções, informações recebidas incorretamente ou algum conhecimento sobre o medicamento ou a doença.
A quantidade e variedade dos medicamentos utilizados na farmacoterapia do idoso requerem atenção especial devido a dois motivos: segurança e eficácia.
Este capítulo discute os fatores relacionados à adesão dos idosos à farmacoterapia apresentada, com contextualização de possíveis obstáculos e destaque à necessidade do seguimento farmacoterapêutico.

Os idosos representam a parcela populacional que mais utiliza medicamentos, sejam aqueles prescritos por médicos ou aqueles provenientes da automedicação. A não adesão a um tratamento é um problema geral, de todas as idades, mas em idosos as consequências costumam ser mais graves, como veremos ainda neste capítulo.

A literatura aponta que pacientes idosos utilizam entre 2 a 5 medicamentos por dia, necessitando de maior cuidado e assistência perante o uso racional de medicamentos (URM). Em 2014, uma revisão sistemática, organizada por Alhawassi e colaboradores, apontou que um em cada 10 idosos experimentará uma reação adversa a medicamentos (RAM) que levará à hospitalização ou prolongará o tempo de internação. Aproximadamente metade das admissões hospitalares em geriatria são consequência de RAM, que é confundida com os sintomas de outras doenças.

A não adesão a tratamentos farmacológicos se manifesta principalmente como consequência de erros durante o uso dos medicamentos. Os erros geralmente ocorrem por doses utilizadas incorretamente, levando à toxicidade, aos efeitos exacerbados, à tolerância e à resistência (no caso dos antibióticos).

Outra questão de suma importância na contextualização da farmacoterapia em idosos é a automedicação. A automedicação em idosos constitui-se como um grave problema de saúde pública, já que muitas vezes os medicamentos adquiridos por conta própria podem trazer danos à saúde ou interferir nos resultados de outros medicamentos, atenuando seus efeitos, ou pior, causando ou potencializando reações adversas indesejáveis. Nesse quesito, o farmacêutico é de fundamental importância para aumentar a adesão aos tratamentos preconizados pelos profissionais de saúde e reduzir o impulso pela automedicação.

Infelizmente, muitas vezes o idoso "prefere" ouvir uma opinião ou palpite de um leigo, seja ele familiar, amigo, vizinho ou mesmo de um profissional de saúde não gabaritado para isso, deixando de lado a orientação do médico e do farmacêutico.

Quando se trata do uso de um medicamento oriundo de uma prescrição médica, há uma série de informações que devem ser observadas:

- Nome e dose do medicamento: observar a relação entre o nome referência, genérico, e eventualmente o similar, desde que intercambiado.
  - Exemplo: quando ocorre a mudança da marca do medicamento, algum tipo de confusão pode ser verificada quanto ao reconhecimento da embalagem e/ou à apresentação da forma farmacêutica. Essa mudança pode acontecer entre uma compra e outra ou pelo fornecimento de marcas variadas ao Sistema Único de Saúde (SUS). Há também a dificuldade de se memorizar o nome genérico do medicamento.
- Dose/concentração do medicamento: expressas em gramas, miligramas, unidades internacionais etc.
  - Mg, mcg, UI, ml... não são medidas de conhecimento geral, podendo gerar dúvidas no momento da compra ou uso.
- Aprazamento posológico: distanciamento entre as doses – a cada 8 horas, de 6 em 6 horas, pela manhã etc.
  - Exemplo:
    - Intervalo de 6 x 6 horas (ou 4 x dia): 18 – 24 – 06 – 12 ou 22 – 04 – 10 – 16.
    - Intervalo de 12 x 12 horas (ou 2 x dia): 22 – 10 ou 18 – 06.
    - Intervalo de 8 x 8 horas (ou 3 x dia): 22 – 06 – 14 – ou – 18 – 02 – 10.
    - Intervalo de 4 x 4 horas (ou 6 x dia): 18 – 22 – 02 – 06 – 10 – 14.
    - Tomar às refeições (almoço e jantar): 18 – 12 (adaptar aos horários).
    - Tomar à noite (1 x dia): 22.

- Horário de administração: de acordo com o aprazamento e/ou sob condições especiais – jejum, no almoço, ao deitar etc.
  - Jejum – atenção com a cronofarmacologia (melhores horários de tomada para adequação a questões fisiológicas). Um exemplo dessa questão é a Sinvastatina, que deve ser tomada à noite (perto das 22 horas), devido à necessidade de maior concentração próxima à síntese de colesterol;
  - Outro exemplo, a Levotiroxina, que deve ser tomada perto das 6 ou 7 horas da manhã, em jejum.
- Tempo de tratamento: em situações como:
  - Antibióticos por 7 dias (exemplo).
  - Medicamentos de uso crônico.
  - Somente se houver dor.

Um problema verificado nessa questão é que, na maioria dos casos, para que se cumpra todo o tratamento serão necessárias duas ou três caixas de um medicamento, o que pode dificultar a adesão, já que muitas vezes, com a simples melhora dos sintomas, o tratamento é erroneamente abandonado.

- Incompatibilidade físico-química entre medicamentos e medicamentos, medicamentos e alimentos e/ou a ocorrência de interações medicamentosas farmacocinéticas ou farmacodinâmicas capazes de trazer resultados importantes.
  - Importante: evitar superdimensionar as interações medicamentosas, dando mais atenção somente àquelas que trazem risco potencial.

Dentre as interações medicamentosas, algumas trazem muita preocupação aos médicos, dentistas e farmacêuticos, como é o caso dos psicofármacos, comuns na farmacoterapia do paciente idoso. Vejamos alguns exemplos na Tabela 1, com destaque para drogas antidepressivas e antipsicóticas.

Toda medicação deve ser tomada com água. Refrigerantes, café, chás, bebidas quentes e mesmo alguns sucos devem ser evitados, pois podem afetar a absorção dos medicamentos.

- Possibilidade de ocorrerem reações adversas (RAM).

As RAM podem variar quanto à idade, ao sexo, às patologias associadas e às interações medicamentosas. No caso dos idosos, também utilizando como exemplo os psicofármacos, as RAM mais comuns associadas ao uso desses medicamentos são demonstradas no Quadro 1.

Ao utilizar um medicamento, pressupõe-se que todas as recomendações para o uso adequado sejam respeitadas pelo paciente, contribuindo assim para

• **TABELA 1** Exemplos de interação medicamentosa

Fármaco A	Interagindo com fármaco B	Efeito	Mecanismo	Ação do médico/farmacêutico
Nortriptilina	Etanol	↑ da depressão central	Inibição enzimática	Evitar a administração conjunta
Nortriptilina	Citalopram	↑ efeitos adversos de (A)	↑ atividade da serotonina	Considerar a modificação da terapia
Nortriptilina	Fluoxetina	↑ efeitos adversos de (A)	↑ atividade da serotonina	Considerar a modificação da terapia
Nortriptilina	Sais de lítio	↑ efeitos adversos de (A)	↑ atividade da serotonina	Considerar a modificação da terapia
Imipramina	Citalopram	↑ efeitos adversos de (A)	↑ atividade da serotonina	Considerar a modificação da terapia
Imipramina	Fluoxetina	↑ efeitos adversos de (A)	↑ atividade da serotonina	Considerar a modificação da terapia
Imipramina	Fluvoxamina	↑ efeitos adversos de (A)	↑ atividade da serotonina	Considerar a modificação da terapia
Imipramina	Sais de lítio	↑ efeitos adversos de (A)	↑ atividade da serotonina	Considerar a modificação da terapia
Haloperidol	Amitriptilina	↓ biotransformação (B)	Inibição enzimática	Monitorar o uso
Haloperidol	Captopril	↓ biotransformação (B)	Inibição enzimática	Monitorar o uso
Clorpromazina	Nefazodona	↑ efeito hipotensor de (A)	Provável efeito aditivo	Considerar a modificação da terapia
Clorpromazina	Trazodona	↑ efeito hipotensor de (A)	Provável efeito aditivo	Considerar a modificação da terapia

Fonte: Stahl; 2017. Bachmann; 2006.

• **QUADRO 1** Reações adversas

Disfunção sexual	Ansiedade; acatisia; agitação		Peristaltismo	Cefaleia
Anorexia	Aumento de peso		Sonolência	Boca seca
	Visão turva	Retenção urinária	Hipotensão ortostática	

o sucesso da farmacoterapia. Porém, entre os idosos nem sempre existe a crença de que os medicamentos alcançam os efeitos desejados ou sejam capazes de modificar de forma eficaz estados fisiológicos ou atuar decisivamente na manutenção e cura das doenças. Diante desse desafio, o farmacêutico torna-se fundamental para sensibilizar e estabelecer uma parceria com os idosos, no sentido de que cumpram corretamente a farmacoterapia estabelecida.

Por que os medicamentos podem apresentar efeitos diferentes em idosos?

No envelhecimento nosso organismo sofre modificações em todos os sistemas, algumas delas impactando na forma como absorvemos e eliminamos substâncias que restam em nosso metabolismo, como a dos medicamentos. Essas alterações podem modificar os efeitos dos medicamentos, além de torná-los mais tóxicos.

No trato gastrointestinal ocorrem mudanças no caráter ácido básico e há redução da motilidade e fluxo sanguíneo esplênico. Dessa forma, os idosos apresentam déficits na absorção de vitaminas e também de medicamentos. Geralmente, os idosos têm deficiência de alguns nutrientes.

Os idosos normalmente apresentam menos massa magra e mais gordura, além de terem expressiva redução da água corporal, o que traz como consequência a maior concentração de alguns medicamentos no sangue, ocasionando risco de efeitos indesejáveis. O percentual de gordura sobe de 15 para 30% do peso corpóreo entre 25 e 75 anos de idade, com consequente aumento da distribuição de drogas lipossolúveis.

É importante ressaltar que a água intracelular é 20% menor em um idoso com 70 anos se comparada a um adulto jovem, reduzindo assim a distribuição de medicamentos hidrossolúveis.

No envelhecimento há uma tendência de redução do fluxo de sangue no fígado e diminuição da capacidade de biotransformação (quando nosso fígado transforma as substâncias em menos agressivas ou cria outras substâncias com alguma ação terapêutica). Percebe-se ainda a diminuição da proteína plasmática albumina sérica, dificultando o transporte e aumentando a fração livre de vários fármacos, e o aumento de concentração sérica de glicoproteína ácida alfa-1.

Nessa fase, os rins podem apresentar redução da capacidade de filtrar e reduzir impurezas do nosso sangue, não conseguindo eliminar os medicamentos da forma desejável (Tabela 2). Alguns dados importantes sobre a redução da atividade renal em idosos:

- Perda de 40% do parênquima renal, com redução da massa renal.
- Aumento do número de divertículos tubulares.
- Aumento de gordura nas lojas renais.
- Redução de até 40% na taxa de filtração glomerular.

TABELA 2 Alterações fisiológicas no envelhecimento

Fases	Alterações	Consequências
Absorção	↑ pH gástrico ↓ motilidade gastrointestinal Estreitamento e redução da superfície de absorção	↓ absorção ativa de nutrientes, vitaminas e minerais ↓ absorção de medicamentos
Distribuição	↓ peso corporal ↓ massa magra ↑ gordura corporal ↓ água corporal ↓ albumina plasmática	↑ ou ↓ do volume de distribuição ↑ meia-vida de fármacos lipofílicos ↑ fração livre de medicamentos
Metabolismo	↓ fluxo sanguíneo hepático ↓ massa hepática ↓ metabolismo fase 1	↓ metabolismo de primeira passagem ↓ taxa de biotransformação
Excreção	↓ fluxo sanguíneo renal ↓ taxa de filtração glomerular ↓ secreção renal	↓ eliminação renal dos medicamentos e seus metábolitos

A redução da reserva fisiológica que acompanha o envelhecimento torna os órgãos mais sensíveis a determinados medicamentos devido a alguns fatores:

- Modificação da expressão de receptores.
  - Exemplo: redução na expressão de osmorreceptores e barorreceptores, interferindo no mecanismo da sede.

- Alteração na afinidade dos receptores.
- Alterações nos sistemas intracelulares e modificação de mecanismos homeostáticos.

Exemplo: os idosos são mais susceptíveis aos efeitos de benzodiazepínicos (Diazepam, Lorazepam, Midazolam, Clonazepam) e mais responsivos aos derivados do ópio (sulfato de morfina). No caso dos benzodiazepínicos, o grande risco é o aumento da toxicidade, exacerbando os efeitos e levando à depressão importante do sistema nervoso central (SNC), tendo como consequência o risco das quedas.

Adesão ao tratamento em idosos

A Organização Mundial da Saúde (OMS) define adesão como "a medida em que o comportamento de uma pessoa (uso de medicamentos, seguir uma dieta e/ou executar mudanças de estilo de vida) corresponde às recomendações acordadas com um profissional de saúde". Mas é importante ressaltar que ao avaliar o impacto da adesão em idosos, muitas outras questões passam a fazer parte do contexto, dentre elas a cognição.

A cognição humana é entendida como a "adaptação biológica em que o conhecimento é construído aos poucos a partir do desenvolvimento das estruturas cognitivas que se organizam de acordo com os estágios de desenvolvimento da inteligência" (PIAGET, 1983). Podemos concluir que o desenvolvimento da cognição está ligado aos processos de assimilação e acomodação, que são capazes de promover o equilíbrio que varia conforme a idade. Os idosos, quando em fases de declínio cognitivo, terão dificuldades na assimilação das informações, especificamente para a adesão e posterior uso correto dos medicamentos.

A acentuada prevalência de déficits cognitivos em idosos compromete a capacidade de eles tomarem os medicamentos corretamente e na quantidade, horários e demais condições preconizadas. Além disso, problemas visuais (acuidade) e osteoarticulares também comprometem a identificação e capacidade de manipular os medicamentos. As iatrogenias tornam-se comuns e muito perigosas para os idosos:

- Iatrofarmacogenia: decorrente do uso de medicamentos, de polifarmácia, da interação medicamentosa e do desconhecimento das alterações farmacocinéticas e farmacodinâmicas associadas ao envelhecimento.
- Internação hospitalar: pode potencializar os riscos decorrentes do declínio funcional, da subnutrição, da imobilidade, da úlcera de pressão e da infecção hospitalar.

- Subdiagnóstico: tendência a atribuir todas as queixas apresentadas pelo idoso ao fenômeno "da idade", o que pode resultar grave erro.
- Cascata iatrogênica: tentativa de evitar ou prevenir reações adversas, levando ao uso de outros medicamentos, aumentando a quantidade de medicamento utilizados e dando origem a outros eventos que normalmente não estariam inseridos no contexto do tratamento da doença de base.

Ao utilizar o termo adesão é importante distingui-lo de *compliance*, já que depende da inclusão do paciente no plano de cuidado, bem como do comprometimento e da parceria do paciente com o profissional de saúde (médico, farmacêutico) para alcance dos resultados, deixando de ser considerado um indivíduo passivo nesse processo. Não existe passividade na adesão, mas sim bilateralidade na condição e interesse nos resultados. Acreditar na ideia de que o paciente idoso é o único responsável pelo seguimento do tratamento é acreditar em algo ilusório, negligenciando outros fatores capazes de influenciar todo o processo de adesão ao tratamento farmacológico.

Em idosos, a não adesão poderá produzir consequências sérias: hospitalizações, complicações da doença, conflitos familiares e até mesmo morte. A ideia de não aderir a uma farmacoterapia normalmente ocorre de forma voluntária, involuntária ou inteligente. Chamamos de não adesão voluntária aquela em que o idoso tem a impressão de que o medicamento vai lhe proporcionar experiências negativas com o tratamento, como reações adversas indesejáveis, com riscos para a saúde. Essa percepção é desenvolvida por meio de informações obtidas junto a outras pessoas (opiniões) ou em pesquisas na internet e/ou fontes sem credibilidade científica. Com isso, ele simplesmente deixa de usar seu medicamento. Já a não adesão é involuntária quando o idoso se esquece de tomar seu medicamento, podendo haver um componente de cunho cognitivo nessa questão. Além de não lembrar sobre o uso do medicamento, o idoso também pode interpretar de forma errônea as informações dadas pelo médico ou farmacêutico para o uso correto dos medicamentos prescritos. A não adesão inteligente, por sua vez, será fruto da estratégia do próprio paciente para reduzir a dose ou o número de tomadas do medicamento prescrito.

Dicas para a prescrição de medicamentos para o idoso

1. Lembre-se de que os medicamentos devem ser utilizados somente quando necessários; se possível, prescreva-os apenas quando a qualidade de vida do paciente estiver prejudicada. Evite a automedicação.

2. Tenha em mente que o uso de medicamento em idosos, quando possível, deve obedecer à seguinte regra: "Comece a medicar gradativamente", ou seja, inicie os tratamentos com doses mais baixas.
3. Determine objetivos terapêuticos definidos e mensuráveis.
4. Organize um padrão de seguimento farmacoterapêutico.
5. Analise frequentemente a possibilidade de retirada de medicamentos.
6. Limite tempo de uso e avalie sempre a possibilidade de novas estratégias clínicas (a serem definidas pelo médico e/ou equipe multiprofissional).
7. Crie métodos de avaliação da adesão aos tratamentos.
8. Altere, desde que possível, um medicamento de cada vez, pois mudanças abruptas podem trazer confusão ao paciente idoso.
9. Prescreva, sempre que possível, o medicamento mais simples.

REFERÊNCIAS BIBLIOGRÁFICAS

1. Abrass IB, Kane RL, Ouslander JG, Resnick B. Fundamentos de geriatria clínica. ed. 7. Porto Alegre: AMGH; 2015.
2. Alhawassi TM, Krass I, Bajorek BV, Pont LG. A systematic review of the prevalence and risk factors for adverse drug reactions in the elderly in the acute care setting. Clin Interv Aging. 2014 Dec 1;9:2079-86.
3. Arruda DCJ, Eto FM, Velten APC, Morelato RL, Oliveira ERA. Fatores associados a não adesão medicamentosa entre idosos de um ambulatório filantrópico do Espírito Santo. Revista Brasileira de Geriatria e Gerontologia [online]. 2015. v. 18. n. 2. p. 327-7. [Internet]. [acesso em: 2021 julho 24]. Disponível em: https://doi.org/10.1590/1809-9823.2015.14074. Epub Mar-Apr 2015. ISSN 1981-2256. https://doi.org/10.1590/1809-9823.2015.14074.
4. Bachmann AK. Interações medicamentosas: o novo padrão de interações medicamentosas e fitoterápicas. 2. ed. Barueri: Manole; 2006.
5. Brasil. Conselho Regional de Farmácia do Estado de São Paulo. Departamento de Apoio Técnico e Educação Permanente. Grupo Técnico de Trabalho de Cuidado Farmacêutico ao Idoso. Cuidado Farmacêutico ao Idoso. Conselho Regional de Farmácia do Estado de São Paulo. São Paulo: Conselho Regional de Farmácia do Estado de São Paulo, 2020. 62 p.
6. Chaimowicz F. Saúde do idoso. ed. 2. Minas Gerais: Nescon UFMG; 2013. [Internet]. [acesso em: 2021 jul. 22]. Disponível em: https://www.nescon.medicina.ufmg.br/biblioteca/imagem/3836.
7. Dal-Fabbro AL. Adherence to long term therapies: evidence for action. Cadernos de Saúde Pública [online]. 2005. v. 21. n. 4. pp. 1297-8. [Internet]. [acesso em: 2021 jul. 24]. Disponível em: https://doi.org/10.1590/S0102-311X2005000400037. Epub 11 Jul 2005. ISSN 1678-4464. https://doi.org/10.1590/S0102-311X2005000400037.
8. Destruti ABCB, Santos GAA, Monteiro RB. Curso didático de Farmácia. ed. 1. São Paulo: Yendis; 2016.
9. Flavell JH. Metacognition and cognitive monitoring: a new area of cognitive-developmental inquiry. American Psychologist. v. 34. p. 906-11; 1979.
10. Freitas EV, PY L. Tratado de geriatria e gerontologia. ed. 3. Rio de Janeiro: Guanabara Koogan; 2011. p. 1750.
11. Fuchs FD; Wannmacher L. Farmacologia clínica e terapêutica. ed. 5. Rio de Janeiro: Guanabara Koogan; 2017.
12. Miller PH, Miller SA. Desenvolvimento cognitivo. ed. 3. Porto Alegre: Artmed; 1999.

13. Moraes EN, Marino MCA, Santos RR. Principais síndrome geriátricas. Rev Med Minas Gerais 2010; 20(1): 54-66.
14. Moriguchi Y, Terra NL, Bós AJG, Schneider RH, Scwanke CHA, Carli GA, et al. Entendendo as síndromes geriátricas. Porto Alegre: EDIPUCRS; 2013.
15. Neves DA. Ciência da informação e cognição humana: uma abordagem do processamento da informação. Ciência da Informação [on-line]. 2006. v. 35. n. 1. p. 39-44. [Internet]. [Acesso em: 2021 24 jul. 2021]. Disponível em: https://doi.org/10.1590/S0100-19652006000100005. Epub 04 out 2006. ISSN 1518-8353. https://doi.org/10.1590/S0100-19652006000100005.
16. Piaget J. A epistemologia genética: sabedoria e ilusões da filosofia, problemas de psicologia genética. ed. 2. São Paulo: Abril Cultural; 1983. (Os pensadores).
17. Piaget J. A epistemologia genética: sabedoria e ilusões da filosofia, problemas de psicologia genética. 2. ed. São Paulo: Abril Cultural, 1983.
18. Ramos LR, Cendoroglo MS. Guias de medicina ambulatorial e hospitalar da UNIFESP-EPM: geriatria e gerontologia. 2 ed. Barueri: Editora Manole; 2011.
19. Rozenfeld S. Prevalência, fatores associados e mau uso de medicamentos entre os idosos: uma revisão. Cad. Saúde Pública, Rio de Janeiro, 19(3):717-24. mai-jun, 2003.
20. Sabaté E. Adherence to long-term therapies: evidence for action. Geneva: World Health Organization; 2003.
21. Santos GAA. Gestão de farmácia hospitalar. ed. 5. São Paulo: Editora Senac; 2019.
22. Stahl S. Psicofarmacologia: bases neurocientíficas e aplicações práticas. ed. 4. Porto Alegre: Guanabara Koogan; 2017.
23. Sternberg RJ. A component process in analogical reasoning. Psychological Review. n. 84. p. 353-78; 1977.
24. Toniolo Neto J, Milton LG. Terapêutica clínica no idoso São Paulo: SARVIER: Associação Paulista de Medicina; 1995.

8

Adesão terapêutica de pacientes hipertensos

João Paulo Martins Piloni

Neste capítulo...

Veremos que, com o envelhecimento populacional e a prevalência de um estilo de vida cada vez mais sedentário da população em geral, a ocorrência de doenças crônicas não transmissíveis é cada vez mais comum, um exemplo é a hipertensão. Já existem alertas de que essa doença, apesar da terapia melhorada, continua mal controlada em todo o mundo, com aumento gradual de sua incidência devido ao envelhecimento populacional e ao crescimento de ocorrência de obesidade.

Entender a adesão terapêutica por pacientes hipertensos e quais os fatores determinantes para sua ocorrência é o objetivo deste capítulo, que aborda não apenas as causas relatadas, mas também quais são as propostas de intervenção existentes em estudos sobre o assunto para melhorar a aderência terapêutica desses pacientes.

A hipertensão arterial sistêmica está entre as doenças crônicas não transmissíveis de grande importância, que predispõe ao desenvolvimento de várias outras complicações que aumentam ainda mais a gravidade de seu curso clínico, tais como doenças cardiovasculares, cerebrovasculares, doença renal crônica, insuficiência cardíaca, doença vascular de extremidades e doença arterial coronariana.

A hipertensão arterial sistêmica afeta aproximadamente 30% a 45% da população adulta, sendo um importante fator de risco cardiovascular, contudo, passível de modificação, desde que haja adesão terapêutica. Considerando que a principal causa de morte no mundo ocorre por doenças cardiovasculares, o cuidado com a hipertensão assume papel de destaque neste cenário.

As complicações hipertensivas estão diretamente ligadas ao desenvolvimento de incapacidades que impactam os pacientes pelo resto de suas vidas, e isso, em muitos casos, está relacionado ao descontrole pressórico. Diversos fatores determinam a falta de controle da hipertensão, sendo a falta de tratamento médico adequado (custo, disponibilidade, falta de medidas adequadas), a inércia terapêutica (relutância em intensificar o tratamento) e a falta de persistência (interrupção do tratamento), aspectos que intensificam um problema que por si já é muito grave. Outro aspecto importante são os anos de vida perdidos em razão do descontrole pressórico.

O impacto financeiro causado pelo advento da hipertensão é outro fator de destaque que requer a atenção tanto de pacientes quanto de gestores. O gasto com o cuidado das complicações hipertensivas assume cifras astronômicas, impactando não somente o paciente, mas a saúde pública como um todo, tendo em vista que as emergências relacionadas à hipertensão geram altos gastos, onerando o sistema de saúde. Esse impacto é ainda maior quando somamos a ele os resultados da não adesão terapêutica, que está associada a importantes complicações econômicas, na medida em que diminui o custo-efetividade das intervenções, causando baixos resultados clínicos, levando, assim, ao aumento dos custos para a saúde pública.

O impacto financeiro não se relaciona somente ao investimento necessário para cuidar dos pacientes, mas também envolve a ação direta na economia, pois a hipertensão é responsável pelo afastamento de dias de trabalho, assim como por aposentadorias precoces causadas pelas sequelas deixadas por eventos graves relacionados à hipertensão. Além disso, outra consequência relacionada à hipertensão é a mortalidade, envolvendo arrimos de família, que deixam seus dependentes desamparados quando da ocorrência de óbitos precoces.

Apesar de a hipertensão ser mais prevalente em indivíduos com mais de 40 anos, a cada ano essa idade diminui, visto que o número de indivíduos acometidos pela doença tem aumentado, incluindo crianças e jovens. O sexo masculino tem uma prevalência maior.

Dentre os fatores que predispõem o desenvolvimento e a complicação da hipertensão arterial sistêmica estão a dislipidemia, a obesidade e o sedentarismo, que podem ser modificados por meio de hábitos saudáveis, o que requer envolvimento do paciente no processo de prevenção.

Apesar de ser reconhecida como um importante agravo de saúde, a terapêutica existente para o tratamento da hipertensão, além de vasta, também se mostra extremamente eficaz na prevenção de complicações relacionadas às doenças cardiovasculares. O controle da pressão arterial por meio da administração de medicamentos anti-hipertensivos de primeira linha tem demonstrado melhorar significativamente os desfechos clínicos relacionados à hipertensão na população geral e em subgrupos de pacientes com diferentes graus de gravidade da doença.

As diretrizes terapêuticas existentes delimitam esquemas preferenciais de tratamento com base em pesquisas anteriores que apresentaram melhores resultados para os diferentes tipos de hipertensão. No entanto, apesar dessa ampla gama de medicações, a adesão ao tratamento é essencial para que as respostas sejam adequadas. Uma pesquisa da Sociedade Europeia de Cardiologia sobre estilo de vida, fator de risco e gestão terapêutica de pacientes coronários de 24 países europeus relata que, embora as medicações anti-hipertensivas estejam disponíveis, apenas entre metade e dois terços dos pacientes mantém sua pressão arterial controlada. A possível explicação identificada na pesquisa para o baixo controle de pressão arterial sistêmica é que as medicações não são tomadas conforme a prescrição ou não são tomadas de forma nenhuma.

A baixa ou não adesão terapêutica é o fator que mais impacta negativamente o tratamento da hipertensão. A não adesão resulta no manejo inadequado da hipertensão, o que acarreta doenças cardiovasculares, acidente vascular cerebral e doença renal crônica.

A não adesão terapêutica atinge uma parcela significativa (aproximadamente 50%) dos pacientes com doenças cardiovasculares, resultando em efeitos deletérios na morbidade, mortalidade e custos de saúde. É um índice bastante preocupante quando se pensa nas consequências do não envolvimento do paciente no processo terapêutico.

Em 2012, foi publicado um consenso internacional: "a não adesão ocorre quando um paciente não inicia uma nova prescrição, não implementa o tratamento conforme prescrito ou não persiste com o tratamento", sendo identificados diversos fatores relacionados à não adesão, desde sociodemográficos até aqueles relacionados à terapia.

Os fatores que levam à não adesão entre pacientes hipertensos são multifatoriais, podendo ser intencionais ou não intencionais, sendo que a identificação do que leva à não adesão é essencial para a implementação de ações que visem a mudança desse quadro. Características clínicas, como idade mais jovem, obesidade, alta prevalência de depressão e comorbidades associadas, frequente uso de regime medicamentoso complexo, tornam esses pacientes mais vulneráveis ao uso inadequado da medicação anti-hipertensiva. Diante dessa perspectiva na prática clínica, a adesão deve ser avaliada sistematicamente durante todas as consultas com hipertensos, sendo revisados com eles todas as medicações e prescrições em uso em cada atendimento clínico.

A Organização Mundial da Saúde aborda os fatores relacionados à adesão, identificando cinco aspectos específicos:

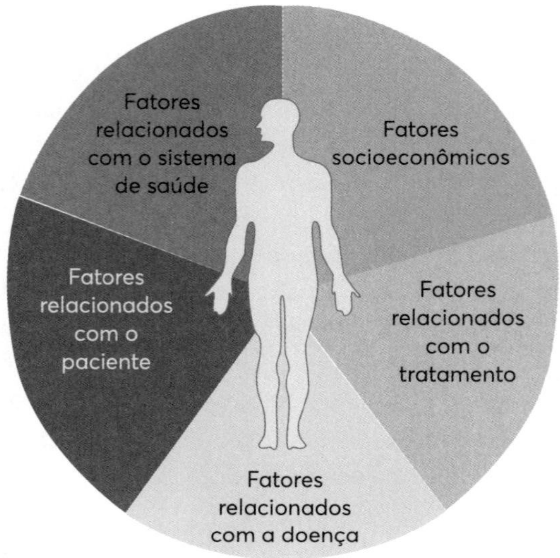

• **FIGURA 1** As cinco dimensões da adesão.
Fonte: adaptada de Santos, 2017.

FATORES RELACIONADOS À TERAPIA

A adesão terapêutica entre pacientes com doenças crônicas não transmissíveis requer que o paciente tome suas medicações de acordo com a prescrição, assim como realize os cuidados orientados pelo profissional prescritor. Esse comportamento se dificulta quando, por qualquer motivo, o paciente não percebe nenhum ganho relacionado ao uso da medicação, ou então quando acredita que a medicação pode prejudicá-lo de alguma maneira.

Em relação aos efeitos indesejáveis, os efeitos colaterais medicamentosos muitas vezes são responsáveis por pacientes se recusarem a continuar tomando suas medicações, principalmente quando não são orientados quanto à possibilidade de aparecimento do efeito colateral. Pacientes conscientes sobre a possibilidade de ocorrência de um efeito diverso do esperado relacionado à medicação têm maior possibilidade de abandonar o tratamento.

No que diz respeito ao uso de medicamentos anti-hipertensivos, principalmente entre homens, a diminuição da libido é um fator de grande preocupação. Entre pacientes em uso de betabloqueadores, a ocorrência de redução de libido é uma das reações adversas que podem estar presentes.

Pensando em facilitar a adesão de pacientes ao tratamento medicamentoso, o esquema terapêutico deve ser pensado de modo a reduzir ao máximo o número de doses diárias e o número de medicações que serão usadas. Esquemas muito complexos ou com muitas medicações tendem a desencorajar uma adesão adequada, principalmente pacientes idosos com déficits de memória e muitas medicações ao dia, que podem confundir horários e quantidades, levando ao uso inadequado.

Considerando na terapêutica medicamentosa, um problema grave é que pacientes que não usam sua medicação de forma adequada tendem a não alcançar os objetivos do tratamento. E, quando isso ocorre, os prescritores acabam não considerando a necessidade de avaliar a adesão, mas de aumentar as doses ou, então, de inserir novas medicações que acarretam a cascata iatrogênica medicamentosa. A consequência da não adesão medicamentosa muitas vezes leva ao escalonamento do tratamento, aumentando ainda mais as medicações dadas ao paciente (polifarmácia), o que compromete ainda mais a adesão.

FATORES RELACIONADOS AO PACIENTE

A adesão terapêutica envolve diversos fatores que podem auxiliar ou prejudicar seu desenvolvimento. Muitas pesquisas foram realizadas buscando identificar o perfil de pacientes com maior predisposição à adesão. Por meio de análise estatística, as disparidades na hipertensão arterial sistêmica e nas doenças cardiovasculares delinearam um perfil provável de pacientes aderentes como sendo mais velhos, brancos, casados, aculturados, tendo diabetes mellitus ou doença cerebrovascular, não abusavam do álcool nem de substâncias controladas e tinham prescrição de menos de três medicamentos anti-hipertensivos. No entanto, por mais que houvesse uma correlação entre as características citadas e à adesão, a combinação não era suficiente para que os médicos pudessem identificar pacientes com um perfil mais propenso a aderir ao tratamento.

Dentre os fatores que interferem diretamente na adesão terapêutica pelo paciente estão o esquecimento, o medo, a preocupação com os efeitos colaterais, percepções ou crenças negativas sobre medicamentos, como a ideia de que medicamentos são indesejáveis ou prejudiciais, sentir-se melhor ou saudável, baixa autoeficácia e autocuidado, negação e estigma sobre o diagnóstico e crenças mais fracas na necessidade pessoal de medicação.

Vários fatores relacionados aos pacientes podem interferir na adesão terapêutica e eles envolvem: características demográficas, efeitos colaterais das drogas, adequação da dose do medicamento, custos e número de medicamentos utilizados no tratamento, conhecimento sobre a doença e autocuidado, crenças sobre a saúde, atitude do paciente e percepções e expectativas sobre hipertensão e tratamento. Outros fatores também são importantes para a adesão, como a participação do paciente no cuidado, o sistema de saúde e o apoio oferecido para o tratamento e a eficácia do tratamento, e têm relação direta com a conformidade com o tratamento anti-hipertensivo.

Contudo, é preciso considerar que existem barreiras significativas para a adesão, como suporte social pobre, idade mais jovem, menor nível de educação, baixa renda, alto custo dos medicamentos e dificuldades de acesso aos serviços de saúde. Dentre esses fatores, o apoio familiar é identificado como de grande relevância, pois quando os membros da família estão insatisfeitos com a condição do paciente, com a resposta terapêutica ou com a relação com o médico, a adesão tende a ser menor.

A adesão à medicação anti-hipertensiva envolve um sistema de crenças relacionadas não somente à medicação, mas também à aceitação do diagnóstico clínico e, diante desse quadro, de um tratamento medicamentoso. Pacientes que não entendem ou não aceitam o diagnóstico de hipertensão tendem a não ser bons aderentes. Dentre os fatores relacionados ao paciente que podem levar à não adesão ao tratamento da hipertensão arterial está a não aceitação do diagnóstico, o desconhecimento das consequências potencialmente fatais do não tratamento, ressaltando principalmente a fase assintomática e, por último, o medo dos possíveis efeitos colaterais das medicações ou escolhas por terapias alternativas.

A hipertensão é uma doença que ocorre de forma silenciosa, o que faz com que o diagnóstico acabe por ser tardio, dificultando ainda mais a compreensão dos pacientes sobre seu adoecimento. Muitos pacientes relatam não perceber nenhum sintoma relacionado à hipertensão, sendo assim, quando se compreende que a adesão está relacionada ao benefício percebido pelo paciente do tratamento realizado, o uso de qualquer medicação não parece fazer sentido, visto que se não existe mal-estar ou sintoma, também não existe a sensação do benefício do tratamento realizado. Em razão desse quadro, os pacientes não avaliam a importância de fazer o tratamento de longo prazo objetivando evitar desfechos secundários, e isso provavelmente se deve ao fato de que a hipertensão, na maioria das vezes, é assintomática.

Outro fator importante relacionado ao controle adequado da hipertensão arterial sistêmica se relaciona ao estilo de vida do paciente, principalmente no que diz respeito à dieta, o que idealmente seria constituído por dietas hipossódicas. Estudos realizados identificaram que é frequente entre pacientes uma subestimação do controle de sódio alimentar, sobretudo no sódio contido em produtos, o que gera uma não conformidade não intencional com a proposta terapêutica, pois produtos industrializados contêm 80% do sal consumido.

Outra crença que pode comprometer a adesão terapêutica é quando o paciente identifica a medicação como fator deletério à saúde, ou seja, ao invés de auxiliar na melhora, pode causar a piora do estado de saúde. Tais crenças podem estar relacionadas às características psicossociais e comportamentais do paciente, o que afeta significativamente a adesão e a continuidade da medicação. Fatores como sensação de insegurança e crenças negativas em relação às medicações influenciam diretamente à não adesão e podem ser alterados com uma conversa com o paciente, e também com o processo educativo visando sua saúde e autocuidado.

FATORES RELACIONADOS À CONDIÇÃO

Dentre os fatores relacionados a essa condição indicados pela Organização Mundial da Saúde foram identificados o baixo nível de alfabetização em saúde, presença de doenças comórbidas (por exemplo, depressão), história familiar, tempo mais longo desde o diagnóstico e ausência de sintomas. Essas barreiras foram criadas por pouca ou nenhuma educação em saúde sobre a condição de saúde, sensação de representar "um peso para a família" e manter a adesão somente quando se está feliz.

FATORES RELACIONADOS AO SISTEMA DE SAÚDE

Oferecer assistência de qualidade à saúde, atendendo aos princípios do SUS, é essencial para garantir condições para que o tratamento de pacientes hipertensos seja adequado. Os investimentos com a prevenção e o tratamento de doenças cardiovasculares representam grande parcela da saúde pública, visto que o desenvolvimento de ações que visem à prevenção do desenvolvimento da hipertensão arterial sistêmica, assim como o tratamento objetivando a redução das manifestações graves e das complicações a ela relacionadas, comprovadamente apresenta melhores resultados para o uso racional de recursos. Apesar do delimitado papel do sistema de saúde, em estudo realizado pelo NCD Risk Factor Collaboration (NCD-RisC) (2021), publicado na revista *The Lancet*, foi identificado na população mundial que cerca de 580 milhões de pessoas com hipertensão (41% das mulheres e 51% dos homens) não tinham conhecimento sobre o seu diagnóstico por nunca terem sido diagnosticadas. O mesmo estudo indica que mais da metade das pessoas (53% das mulheres e 62% dos homens) com hipertensão, ou um total de 720 milhões de pessoas, não estavam recebendo o tratamento de que precisavam. Os resultados do estudo citado mostram que ainda existe muito a se fazer para garantir o bom estado de saúde de pessoas com hipertensão.

Pacientes que não aderem ao tratamento anti-hipertensivo representam um acréscimo substancial de gastos, onerando ainda mais os serviços de saúde. Como não realizam o tratamento de forma adequada, necessitam de mais medicações e apresentam mais complicações, o que acaba por elevar o consumo de produtos e serviços. Dessa maneira, a compreensão de todos os aspectos relacionados à não adesão e o desenvolvimento de propostas que visem a facilitar a adesão de pacientes ao tratamento contra hipertensão é a maneira ideal de otimizar os investimentos em saúde.

Dentre os aspectos que influenciam a adesão, os profissionais de saúde exercem papel de importância, podendo contribuir para o processo de adesão ou dificultá-lo. É fato que a não adesão está diretamente ligada ao paciente, no entanto, profissionais de saúde envolvidos no tratamento da hipertensão podem prejudicar significativamente o tratamento em razão de inércia terapêutica, confusão sobre os muitos medicamentos e terapias combinadas disponíveis.

Em diversas pesquisas, os fatores relacionados à adesão identificam que, dentre as barreiras associadas ao sistema de saúde e às equipes de saúde, estão a insatisfação e a falta de confiança nos serviços de saúde e nos médicos, a comunicação deficiente entre paciente e médicos e a indisponibilidade de medicamentos.

Ainda enfocando o papel dos profissionais de saúde, considerando que, embora na última década tenha ocorrido uma maior conscientização sobre a importância de avaliar a adesão entre pacientes, com o surgimento de diversos novos métodos de diagnóstico, o conservadorismo médico somado a uma crença paternalista de "conhecer seus pacientes e ter certeza de que eles tomam suas medicações" ainda dificulta a implementação generalizada desses métodos no atendimento clínico.

A relação entre médico e paciente influencia diretamente na adesão terapêutica, e esta relação tem várias funções, dentre elas a troca de informações, a abordagem das dúvidas e incertezas do paciente, a promoção de autogerenciamento, a abordagem das emoções e melhora da relação entre médico/paciente, assim como para tomada de decisões. Os pacientes necessitam sentir-se seguros em seus tratamentos, percebendo a equipe de saúde como parceiros em seu tratamento, além de terem suas necessidades compreendidas pelas equipes médicas.

A comunicação é uma importante ferramenta no processo terapêutico e, por esse meio, o profissional de saúde pode promover o envolvimento e a motivação dos pacientes para a adesão ao tratamento, promovendo o conhecimento a respeito da hipertensão, dos riscos associados, assim como dos benefícios do seu envolvimento no processo terapêutico.

FATORES SOCIAIS E ECONÔMICOS

Os fatores sociais relacionados à adesão se referem a aspectos como o apoio social recebido pelo paciente, os custos da medicação, dentre outros. O efeito do suporte social na adesão de pacientes hipertensos ao seu tratamento identificou uma forte e positiva correlação entre esse fator e a adesão terapêutica, identificando que quanto maior for esse suporte, maior também será a adesão. O apoio social pode ser definido como a assistência ou conforto prestado a pessoas objetivando auxiliá-las a lidar melhor com estressores biológicos, psicológicos e sociais, sendo que esse suporte surge dos relacionamentos interpessoais do indivíduo, através de sua família, amigos, vizinhos, instituições religiosas, colegas, cuidadores ou grupos de apoio.

A relação do suporte social com adesão apresenta inconsistências, como, por exemplo, conselhos inadequados de amigos e familiares que influenciam negativamente os comportamentos de adesão e de autogestão dos pacientes. Contudo, ao mesmo tempo, identificou forte relação entre o apoio de recursos sociais e a adesão ao tratamento entre pacientes hipertensos, bem como a redução da ingestão de sódio, o comparecimento às consultas e a adesão ao tratamento medicamentoso. Além disso, o apoio fornecido por profissionais e organizações comunitárias tem a capacidade de ajudar os pacientes a obter informações sobre sua condição, sobre sua doença, melhorando a adesão.

Uma das grandes motivações para a não adesão terapêutica entre pacientes hipertensos ainda é o custo das medicações, que muitas vezes oneram muito as receitas familiares. O alto custo das medicações, a baixa renda, a baixa escolaridade, o baixo suporte social, a idade mais jovem e as dificuldades de acesso aos serviços de saúde estão relacionados à baixa adesão terapêutica. Já a baixa adesão entre pacientes mais jovens pode estar relacionada a crenças ou percepções inadequadas sobre o diagnóstico ou sobre a medicação, a não aceitação de sua condição e de seu tratamento e também o autoestigma, o que faz com que eles estejam menos motivados a priorizar seus tratamentos sobre suas demandas sociais.

MÉTODOS DE AVALIAÇÃO DE ADESÃO TERAPÊUTICA ANTI-HIPERTENSIVA

Diante da necessidade de avaliação da adesão terapêutica no tratamento contra a hipertensão, vários métodos foram utilizados buscando a identificação de adesão ou não adesão. Os métodos para verificar o processo de adesão foram abordados no capítulo dois deste livro.

A escolha do método de avaliação ainda está condicionada à sua disponibilidade no ambiente clínico. Esta escolha também deve ser sempre respaldada pela confiabilidade e relevância das informações fornecidas. Contudo, a implementação da avaliação regular da adesão é de suma importância, pois ela tem o benefício de ajudar a orientar as abordagens individuais adaptando as intensidades e os tipos das intervenções para cada paciente. No entanto, os profissionais de saúde tendem a superestimar a adesão real de seus pacientes, o que se torna complicado, visto que não existe uma medida perfeita de adesão até o momento.

Um dos métodos não invasivos mais utilizados e de menor custo é a entrevista realizada com o paciente no momento de sua anamnese, que dependerá da habilidade do entrevistador para identificar padrões de não adesão, assim como estimular comportamentos de adesão terapêutica. Esse método depende de uma forte relação entre médico e paciente, e sugere que a entrevista deve ser realizada perguntando ao paciente o nome do medicamento em uso, a dosagem e o tempo de uso da medicação. Esse método foi detalhado no capítulo dois.

QUESTIONÁRIOS DE AVALIAÇÃO DE ADESÃO

Dentre os modelos de avaliação, a utilização de questionários de avaliação de adesão terapêutica é amplamente estudada e abordada em vários estudos sobre a adesão ao tratamento contra hipertensão, sendo um método de fácil aplicação e de baixo custo, no entanto, sua acurácia depende do aplicador. Uma possível desvantagem do método é a dependência da compreensão dos pacientes sobre as perguntas do questionário, que pode ser dificultada por baixos níveis de escolaridade.

Nas publicações existentes sobre a avaliação de adesão terapêutica entre hipertensos, aescala de Morisky de Adesão à Medicação de oito itens (MMAS-8) é a mais frequentemente utilizada devido a sua alta especificidade (Morisky et al., 2008), sendo a medida de alto relato mais aceita para esta finalidade.

ESTRATÉGIAS PARA MELHORAR A ADESÃO TERAPÊUTICA ANTI-HIPERTENSIVA

Diante da alta prevalência da não adesão terapêutica entre pacientes hipertensos, várias são as estratégias propostas visando reduzir esse péssimo indicador. As intervenções precisam ser contínuas e compartilhadas visando à promoção da adesão (Tabela 1), considerando a necessidade não somente de avaliar, mas também de implementar estratégias em busca do melhor envolvimento do paciente no tratamento.

• **TABELA 1** Dez considerações para melhorar a adesão

1. Capitalize as oportunidades quando os pacientes estão mais predispostos à adesão ■ Iniciação hospitalar/pré-alta após descompensação
2. Considere a perspectiva do paciente ■ Comece com os objetivos da terapia (sentir-se melhor e viver mais) e, em seguida, discuta como ações específicas (início da medicação, intensificação, monitoramento e adesão) apoiam esses objetivos ■ Use ajudas de decisão quando disponíveis ■ Pergunte ao paciente como ele aprende melhor e forneça educação de acordo ■ Use materiais de educação culturalmente relevantes para o paciente
3. Simplifique os regimes de medicação sempre que possível
4. Considere os custos e o acesso ■ Familiarize-se e defenda sistemas que ajudem a tornar a divisão de custos automática, imediata e transparente ■ Prescreva medicamentos de baixo custo se tiverem eficácia semelhante ■ Facilite o acesso à assistência de copagamento (medicações ofertadas pelo sistema de saúde ou que tenham subsídio para aquisição, diminuindo seu custo) ■ Prescreva quantidades de 90 dias para recargas
5. Comunique-se com outros médicos envolvidos no atendimento, de preferência facilitado por registros eletrônicos de saúde
6. Eduque usando informações práticas e amigáveis ao paciente ■ Forneça uma explicação por escrito da finalidade de cada medicamento prescrito ■ Planeje visitas ao farmacêutico para regimes de medicação complexos ■ Use o princípio de "ensinar de volta" (o paciente explica o que entendeu) para reforçar a educação
7. Recomende ferramentas que apoiem a aderência em tempo real ■ Caixas de comprimidos devem ser preenchidas pelo paciente ou parceiro de cuidados uma semana de cada vez ■ Alarmes para cada hora do dia em que os medicamentos devem ser tomados ■ Smartphone ou outros aplicativos de saúde móveis que fornecem uma plataforma interativa para educação, lembretes, avisos e rastreamento de adesão
8. Considere suportes comportamentais ■ Entrevista motivacional ■ Participar de projetos de benefícios engajados
9. Antecipe problemas ■ Comunique efeitos colaterais comuns ■ Forneça instruções sobre quando ligar para recargas ou relatar problemas ■ Lembre aos pacientes que usam programas de assistência farmacêutica que as recargas/pedidos não são automáticos

(continua)

• **TABELA 1** Dez considerações para melhorar a adesão (*continuação*)

10. Monitore a adesão e direcione os pacientes em risco ▪ Pergunte aos pacientes diretamente (por exemplo: "Quantas vezes na semana você deixa de tomar seus medicamentos?", "Seus medicamentos acabaram recentemente?") ▪ Realize reconciliação de medicamentos nas consultas, com foco nas discrepâncias ▪ Avalie as unidades de dosagem restantes (ou seja, conte o excesso de comprimidos restantes) ▪ Monitore os abastecimentos de farmácias, usando bancos de dados clínicos disponíveis ou alertas automatizados para falhas de abastecimento e recargas ▪ Revise as dosagens de drogas disponíveis para o tratamento ▪ Planeje visitas de enfermagem domiciliares para pacientes apropriados.

Fonte: American College of Cardiology (Maddox et al., 2021).

Estratégias como a disponibilização de medicações pelo sistema de saúde, dentre outros propostos, apresentam resultados positivos na promoção da adesão terapêutica. O custeio de medicações, como o das farmácias populares, representa formas ideais de se garantir a adesão terapêutica, pois facilita o acesso à medicação.

ENVOLVIMENTO DO PACIENTE NO PROCESSO TERAPÊUTICO

Pensar no envolvimento do paciente no processo terapêutico obrigatoriamente nos leva à prática de uma proposta de medicina centrada no paciente. Essa prática inclui o hipertenso nas decisões que envolvem sua saúde, tornando-os melhor instruídos a respeito dos seus cuidados e favorecendo o desenvolvimento de propostas terapêuticas mais adequadas ao seu caso. Essa prática favorece não somente o desenvolvimento de uma maior segurança no tratamento medicamentoso, mas melhora também a comunicação entre pacientes e equipe de saúde.

O envolvimento do paciente é essencial para se compreender suas preferências, crenças e quais as perspectivas de seu estado de saúde, a fim de que se crie entendimento mútuo sobre as expectativas e perspectivas entre médico e paciente. O autor afirma que promover a comunicação mútua tem como benefício estimular e fortalecer o senso de controle sobre a saúde, assim como a capacidade de reconhecer os sintomas e o autocuidado.

UTILIZAÇÃO DE APLICATIVOS PARA SMARTPHONE, MENSAGENS DE TEXTO E CONTATO TELEFÔNICO

Com o advento da informatização das comunicações e o surgimento de tecnologias que permitem o envio de mensagens surgiu uma ferramenta extremamente útil para o estímulo à adesão de pacientes hipertensos. A utilização de tecnologia, como o uso de mensagens de texto de rotina e lembretes automáticos, favorece o melhor gerenciamento de doenças, mostrando efeitos positivos a curto prazo, representando uma oportunidade para melhorar a adesão à medicação, assim como as metas terapêuticas.

DISPENSADORES DE MEDICAÇÃO DIGITAIS

A tecnologia oferece recursos diversos para os cuidados em saúde e, no caso específico do estímulo à adesão, as ferramentas disponíveis representam um forte aliado para o estímulo à adesão terapêutica. Dentre essas ferramentas, os dispensadores de medicamentos não somente sinalizam o horário de tomar a medicação, com alertas luminosos e sonoros, mas também auxiliam no controle da adesão, monitorando o uso adequado da medicação. Essas ferramentas melhoram a adesão à medicação ao envolver os pacientes de maneira inovadora.

Em um estudo brasileiro, os autores pesquisaram a utilização de um dispositivo de dispensação de medicação para pacientes hipertensos denominado Supermed. O dispositivo é composto por um organizador de medicamentos, com compartimento para colocação das doses individuais dos medicamentos, etiquetas de instruções, despertador e sistema eletrônico que controla o despertador e registra a abertura da caixa

O dispositivo desenvolvido tinha por finalidade lembrar o paciente sobre o horário de tomar sua medicação, além de registrar o horário de abertura e desligamento do despertador, confirmando o horário da retirada do medicamento, o que pressupõe a ingestão da medicação, favorecendo não somente o estímulo à adesão, mas também a realização de seu acompanhamento. As informações do dispositivo são posteriormente transferidas para o computador, o que permite o acompanhamento e o registro temporal do uso das medicações pelos pacientes. Após a realização da pesquisa, o dispositivo criado e testado apresentou como resultado a melhora significativa da adesão à medicação, contribuindo para o melhor controle da pressão arterial em pacientes tratados com polifarmácia.

TERAPIA COGNITIVO-COMPORTAMENTAL

Vários estudos relatam a abordagem da terapia cognitivo-comportamental como estratégia para promover a adesão terapêutica. A utilização de estratégias com base cognitivo-comportamental, como entrevistas motivacionais, que são caracterizadas como um aconselhamento direto e centrado no paciente, visa estimular a mudança por meio da identificação e resolução de comportamentos discrepantes com a proposta de objetivos e valores pessoais.

PROPOSTA TERAPÊUTICA ADEQUADA E SIMPLIFICADA

Esquemas terapêuticos complexos e pouco efetivos representam barreiras à adesão terapêutica. As medicações bem toleradas pelos pacientes estão associadas à melhora significativa na adesão ao tratamento, devendo, por este motivo, ser preferido entre as muitas classes de medicamentos anti-hipertensivos. Em particular, medicamentos que atuam inibindo o sistema renina-angiotensina, como os Inibidores da Enzima Conversora de Angiotensina (IECA) e os Bloqueadores de Receptores de Angiotensina (BRA), por serem descritos como medicações anti-hipertensivas, são mais bem tolerados, devendo ser usados especialmente em grupos de alto risco para adesão, como jovens do sexo masculino e pacientes multitratados.

No esquema terapêutico, pode haver preferência para o uso de bloqueadores de receptores de angiotensina (BRA) em relação aos inibidores da enzima conversora de angiotensina, pois o primeiro apresenta efeitos colaterais mais baixos, o que pode favorecer uma melhor adesão terapêutica

Pensando na complexidade da terapêutica como barreira ao tratamento, vários autores sugerem que se deve, sempre que possível, preferir o uso de combinações de medicamentos anti-hipertensivos em comprimidos únicos e dose fixa. Essa sugestão, segundo os autores, é feita em razão de a má adesão ter relação direta com o número de medicamentos prescritos, com correlação próxima entre o nível de persistência e o número cumulativo de medicações em uso pelo paciente. O uso de terapia combinada em comprimido único é uma estratégia eficiente e recomendada pela Sociedade Europeia de Cardiologia e pela Sociedade Europeia de Hipertensão para se promover uma melhor adesão em pacientes hipertensos.

Os pacientes tratados com combinação de comprimido único apresentam maior persistência de adesão terapêutica do que pacientes tratados com combinação equivalente livre, apresentando controle mais eficiente da pressão arterial. A prescrição de combinações medicamentosas anti-hipertensivas em comprimido único é uma solução para se evitar a não adesão terapêutica, promovendo o controle da pressão arterial por meio de uma única medicação, mas com múltiplos compostos com mecanismos de ação sinérgicos.

REFERÊNCIAS BIBLIOGRÁFICAS

1. Abegaz TM, Shehab A, Gebreyohannes EA, Bhagavathula AS, Elnour AA. Nonadherence to antihypertensive drugs: A systematic review and meta-analysis. Medicine (Baltimore). 2017 Jan; 96(4): e5641. doi: 10.1097/MD.0000000000005641. PMID: 28121920; PMCID: PMC5287944.
2. Anglada-Martínez H, Martin-Conde M, Rovira-Illamola M, Sotoca-Momblona JM, Sequeira E, Aragunde V, et al. Feasibility and Preliminary Outcomes of a Web and Smartphone-Based Medication Self-Management Platform for Chronically Ill Patients. J Med Syst. 2016 Apr;40(4):99. doi: 10.1007/s10916-016-0456-y. Epub 2016 Feb 12. PMID: 26872781.
3. Belknap R, Weis S, Brookens A, Au-Yeung KY, Moon G, DiCarlo L, et al. Feasibility of an ingestible sensor-based system for monitoring adherence to tuberculosis therapy. PLoS One. 2013;8(1):e53373. doi: 10.1371/journal.pone.0053373. Epub 2013 Jan 7. PMID: 23308203; PMCID: PMC3538759.
4. Bingham JM, Black M, Anderson EJ, Li Y, Toselli N, Fox S, et al. Impact of Telehealth Interventions on Medication Adherence for Patients With Type 2 Diabetes, Hypertension, and/or Dyslipidemia: A Systematic Review. Ann Pharmacother. 2021 May;55(5):637-649. doi: 10.1177/1060028020950726. Epub 2020 Aug 20. PMID: 32815400.
5. Borghi C, Cicero AFG. Improving adherence with treatment-resistant hypertension. Expert Opin Pharmacother. 2021 Aug;22(11):1373-1375. doi: 10.1080/14656566.2021.1915290. Epub 2021 Apr 23. PMID: 33888035.
6. Burnier M, Egan BM. Adherence in Hypertension. Circ Res. 2019 Mar 29;124(7):1124-1140. doi: 10.1161/CIRCRESAHA.118.313220. PMID: 30920917.
7. Burnier M, Wuerzner G, Struijker-Boudier H, Urquhart J. Measuring, analyzing, and managing drug adherence in resistant hypertension. Hypertension. 2013 Aug;62(2):218-25. doi: 10.1161/HYPERTENSIONAHA.113.00687. Epub 2013 Jun 10. PMID: 23753412.
8. Chan A, Horne R. (2018) Beliefs and Adherence in Hypertension and Cardiovascular Protection. In: Burnier M. (eds) Drug Adherence in Hypertension and Cardiovascular Protection. Updates in Hypertension and Cardiovascular Protection. Springer, Cham. https://doi.org/10.1007/978-3-319-76593-8_10.
9. Chobanian AV. Shattuck lecture. The hypertension paradox – more uncontrolled disease despite improved therapy. N Engl J Med. 2009;361:878–87. doi: 10.1056/NEJMsa0903829.
10. Cimmaruta D, Lombardi N, Borghi C, Rosano G, Rossi F, Mugelli A. Polypill, hypertension and medication adherence: The solution strategy? Int J Cardiol. 2018 Feb 1;252:181-186. doi: 10.1016/j.ijcard.2017.11.075. Epub 2017 Nov 23. PMID: 29180263.
11. De Geest S, Zullig LL, Dunbar-Jacob J, Helmy R, Hughes DA, Wilson IB, et al. ESPACOMP Medication Adherence Reporting Guideline (EMERGE). Ann Intern Med. 2018 Jul 3;169(1):30-35. doi: 10.7326/M18-0543. Epub 2018 Jun 26. PMID: 29946690; PMCID: PMC7643841.
12. de Oliveira-Filho AD, Morisky DE, Neves SJ, Costa FA, de Lyra DP Jr. The 8-item Morisky Medication Adherence Scale: validation of a Brazilian-Portuguese version in hypertensive adults. Res Social Adm Pharm. 2014 May-Jun;10(3):554-61. doi: 10.1016/j.sapharm.2013.10.006. Epub 2013 Oct 26. PMID: 24268603.
13. Ding W, Li T, Su Q, Yuan M, Lin A. Integrating factors associated with hypertensive patients' self-management using structural equation modeling: a cross-sectional study in Guangdong, China. Patient Prefer Adherence. 2018 Oct 15;12:2169-2178. doi: 10.2147/PPA.S180314. PMID: 30410312; PMCID: PMC6198889.
14. Epstein RM, Fiscella K, Lesser CS, Stange KC. Why the nation needs a policy push on patient-centered health care. Health Aff (Millwood). 2010 Aug; 29(8):1489-95. doi: 10.1377/hlthaff.2009.0888. 20679652.
15. Ferdinand KC, Yadav K, Nasser SA, Clayton-Jeter HD, Lewin J, Cryer DR, et al. Disparities in hypertension and cardiovascular disease in blacks: The critical role of medication adherence. J Clin Hypertens (Greenwich). 2017;19(10):1015-1024. doi:10.1111/jch.13089.

16. GBD 2019 Diseases and Injuries Collaborators. Global burden of 369 diseases and injuries in 204 countries and territories, 1990-2019: a systematic analysis for the Global Burden of Disease Study 2019. Lancet. 2020 Oct 17;396(10258):1204-1222. doi: 10.1016/S0140-6736(20)30925-9. Erratum in: Lancet. 2020 Nov 14;396(10262):1562. PMID: 33069326; PMCID: PMC7567026.
17. Gupta P, et al. How to Screen for Non-Adherence to Antihypertensive Therapy. *Curr Hypertens Rep*. 2016;18(12):89. doi:10.1007/s11906-016-0697-7.
18. Haramiova Z, Patel P, Horne R, Buchanan H, Williams B, Tomaszewski M. The effectiveness of daily SMS reminders in pharmaceutical care of older adults on improving patients' adherence to antihypertensive medication (SPPA): study protocol for a randomized controlled trial. Trials. 2017 Jul 18;18(1):334. doi: 10.1186/s13063-017-2063-8. PMID: 28720121; PMCID: PMC5516377.
19. Havranek EP, Mujahid MS, Barr DA, Blair IV, Cohen MS, Cruz-Flores S, et al. American Heart Association Council on Quality of Care and Outcomes Research, Council on Epidemiology and Prevention, Council on Cardiovascular and Stroke Nursing, Council on Lifestyle and Cardiometabolic Health, and Stroke Council. Social Determinants of Risk and Outcomes for Cardiovascular Disease: A Scientific Statement From the American Heart Association. Circulation. 2015 Sep 1;132(9):873-98. doi: 10.1161/CIR.0000000000000228. Epub 2015 Aug 3. PMID: 26240271.
20. Iihara N, Nishio T, Okura M, Anzai H, Kagawa M, Houchi H, et al. Comparing patient dissatisfaction and rational judgment in intentional medication non-adherence versus unintentional non-adherence. J Clin Pharm Ther. 2014 Fev;39(1):45-52. doi: 10.1111/jcpt.12100. Epub 2013 25 de setembro. 24106917.
21. Kably B, Billaud EM, Boutouyrie P, Azizi M. Is there any Hope for Monitoring Adherence in an Efficient and Feasible Way for Resistant Hypertension Diagnosis and Follow-Up? Curr Hypertens Rep. 2020 Oct 14;22(11):96. doi: 10.1007/s11906-020-01105-6. PMID: 33052474.
22. Kearney PM, Whelton M, Reynolds K, Muntner P, Whelton PK, He J, et al. Global burden of hypertension: analysis of worldwide data. Lancet. 2005 Jan 15-21;365(9455):217-23. doi: 10.1016/S0140-6736(05)17741-1. PMID: 15652604.
23. Konstantinou P, Kassianos AP, Georgiou G, Panayides A, Papageorgiou A, Almas I, et al. Barriers, facilitators, and interventions for medication adherence across chronic conditions with the highest non-adherence rates: a scoping review with recommendations for intervention development. Transl Behav Med. 2020 Dec 31;10(6):1390-1398. doi: 10.1093/tbm/ibaa118. PMID: 33231691.
24. Kotseva K, Wood D, De Bacquer D, De Backer G, Rydén L, Jennings C, et al.; EUROASPIRE Investigators. EUROASPIRE IV: A European Society of Cardiology survey on the lifestyle, risk factor and therapeutic management of coronary patients from 24 European countries. Eur J Prev Cardiol. 2016 Apr;23(6):636-48. doi: 10.1177/2047487315569401. Epub 2015 Feb 16. PMID: 25687109.
25. Lam WY, Fresco P. Medication Adherence Measures: An Overview. Biomed Res Int. 2015; 2015: 217047. doi: 10.1155/2015/217047. Epub 2015 Oct 11. PMID: 26539470; PMCID: PMC4619779.
26. Lane D, Lawson A, Burns A, Azizi M, Burnier M, Jones DJL, et al. Nonadherence in Hypertension: How to Develop and Implement Chemical Adherence Testing. Hypertension. 2021 Nov 5:HYPERTENSIONAHA12117596. doi: 10.1161/HYPERTENSIONAHA.121.17596. Epub ahead of print. PMID: 34739765.
27. Lundahl B, Moleni T, Burke BL, Butters R, Tollefson D, Butler C, et al. Motivational interviewing in medical care settings: a systematic review and meta-analysis of randomized controlled trials. Patient Educ Couns. 2013 Nov;93(2):157-68. doi: 10.1016/j.pec.2013.07.012. Epub 2013 Aug 1. PMID: 24001658.
28. Maddox TM, anuzzi JL Jr, Allen LA, Breathett K, Butler J, Davis LL, et al. 2021 Update to the 2017 ACC Expert Consensus Decision Pathway for Optimization of Heart Failure Treatment: Answers to 10 Pivotal Issues About Heart Failure With Reduced Ejection Fraction: A Report of the American College of Cardiology Solution Set Oversight Committee. J Am Coll Cardiol. 2021 Feb 16;77(6):772-810. doi: 10.1016/j.jacc.2020.11.022. Epub 2021 Jan 11. PMID: 33446410.

29. Mancia G, Fagard R, Narkiewicz K, Redon J, Zanchetti A, Böhm M, et al; Task Force for the Management of Arterial Hypertension of the European Society of Hypertension and the European Society of Cardiology. 2013 ESH/ESC Practice Guidelines for the Management of Arterial Hypertension. Blood Press. 2014 Feb;23(1):3-16. doi: 10.3109/08037051.2014.868629. Epub 2013 Dec 20. PMID: 24359485.
30. Morisky DE, Ang A, Krousel-Wood M, Ward HJ. Predictive validity of a medication adherence measure in an outpatient setting. J Clin Hypertens Greenwich Conn. 2008;10(5):348–54.
31. Mostafavi F, Najimi A, Sharifirad G, Golshiri P. Beliefs About Medicines In Patients With Hypertension: The Instrument Validity And Reliability In Iran. Mater Sociomed. 2016 Jul 24;28(4):298-302. doi: 10.5455/msm.2016.28.298-302. PMID: 27698606; PMCID: PMC5034995.
32. NCD Risk Factor Collaboration (NCD-RisC). Worldwide trends in hypertension prevalence and progress in treatment and control from 1990 to 2019: a pooled analysis of 1201 population-representative studies with 104 million participants. Lancet. 2021 Sep 11;398(10304):957-980. doi: 10.1016/S0140-6736(21)01330-1. Epub 2021 Aug 24. PMID: 34450083; PMCID: PMC8446938.
33. Organização Mundial da Saúde (OMS). World Health Organization (WHO). Adherence to long-term therapies: evidence for action. Geneva; 2003. [Internet]. [acesso em: fev. 2022]. Disponível em: http://www.who.int/chp/knowledge/publications/ adherence_report/en/.
34. Osterberg L, Blaschke T. Adherence to medication. N Engl J Med. 2005 Aug 4;353(5):487-97. doi: 10.1056/NEJMra050100. PMID: 16079372.
35. Pan J, Hu B, Wu L, Li Y. The Effect of Social Support on Treatment Adherence in Hypertension in China. Patient Prefer Adherence. 2021 Sep 7;15:1953-1961. doi: 10.2147/PPA.S325793. PMID: 34522088; PMCID: PMC8434919.
36. Parati G, Kjeldsen S, Coca A, Cushman WC, Wang J. Adherence to Single-Pill Versus Free-Equivalent Combination Therapy in Hypertension: A Systematic Review and Meta-Analysis. Hypertension. 2021 Feb;77(2):692-705. doi: 10.1161/HYPERTENSIONAHA.120.15781. Epub 2021 Jan 4. PMID: 33390044.
37. Parra DI. Individual interventions to improve adherence to pharmaceutical treatment, diet and physical activity among adults with primary hypertension. A systematic review protocol. BMJ Open. 2020 Dec 22;10(12):e037920. doi: 10.1136/bmjopen-2020-037920. PMID: 33371014; PMCID: PMC7757507.
38. Ritchey M, Chang A, Powers C, Loustalot F, Schieb L, Ketcham M, Durthaler J, et al. Disparities in Antihypertensive Medication Nonadherence Among Medicare Part D Beneficiaries - United States, 2014. MMWR Morb Mortal Wkly Rep. 2016 Sep 16;65(36):967-76. doi: 10.15585/mmwr.mm6536e1. Erratum in: MMWR Morb Mortal Wkly Rep. 2017 Nov 24;66(46):1281. PMID: 27632693.
39. Schiff GD, Seoane-Vazquez E, Wright A. Incorporating Indications into Medication Ordering-Time to Enter the Age of Reason. N Engl J Med. 2016 Jul 28;375(4):306-9. doi: 10.1056/NEJMp1603964. PMID: 27464201.
40. Świątoniowska-Lonc N, Polański J, Tański W, Jankowska-Polańska B. Impact of satisfaction with physician-patient communication on self-care and adherence in patients with hypertension: cross-sectional study. BMC Health Serv Res. 2020 Nov 16;20(1):1046. doi: 10.1186/s12913-020-05912-0. PMID: 33198739; PMCID: PMC7670590.
41. Tan BY, Shafie AA, Hassali MAA, Saleem F. Assessment of medication adherence and the costs associated with a calendar blister pack intervention among hypertensive patients in Malaysia: A randomized controlled trial. SAGE Open Med. 2017 Aug 3;5:2050312117709189. doi: 10.1177/2050312117709189. PMID: 28839933; PMCID: PMC5546697.
42. Tilea I, Petra D, Voidazan S, Ardeleanu E, Varga A. Treatment adherence among adult hypertensive patients: a cross-sectional retrospective study in primary care in Romania. Patient Prefer Adherence. 2018 Apr 24;12:625-635. doi: 10.2147/PPA.S162965. PMID: 29731610; PMCID: PMC5923249.

43. Vieira LB, Reis AMM, Ramos CÁ, Reis TMD, Cassiani SHB. The use of an electronic medication organizer device with alarm to improve medication adherence of older adults with hypertension. Einstein (São Paulo). 2021 Sep 24;19:eAO6011. doi: 10.31744/einstein_journal/2021AO6011. PMID: 34586158; PMCID: PMC8439558.
44. Vrijens B, De Geest S, Hughes DA, Przemyslaw K, Demonceau J, Ruppar T, et al. A new taxonomy for describing and defining adherence to medications. Br J Clin Pharmacol. 2012 May;73(5):691-705. doi: 10.1111/j.1365-2125.2012.04167.x. PMID: 22486599; PMCID: PMC3403197.
45. Wheeler KJ, Roberts ME, Neiheisel MB. Medication Adherence Part Two: Predictors of Nonadherence and Adherence. J Am Assoc Nurse Pract. 2014 Apr;26(4):225-232. doi: 10.1002/2327-6924.12105. Epub 2014 Feb 12. PMID: 24574102.
46. Williams B, Mancia G, Spiering W, Agabiti Rosei E, Azizi M, Burnier M, et al. 2018 ESC/ESH Guidelines for the management of arterial hypertension. Eur Heart J. 2018 Sep 1;39(33):3021-3104. doi: 10.1093/eurheartj/ehy339. Erratum in: Eur Heart J. 2019 Feb 1;40(5):475. PMID: 30165516.

9

Adesão terapêutica de pacientes com diabetes mellitus (crianças e adultos)

João Paulo Martins Piloni

Neste capítulo...

Verificamos que a adesão terapêutica pelos pacientes é um fenômeno multifatorial e, em se tratando de pacientes diabéticos, as condições à aderência são ainda maiores. O objetivo deste capítulo é abordar quais são os aspectos relevantes associados à adesão terapêutica em pacientes com diabetes, quais são os fatores que favorecem e quais dificultam o envolvimento com a proposta de tratamento. Com o objetivo de identificar também quais são as formas de se avaliar a adesão, este capítulo cita algumas das ferramentas utilizadas que possuem capacidades psicométricas, bem como outras ferramentas abordadas na literatura para a avaliação do envolvimento dos pacientes no processo terapêutico.

A adesão ao tratamento é um dos fatores mais importantes a ser considerado no controle de doenças, principalmente em se tratando de doenças crônicas não transmissíveis. O conceito de adesão terapêutica se relaciona ao fato de o indivíduo tomar um medicamento de acordo com uma proposta prescrita. Outros autores complementam o conceito afirmando ser a extensão em que o paciente segue corretamente a terapia prescrita, sendo um termo que denota o envolvimento ativo, representando uma aliança terapêutica entre ele e seu médico. Esse conceito é atribuído pela Organização Mundial de Saúde (OMS), que também inclui o paciente assumir o comportamento de atender às recomendações acordadas com um profissional de saúde, desde tomar medicamentos, seguir dietas recomendadas ou realizar mudança de hábitos.

A adesão terapêutica está diretamente relacionada ao maior ou menor risco de desenvolvimento de complicações secundárias à doença principal, impactando os índices de hospitalização e morbimortalidade a ela associados. Uma correlação direta entre a não adesão de pacientes diabéticos e o risco de hospitalizações e mortalidade evidenciou que existe uma associação direta entre aderir à medicação e a ocorrência dos desfechos pesquisados, sendo considerado que a melhora não se relaciona somente ao uso de medicações, mas também ao desenvolvimento de comportamentos de autocuidado.

Segundo a OMS, diabetes mellitus é uma doença caracterizada por hiperglicemia, que aumenta o risco de complicações microvasculares, como retinopatia, nefropatia e neuropatia, assim como complicações macrovasculares, como cardiopatia isquêmica, doença cardiovascular periférica e acidente vascular cerebral, complicações que acarretam morbimortalidade e hospitalizações, principalmente diante de uma perspectiva de aumento da prevalência global de diabetes, que, segundo a Federação Internacional de Diabetes no ano 2017, era de 8,4% entre indivíduos de 18 a 99 anos, com estimativa de que até o ano 2045 a prevalência chegue a 9,9% na mesma faixa etária.

No que diz respeito ao diabetes mellitus, por se tratar de uma doença com alto potencial incapacitante, devido a todas as sequelas relacionadas ao controle glicêmico ineficaz, a preocupação com a adesão do paciente deve ser ainda maior. Isso porque estudos afirmam que a não adesão desses pacientes está associada ao desenvolvimento de neuropatias, assim como amputações, o que impacta diretamente o paciente com sequelas físicas e emocionais, além do impacto financeiro relacionado a esse quadro. Estabelecendo estimativas globais de projeções para os gastos com essa doença, a Federação Internacional de Diabetes informa que no ano 2017, o gasto global total de saúde devido ao diabetes para pessoas entre 20 e 79 anos foi estimado em US$ 727 bilhões, e entre pessoas de 18 e 99 anos, o gasto foi de US$ 850 bilhões. A instituição afirma ainda que até 2045, as despesas globais com a saúde de pessoas com diabetes deverão aumentar 7%, para US$ 776 bilhões (indivíduos de 20 a 79 anos) e para US$ 958 bilhões (indivíduos de 18 a 99 anos), em razão do fenômeno do envelhecimento da população.

Em relação à abordagem de sequelas físicas e emocionais, o desenvolvimento de estratégias que favorecem o autocuidado possui o potencial de diminuir a ocorrência de eventos adversos associados ao diabetes, reafirmando a necessidade do investimento em medidas que favoreçam a adesão terapêutica.

A Sociedade Brasileira de Diabetes, na publicação denominada "Diretrizes da Sociedade Brasileira de Diabetes 2019-2020", afirma que "na investigação sobre a relevância do diabetes como carga de doença, ou seja, o impacto da mortalidade e dos problemas de saúde que afetam a qualidade de vida, por meio do Disability-Adjusted Life Years (DALY; anos de vida perdidos ajustados por incapacidade), observa-se que, em 2008, o diabetes apresentou taxa de 9,2 por mil habitantes, figurando entre as 10 principais causas de DALY (terceira em mulheres e sexta em homens), sendo superado pelo grupo das doenças infecciosas e parasitárias, neuropsiquiátricas e cardiovasculares, por exemplo". Dessa forma, as consequências relacionadas com o diabetes afetam diretamente não somente o indivíduo que vivencia o adoecimento, mas também a família e a sociedade como um todo, devido, em grande parte, ao impacto financeiro relacionado aos gastos em saúde.

A literatura sobre o assunto identifica que vários avanços terapêuticos para o tratamento do diabetes mellitus têm surgido como novas drogas e novas formas de abordagens que apresentam maior efetividade. No entanto, esses benefícios acabam sendo reduzidos quando as recomendações deixam de ser seguidas e os tratamentos não são seguidos de forma adequada. Em estudos realizados em três países sobre a adesão a medicamentos antidiabéticos, identificou-se uma variação substancial na boa adesão, com porcentagens de 44% a 90% entre os avaliados. Sendo assim, apesar da disponibilidade de novas medicações para o controle glicêmico, não é possível garantir esse controle, visto que a adesão medicamentosa está diretamente ligada à manutenção de níveis glicêmicos ideais e aos riscos de desenvolvimento de complicações.

No que tange ao acompanhamento terapêutico do paciente, pensar e avaliar a adesão se torna fundamental para melhor resposta do tratamento, o que muitas vezes não é realizado pelos profissionais que o acompanham, tendo como principal consequência a medicação excessiva do paciente, resultando em cascata iatrogênica com efeitos muitas vezes danosos e que acaba por diminuir ainda mais a adesão ao tratamento. O conhecimento quanto à não adesão é crucial para os médicos, a fim de se obter uma adequação terapêutica eficaz, mantendo ou melhorando o estado de saúde do paciente.

Diversos estudos apontam os benefícios de uma boa adesão terapêutica pelos pacientes, sendo que vários outros apontam as consequências da baixa adesão. Considerando diversos fatores associados à adesão, alguns estudos relacionam o preço das medicações com a adesão, outros abordam a relação com o médico e outros profissionais de saúde como ponto crucial para a adesão. No entanto, todos são unânimes em considerar a importância da manutenção da adesão para garantir a qualidade de vida dos pacientes. Dentre os fatores de importância relacionados à adesão estão os fatores psicológicos do paciente, como o modelo de crenças de saúde que se baseia na compreensão da gravidade do diabetes mellitus, sobre o tratamento e sobre a crença de que o gasto financeiro para se tratar lhe traz benefícios, ressaltando que as crenças do paciente sobre a saúde foram abordadas em dois capítulos deste livro. Evidenciou-se ainda que pacientes com baixa escolaridade e baixo nível socioeconômico apresentam maior dificuldade para aderir a regimes terapêuticos estando, assim, mais vulneráveis à morbimortalidade.

Diante dessa perspectiva, uma pergunta que pode surgir é: afinal, como garantir uma boa adesão terapêutica? E alguns autores respondem a esse questionamento testando em seus estudos alternativas para se garantir esse objetivo. Alguns estudos anteriores apontam a oferta da medicação pelo serviço de saúde como fator estimulador, outros, a utilização de serviço de mensagens como medida de estimulação e para lembrar o paciente do uso de sua medicação. Outro fator considerado é o ato de dispensação da medicação por profissional de saúde habilitado e que faça a orientação do uso seguro e adequado do medicamento. O apoio social é um dos principais fatores relacionados à boa adesão terapêutica, sendo apontado o apoio conjugal como fator especialmente relacionado ao melhor autocuidado e adesão a regimes terapêuticos.

Abordando os fatores relacionados à boa adesão terapêutica em pacientes diabéticos, afirma-se que relacionamentos de qualidade com os médicos são essenciais para facilitar a aceitação da proposta de tratamento. Ainda considerando a importância do médico na menor adesão primária ao uso de insulina, isso ocorre quando o paciente sente que não recebeu informações adequadas sobre os riscos e benefícios desse tratamento. Dessa forma, uma barreira a ser considerada para a adesão medicamentosa é uma comunicação deficiente entre os agentes do processo terapêutico.

Analisando o papel da confiança entre médico e paciente, o estilo de comunicação, a escuta ativa, o fornecimento de suporte emocional, o fornecimento de informações claras e completas, o envolvimento do paciente na tomada de decisão do tratamento e a abertura para dirimir dúvidas foram essenciais para o estabelecimento da confiança necessária para estimular a melhor adesão medicamentosa.

Considerando o grave problema da baixa adesão terapêutica no âmbito da saúde pública, há de se pensar em como implementar ações para grandes grupos, objetivando garantir melhor assistência com melhores resultados. Uma das alternativas é a abordagem centrada em grupos com maior probabilidade de não ser aderentes ou com controle insuficiente da doença; nesse caso, o direcionamento de intervenções intensivas a esses grupos, com base no risco previsto de não adesão apresenta maior potencial de efetividade e de alcance populacional do que abordagens não direcionadas. Focar em grupos de maior risco e com maior possibilidade de ser beneficiados por essas ações permite que recursos direcionados a tais ações sejam usados de forma racional e efetiva.

Sendo assim, várias ferramentas são apontadas como possibilidades para se garantir que a adesão seja uma ferramenta útil, uma verdadeira aliada na boa condução terapêutica.

RECURSOS ABORDADOS NA LITERATURA PARA IMPULSIONAR A ADESÃO

Os dispositivos móveis, com aplicativos de *smartphone* ou *sites* otimizados para celular, propiciam o agendamento de consultas, solicitação de medicamentos e troca de mensagens com profissionais de saúde e apresentam o benefício de facilitar a autogestão do cuidado. São uma ferramenta considerada para facilitar o acesso a informações sobre tratamentos, assim como sobre o diabetes mellitus, além de proporcionar a melhora da adesão e a redução dos níveis de hemoglobina glicada. Foi identificado que o uso de mensagens de texto por telefone celular objetivando favorecer a adesão em pacientes com doenças crônicas aumentou o uso de medicamentos entre pacientes com essas doenças. O uso de outras técnicas, como a embalagem especializada, a terapia direta observada e a terapia cognitivo-comportamental, não apresentaram significância na adesão ou nos resultados clínicos. Além disso, as vantagens do envio de mensagens de texto em relação a outras terapias são a simplicidade e a facilidade de seu uso e a possibilidade da transmissão instantânea de informações, tornando esse canal uma ferramenta efetiva para o cuidado em saúde pública.

Considerando a importância de se acompanhar a adesão de pacientes, foram criados instrumentos de avaliação de adesão a fim de facilitar a metodologia de acompanhamento de pacientes. Exemplos de métodos de avaliação de adesão: sistema de monitoramento de eventos de medicamentos, contagem de comprimidos, marcadores farmacológicos e bioquímicos, registro de dispensação e autorrelato, considerando o autorrelato um método adequado para avaliar a adesão na prática clínica. Esses métodos foram abordados com detalhes no capítulo dois deste livro.

ADESÃO AO TRATAMENTO DE DIABETES MELLITUS ENTRE CRIANÇAS E ADOLESCENTES

Em se tratando de crianças e adolescentes, a adesão terapêutica se torna um processo muitas vezes mais complexo do que em indivíduos adultos. A compreensão limitada sobre o adoecimento, assim como a dificuldade de lidar com o diabetes, podem ser fatores que dificultam a adesão ao tratamento. Nessa situação, são diversos os desafios para o tratamento de adolescentes, principalmente devido a uma maior resistência à mudança de hábitos, considerando que a maioria dos adolescentes não cumpre as metas diárias de adequação de rotina, como a realização de atividade física.

Em se tratando da baixa adesão em populações com faixas etárias mais jovens, sugere-se que quando o jovem se percebe com boa saúde a adesão ao tratamento piora. Fato preocupante, uma vez que o aparecimento de diabetes mellitus é cada vez mais precoce. Entre adolescentes, o desafio se torna ainda maior, pois, nessa fase, o desenvolvimento da maturidade psicossocial e a diminuição do envolvimento dos pais se tornam fatores propiciadores de um mau acompanhamento terapêutico, o que aponta para a necessidade da preparação desses adolescentes para a autogestão e autocuidado como medida de garantir melhor qualidade de vida.

Com o intuito de alcançar uma melhor adesão terapêutica, vários modelos de intervenção foram sugeridos e testados. Um exemplo é a abordagem relacionada a intervenções familiares por meio de entrevistas motivacionais, mensagens de texto e desenvolvimento de habilidades de gestão e cuidado com diabetes, que demonstrou efeito bastante limitado, de médio impacto, na queda da hemoglobina glicada (0,5%) diante desse perfil de intervenção.

Visando melhorar a adesão entre adolescentes e adultos jovens com diabetes tipo 1 e avaliar o monitoramento e o controle glicêmico, há autores que propõem como medida de intervenção o incentivo financeiro. Segundo os autores, essa medida apresentou resultados eficazes, aumentando a adesão entre os pacientes avaliados e melhorando as metas de monitoramento propostas, apresentando chances duas vezes maiores de cumprir as metas de monitoramento glicêmico, no entanto, isso não resultou em melhora no controle glicêmico.

ESCALAS DE ADESÃO TERAPÊUTICA

Pensando na importância de se acompanhar a adesão de pacientes, vários instrumentos internacionais foram criados almejando o melhor potencial de sensibilidade e especificidade, no entanto, até hoje não existe nenhum padrão-ouro para esta finalidade.

Com o objetivo de conhecer as escalas citadas na literatura internacional, selecionamos e explanamos a seguir algumas de relevância:

- **Diabetes Self-Management Profile (DSMP)** – usando como referência a escala Self-Care Adherence Inventory, trata-se de uma entrevista estruturada com alta sensibilidade e eficiência para avaliar o autogerenciamento do diabetes tipo 1 em indivíduos entre 6 a 18 anos nos últimos três meses. O DSMP é composto por 25 questões direcionadas para a avaliação do autocuidado e é dividido em 5 domínios: avaliação de exercícios, gerenciamento de hipoglicemia, dieta, teste de glicose sanguínea, administração de insulina e ajuste de dose. Essa escala foi criada para ser administrada pelos pais, cuidadores e pacientes, com um tempo de aplicação estimado entre 15 e 20 minutos. A análise dos resultados se dá pela avaliação das pontuações dos domínios avaliados, e pontuações mais altas indicam maior adesão terapêutica com maior capacidade de autogerenciamento. A validação do instrumento DSMP apresentou confiabilidade e validade avaliadas por vários métodos, demonstrando ser uma medida conveniente e fácil de administrar com propriedades psicométricas.

• **TABELA 1** Método de Diabetes Self-Management Profile (DSMP)

Cuidar do diabetes significa fazer muitas tarefas diferentes, como tomar insulina, fazer testes para avaliar o açúcar no sangue, seguir um plano alimentar, fazer exercícios físicos e lidar com o alto e baixo índice de açúcar no sangue. Não é fácil fazer todos esses deveres exatamente como os médicos e as enfermeiras pedem. Poucas crianças com diabetes fazem tudo de acordo com o planejado. Às vezes, o(a) seu (sua) filho/filha pode estar preocupado(a) com outras coisas ou ele/ela pode simplesmente se esquecer de cuidar do diabetes, apesar de querer fazer isso. A maioria das crianças e suas famílias desenvolvem uma forma própria para cuidar do diabetes que seja mais fácil para elas. O que estamos tentando entender nesta entrevista é como você e sua família cuidam do diabetes do(a) seu (sua) filho/filha. Vou lhe fazer perguntas e escrever suas respostas. Você pode parar a qualquer momento, ou voltar para as primeiras questões para mudar suas respostas. Somente a equipe médica saberá as suas respostas. Sua participação é completamente voluntária. Você não precisa responder alguma pergunta se não quiser. Você não terá qualquer problema se quiser pular uma questão. Suas respostas não serão compartilhadas com ninguém, assim pode ficar tranquilo(a) para me dizer exatamente o que você faz, não somente o que você pensa que deveria fazer ou o que eu gostaria que você dissesse. Assim, tente ser completamente honesto(a) comigo sobre o que você e sua família normalmente têm feito para cuidar do diabetes do(a) seu (sua) filho/filha nos últimos 3 meses.		
Exercício		
Uma parte do cuidado com o diabetes é praticar exercícios regularmente, como correr, andar de bicicleta e nadar. Algumas crianças tentam fazer isso regularmente, enquanto outras têm dificuldade de encontrar tempo suficiente para fazer exercício. Nesta parte da entrevista, eu irei perguntar a você sobre a prática de atividade física do(a) seu (sua) filho/filha, que pode ser praticar algum esporte, participar das aulas de educação física na escola, caminhar ou andar de bicicleta até a escola. Tente ser o mais honesto(a) e preciso(a) possível sobre a prática de atividade física do(a) seu (sua) filho(a) nos últimos 3 meses.		
1.	Qual tipo de atividade física o(a) seu (sua) filho/filha pratica? ______________________________	
	Nos últimos 3 meses, quantas vezes ele/ela praticou essa atividade física por pelo menos 20 minutos ?	
	Mais de 3 vezes por semana	4
	2 a 3 vezes por semana	3

(continua)

• **TABELA 1** Método de Diabetes Self-Management Profile (DSMP) (*continuação*)

1 vez ao mês	1
Menos de 1 vez ao mês	0
2. Se o(a) seu (sua) filho(a) faz mais exercícios do que o habitual, ou se ele(a) planeja fazer mais exercício, ele(a) muda alguma coisa na alimentação ou na insulina? (Se o entrevistado responder "não", circule 0, e siga para a questão seguinte.)	
O que ele/ela faz? ________________________	
Nos últimos 3 meses, você consegue se lembrar de quantas vezes ele(a) fez essa mudança?	
Faz exercícios de forma tão regular que ajustes são desnecessários	4
Sempre come mais ou aplica menos insulina	4
Com frequência come mais ou aplica menos insulina (2 a 3 vezes por semana)	3
Às vezes come mais ou aplica menos insulina (1 vez por semana)	2
Ocasionalmente come mais ou aplica menos insulina (poucas vezes no mês)	1
Come menos do que o normal ou aplica mais insulina ou não ajusta a comida ou a insulina	0
3. Se o(a) seu (sua) filho(a) faz menos exercícios do que o normal, ou se ele(a) planeja fazer menos exercício, ele(a) muda alguma coisa na alimentação ou na insulina? (Se o entrevistado responder "não", circule 0, e siga para a questão seguinte) O que ele(a) faz? ________________________	
Nos últimos 3 meses, você consegue se lembrar quantas vezes ele(a) fez esta mudança?	
Faz exercícios de forma tão regular que ajustes são desnecessários	4
Sempre come menos ou aplica mais insulina	4
Com frequência come menos ou aplica mais insulina (2 a 3 vezes por semana)	3
Às vezes come menos ou aplica mais insulina (1 vez por semana)	2
Ocasionalmente come menos ou aplica mais insulina (poucas vezes no mês)	1
Come mais e aplica menos insulina ou não ajusta a comida ou a insulina	0
Hipoglicemia	
Todas as pessoas com diabetes, às vezes, têm reações pelo baixo nível de açúcar no sangue que podem causar a sensação de tontura, tremedeira, confusão, sudorese, náuseas, fraqueza, fome e irritabilidade. O médico e as enfermeiras provavelmente já lhe ensinaram alguns procedimentos para evitar a queda do açúcar no sangue e como você deve se cuidar quando isso acontece. Esta parte da entrevista é sobre o que o(a) seu (sua) filho/filha geralmente faz quando tem essas reações. Tente ser o mais honesto(a) e preciso(a) possível sobre como o(a) seu (sua) filho(a) lidou com as quedas de açúcar no sangue nos últimos 3 meses.	
4. O(a) seu (sua) filho(a) leva alguma coisa com ele(a) para o caso de ter uma reação por causa da queda de açúcar no sangue? Por exemplo, quando ele(a) está na escola ou jogando bola, ou num carro, e o nível de açúcar está muito baixo, ele(a) tem algo em mãos para comer?	

(continua)

• **TABELA 1** Método de Diabetes Self-Management Profile (DSMP) (*continuação*)

Sim	1
Não	0
5. Se o(a) seu (sua) filho(a) pensa que o nível de açúcar está baixo, quantas vezes ele(a) faz o teste de ponta de dedo antes de se tratar?	
Sempre faz o teste de ponta de dedo antes de tratar o baixo nível de açúcar (insiste em dizer que nunca teve baixo nível de açúcar no sangue)	4
Geralmente faz teste de ponta de dedo antes de tratar o baixo nível de açúcar (75% das vezes ou mais da metade)	3
Algumas vezes faz teste de ponta de dedo antes de tratar o baixo nível de açúcar (50% das vezes ou a metade)	2
Raramente faz teste de ponta de dedo antes e trata o baixo nível de açúcar (25% das vezes ou menos da metade)	1
Nunca faz o teste de ponta de dedo antes de tratar o baixo nível de açúcar no sangue	0
6. As pessoas lidam com uma queda de açúcar no sangue de formas diferentes. O que o(a) seu (sua) filho(a) normalmente faz para tratar as reações de uma queda de açúcar no sangue? (Se o entrevistado responder que ele(a) come alguma coisa, pergunte: "Quantos gramas de carboidrato tem isso?". Se o entrevistado responder algo diferente de 15 g, pergunte: "É essa a quantidade que o médico falou para ele(a) ingerir?". Então, se o entrevistado responder que ele(a) ingere a quantidade prescrita, mas não menciona o teste, pergunte: "Ele(a) faz o teste após comer?")	
Toma cuidado para rapidamente ingerir a quantidade de carboidratos prescrita (15 g se aplicável) e faz o teste de ponta de dedo após 10 minutos ou insiste que ele(a) nunca teve baixo índice de açúcar no sangue	4
Toma a quantidade de carboidratos prescrita, mas não faz teste de ponta de dedo	3
Ingere carboidratos (não a quantidade prescrita) sem levar em conta a quantidade	2
Continua se tratando até os sintomas passarem	1
Ignora os sintomas até ter a chance de fazer alguma coisa (espera até o momento em que é conveniente tratar)	0
7. O(a) seu (sua) filho(a) usa ou carrega consigo algo que o(a) identifica como tendo diabetes, como um cartão ou bracelete?	
Usa colar, bracelete ou pingente	2
Carrega o cartão de identificação somente	1
Não tem nenhuma identificação prontamente disponível	0
Alimentação	
Médicos, enfermeiras e nutricionistas pedem às crianças com diabetes que sigam um plano alimentar que as ajude a ter um peso saudável e um bom controle do açúcar no sangue.	

(*continua*)

• **TABELA 1** Método de Diabetes Self-Management Profile (DSMP) (*continuação*)

Vários fatores podem atrapalhar o seguimento desse plano, e mesmo quando se esforçam ao máximo, algumas crianças acham difícil se alimentar exatamente de acordo com o plano. Nessa parte da entrevista, vou fazer algumas perguntas sobre os hábitos alimentares do(a) seu (sua) filho(a). Tente ser o mais honesto(a) e preciso(a) possível sobre os hábitos alimentares do(a) seu (sua) filho(a) nos últimos 3 meses.	
8. O(a) seu (sua) filho(a) quantifica o que come, conta carboidratos (ou faz trocas) para saber o quanto ele(a) deve comer, ou ele(a) geralmente come sempre a mesma quantidade de comida sem contar carboidratos? (Se o entrevistado responder: "Ele(a) conta carboidratos", pergunte: "Diga-me como ele(a) faz para contar carboidratos de uma comida que ele(a) nunca comeu antes?")	
Usa a contagem de carboidratos ou lista de trocas como um guia e quantifica a comida e lê os rótulos	3
Usa a contagem de carboidratos (ou lista de trocas) como um guia, mas conhece bem o plano alimentar para que possa comer a quantidade certa, sem quantificar ou ler os rótulos	2
Come aproximadamente a mesma quantidade de comida por refeição, mas não quantifica ou usa a contagem de carboidratos (ou lista de trocas)	1
Come a quantidade que tem vontade e não segue nenhum padrão ou quantificação de comida	0
9. Existem alguns tipos de comida que todos deveríamos evitar, como doces e comidas com muita gordura (bolachas, salgadinhos, bolos, sorvete, pizza, batata frita, cachorro quente, entre outros). Comer algumas dessas comidas não é necessariamente ruim para o(a) seu (sua) filho(a), no entanto, comer grandes quantidades de doce ou comidas com muita gordura não é bom para ninguém. Nos últimos 3 meses, com qual frequência o(a) seu (sua) filho(a) comeu mais desse tipo de comida do que a quantidade saudável?	
Ocasionalmente (poucas vezes por mês ou menos)	4
Às vezes (uma vez por semana)	3
Com frequência (2 a 3 vezes por semana)	2
Quase sempre (4 vezes por semana ou mais)	1
Uma vez ao dia ou mais	0
10. Algumas vezes as pessoas comem mais em relação à insulina previamente calculada e ingerida (*bolus*). Isso não inclui as vezes em que o(a) seu (sua) filho(a) precisa comer mais porque está fazendo mais atividade física ou porque teve uma queda de açúcar no sangue. Isso pode acontecer quando ele(a) está com muita fome ou quando tem vontade de fazer um lanche antes do jantar. Nos últimos 3 meses, quantas vezes ele(a) comeu mais do que havia feito de *bolus* de insulina? (Se o(a) responsável pelo(a) paciente responder: "Ele(a) não faz *bolus* até depois de comer", circule 0 e pergunte: "O(a) seu (sua) filho(a) faz o *bolus* após comer, porque o médico recomendou?". Se responder sim, risque o quadrado.)	

(*continua*)

TABELA 1 Método de Diabetes Self-Management Profile (DSMP) (*continuação*)

Nunca ou quase nunca (1-2 vezes nos últimos 3 meses)	4
Raramente (1 vez por mês)	3
Ocasionalmente (poucas vezes em cada mês)	2
Frequentemente (2-3 vezes por semana)	1
Quase diariamente (4 ou mais vezes por semana) ou não faz o *bolus* até depois de comer	0
Bolus após comer baseado na recomendação médica ____________	
11. Se o(a) seu (sua) filho(a) espera comer mais do que está no seu plano alimentar, ele/ela muda a dose do *bolus* de insulina? Se sim, como?	
Toma mais insulina quando come mais	1
Toma menos insulina quando come mais	0
Não ajusta a insulina	0
12. Algumas vezes as pessoas comem menos do que fizeram de *bolus* de insulina. Isso não inclui quando o(a) seu (sua) filho(a) faz modificações na atividade física, ou quando ele(a) está doente ou quando o nível de açúcar no sangue está muito alto. Isso inclui as vezes que ele(a) não quer comer tudo o que está em seu prato. Nos últimos 3 meses, quantas vezes o(a) seu (sua) filho(a) comeu menos do que havia feito de *bolus*? (Se o paciente responder: "Ele(a) não faz *bolus* até depois de comer", circule 0 e pergunte: "O (a) seu (sua) filho(a) faz o *bolus* após comer, porque o médico recomendou?". Se responder sim, risque o quadrado.	
Nunca ou quase nunca (1-2 vezes nos últimos 3 meses)	4
Raramente (1 vez por mês)	3
Ocasionalmente (poucas vezes em cada mês)	2
Frequentemente (2-3 vezes por semana)	1
Quase diariamente (4 ou mais vezes por semana) ou não faz o bolus até depois de comer	0
Bolus após comer baseado na recomendação médica ____________	
13. Se o(a) seu (sua) filho(a) espera comer menos do que está no seu plano alimentar, ele(a) muda a dose do *bolus* de insulina? Se sim, como?	
Toma menos insulina quando come menos	1
Toma mais insulina quando come menos	0
Não ajusta a insulina	0
Monitorização do açúcar no sangue (teste de ponta de dedo)	
Algumas crianças fazem todos os seus testes de ponta de dedo, mas muitas acham difícil fazer todos os testes que os médicos e enfermeiros pedem. A seguir, vou lhe perguntar sobre os hábitos do(a) seu (sua) filho(a) em relação a fazer teste de ponta de dedo. Tente ser o mais honesto(a) e preciso(a) possível sobre os hábitos do(a) seu (sua) filho(a) em relação a fazer o teste de ponta de dedo nos últimos 3 meses.	

(continua)

• **TABELA 1** Método de Diabetes Self-Management Profile (DSMP) (*continuação*)

14. Nos últimos 3 meses, quantas vezes ele(a) fez o teste de ponta de dedo por dia?	
6 vezes por dia	4
4 a 5 vezes por dia	3
2 a 3 vezes por dia	2
Ao menos 1 vez por dia	1
Não faz o teste, ou faz o teste menos de 1 vez por dia	0
15. Com qual frequência o médico sugeriu que ele(a) fizesse o teste de ponta de dedo?	
6 vezes por dia ou mais	4
Ao menos de 4 a 5 vezes por dia	3
Ao menos de 2 a 3 vezes por dia	2
Ao menos 1 vez por dia	1
Não sei	0
16. Quantas vezes ele(a) faz o teste de ponta de dedo (dentro de 30 minutos) antes das refeições?	
Sempre faz o teste de ponta de dedo (30 minutos) antes de cada refeição	4
Com frequência (75% das vezes ou mais da metade das vezes) faz o teste de ponta de dedo (30 minutos) antes das refeições	3
Às vezes (50% das vezes ou metade) faz o teste de ponta de dedo (30 minutos) antes das refeições	2
Raramente (25% das vezes ou menos da metade das vezes) faz o teste de ponta de dedo (30 minutos) antes das refeições	1
Nunca faz o teste (30 minutos) antes das refeições	0
17. Quantas vezes ele(a) faz o teste de ponta de dedo 2 a 3 horas após a refeição?	
Faz o teste 2 a 3 horas após a refeição 4 ou mais vezes por semana	4
Faz o teste 2 a 3 horas após a refeição 3 vezes por semana	3
Faz o teste 2 a 3 horas após a refeição 2 vezes por semana	2
Faz o teste 2 a 3 horas após a refeição 1 vez por semana	1
Nunca faz o teste 2 a 3 horas após as refeições	0
18. Quantas vezes ele(a) faz o teste de ponta de dedo 2 a 3 horas após atividade física intensa?	
Sempre faz o teste de ponta de dedo 2 a 3 horas após o exercício	4
Com frequência (75% das vezes ou mais da metade das vezes) faz o teste de ponta de dedo 2 a 3 horas após o exercício	3
Às vezes (50% das vezes ou metade) faz o teste de ponta de dedo 2 a 3 horas após o exercício	2
Raramente (25% das vezes ou menos da metade das vezes) faz o teste de ponta de dedo 2 a 3 horas após o exercício	1
Nunca faz o teste 2 a 3 horas após o exercício	0

(*continua*)

• **TABELA 1** Método de Diabetes Self-Management Profile (DSMP) (*continuação*)

19. Nos últimos 3 meses, quantas vezes ele(a) ajustou a dose de insulina, a alimentação, ou a atividade física quando os testes de ponta de dedo dele(a) estavam ficando com níveis altos?	
Fez um ajuste toda vez que foi preciso	4
Com frequência fez um ajuste quando foi necessário (75% das vezes ou mais da metade das vezes)	3
Às vezes fez um ajuste quando foi necessário (50% das vezes ou metade das vezes)	2
Raramente fez um ajuste quando foi necessário (25% das vezes ou menos da metade das vezes)	1
Nunca fez ajuste	0
20. O(a) seu (sua) filho(a) costuma fazer o teste para cetonas?	
Sim	
Não	
Se ele(a) tem 2 resultados de ponta de dedo acima de 240 em sequência, quantas vezes ele(a) faz o teste de cetona na urina?	
Não se lembra de ele(a) ter tido 2 testes acima de 240 em sequência	4
Sempre faz o teste após 2 testes consecutivos de ponta de dedo acima de 240	3
Com frequência faz o teste após 2 testes consecutivos de ponta de dedo acima de 240	2
Ocasionalmente faz o teste após 2 testes consecutivos de ponta de dedo acima de 240	1
Nunca faz o teste após 2 testes consecutivos de ponta de dedo acima de 240	0
21. Quando o(a) seu (sua) filho(a) está doente, quantas vezes ele(a) faz um teste de cetona na urina? (Se responder: "Sempre", pergunte: "Quantas vezes por dia?")	
Sempre faz o teste várias vezes por dia quando está doente	4
Sempre faz o teste uma vez por dia quando está doente	3
Com frequência faz o teste uma vez por dia quando está doente	2
Ocasionalmente faz o teste quando está doente	1
Nunca faz o teste quando está doente	0
Insulina	
Tomar injeções de insulina inclui medir as doses cuidadosamente, tomar as injeções na hora certa e talvez mudar a dose dependendo do resultado do teste de ponta de dedo. Tudo isso não é simples e requer um certo tempo que muitas crianças prefeririam gastar fazendo outras atividades. Esta parte da entrevista é sobre os hábitos em relação às aplicações de insulina do(a) seu (sua) filho(a). Tente ser totalmente honesto(a) quando você responder às perguntas.	
22. Nos últimos 3 meses, quantas vezes o(a) seu (sua) filho(a) atrasou um *bolus* ou aplicação de insulina que ele(a) não deveria ter atrasado?	

(*continua*)

• **TABELA 1** Método de Diabetes Self-Management Profile (DSMP) (*continuação*)

Nunca, sempre aplica insulina na hora certa	4
Atrasou 1 vez por mês ou menos (1 a 3 vezes nos últimos 3 meses)	3
Atrasou 1 vez por semana ou menos	2
Atrasou mais do que 1 vez por semana	0
23. Nos últimos 3 meses, quantas vezes o(a) seu (sua) filho(a) aplicou mais insulina ou fez mais *bolus* do que deveria ter feito ou ele(a) alguma vez aplicou muita insulina?	
Sempre aplicou a quantia prescrita	4
Aplicou mais do que a quantidade prescrita (até 1 vez por mês nos últimos 3 meses)	3
Aplicou mais do que a quantidade prescrita (1 a 2 vezes por mês nos últimos 3 meses)	2
Aplicou mais do que a quantidade prescrita (3 a 4 vezes por mês nos últimos 3 meses)	1
Aplicou mais do que a quantidade prescrita (mais de 4 vezes por mês nos últimos 3 meses)	0
24. Nos últimos 3 meses, quantas vezes o(a) seu (sua) filho(a) aplicou menos insulina ou fez menos *bolus* do que deveria ter feito ou ele(a) alguma vez aplicou pouca insulina?	
Sempre aplicou a quantidade prescrita (até 1 vez por mês nos últimos 3 meses)	4
Aplicou menos do que a quantidade prescrita (1 a 2 vezes por mês nos últimos 3 meses)	3
Aplicou menos do que a quantidade prescrita (3 a 4 vezes por mês nos últimos 3 meses)	2
Aplicou menos do que a quantidade prescrita (mais de 4 vezes por mês nos últimos 3 meses)	0
25. Nos últimos 3 meses, quantas vezes o(a) seu (sua) filho(a) perdeu o *bolus* ou a aplicação de insulina porque ele(a) esqueceu ou estava muito ocupado(a), ou falhou na administração da insulina basal porque a bomba não estava funcionando ou não estava inserida?	
Nunca esqueceu, sempre toma insulina	4
Esqueceu uma vez por mês ou menos (1 a 2 vezes nos últimos 3 meses)	3
Esqueceu uma vez por semana ou menos	2
Esqueceu mais do que uma vez por semana	0

Identificação da família: ______ Local: ______ Entrevistador (inicial): ______ Data: ______

Participante: ☐ Mãe ☐ Pai ☐ Outro cuidador ☐ Criança
Regime: ☐ Convencional ☐ Flexível
Idade da criança: ______

Escore – Diabetes Self-Management Profile

Atividade física	
Resposta 1*	
Exercício	0 1 3 4
Resposta 2	
Mais	0 1 2 3 4 4
Resposta 3	
Menos	0 1 2 3 4 4

Hipoglicemia	
Resposta 4	
Emergência	0 1
Resposta 5	
Baixo	0 1 2 3 4
Resposta 6	
Tratam	0 1 2 3 4
Resposta 7	
Identificação	0 1 2

*Tipos de atividade física
1. ______
2. ______
3. ______
4. ______
5. ______

Alimentação	
Resposta 8	
Quantidade	0 1 2 3
Resposta 9	
Alimentos	0 1 2 3 4
Resposta 10	
Mais	0 1 2 3 4
Resposta 11	
Ajuste	0 0 1
Resposta 12	
Menos	0 1 2 3 4
Resposta 13	
Ajuste	0 0 1

Insulina	
Resposta 22	
Atraso	0 2 3 4
Resposta 23	
Mais	0 1 2 3 4
Resposta 24	
Menos	0 1 2 3 4
Resposta 25	
Falha	0 2 3 4

Monitorização	
Resposta 14	
Frequência	0 1 2 3 4
Resposta 15	
Dif.	0 1 2 3 4
Resposta 16	
Antes	0 1 2 3 4
Resposta 17	
Após	0 1 2 3 4
Resposta 18	
Exercício	0 1 2 3 4
Resposta 19	
Ajuste	0 1 2 3 4
Resposta 20	
Alto	0 1 2 3 4
Resposta 21	
Doença	0 1 2 3 4

Teste de cetonina Sim Não

• **FIGURA 1** Resultado do teste de perfil.

- **Self-Care Inventory (SCI)** – trata-se de uma escala de autorrelato com o objetivo de avaliar a frequência de comportamentos de autocuidado com diabetes, o que permite a variabilidade de regime terapêutico entre indivíduos e avaliar a impressão dos pacientes sobre o quanto eles aderem ao tratamento. A escala é composta por 14 itens com questões que avaliam a autopercepção do paciente sobre a adesão às recomendações dos médicos nas quatro semanas anteriores. Os itens são classificados em escala Likert de 5 pontos, em que "nunca faço" é avaliado com 1 ponto e "sempre faço" é avaliado com 5 pontos, havendo ainda a opção "não se aplica", conforme a autoavaliação quanto ao seguimento das recomendações médicas no mês anterior. Nesse instrumento validado são avaliados quatro domínios de autocuidado: testes e monitoramento de glicose no sangue, regulação de insulina e alimentos, realização de exercícios e precauções de emergência (por exemplo, transportar açúcar para tratar reações). Existem versões diferentes para pais e filhos avaliarem suas percepções sobre o cuidado, e a escala também foi validada para o uso com adultos diabéticos, apresentando alto grau de validade e confiabilidade. Após avaliadas as pontuações, aquelas que apresentam maiores valores apontam maior padrão de adesão terapêutica.

• **TABELA 2** Escala de Self-Care Inventory (SCI)

	Nunca	Raramente	Às vezes	Geralmente	Sempre
1. Verifica a glicose no sangue com monitor	①①	②②	③③	④④	⑤⑤
2. Anota os resultados de glicose no sangue	①①	②②	③③	④④	⑤⑤
3. Verifica cetonas quando o nível de glicose está alto	①①	②②	③③	④④	⑤⑤
4. Usa a dose correta de insulina	①①	②②	③③	④④	⑤⑤
5. Usa a insulina na hora certa	①①	②②	③③	④④	⑤⑤
6. Come as porções corretas de comida	①①	②②	③③	④④	⑤⑤
7. Come as refeições e lanches na hora certa	①①	②②	③③	④④	⑤⑤
8. Anota o que come	①①	②②	③③	④④	⑤⑤
9. Lê os rótulos dos alimentos	①①	②②	③③	④④	⑤⑤
10. Trata o baixo nível de glicose no sangue somente com a quantidade recomendada de carboidratos	①①	②②	③③	④④	⑤⑤
11. Carrega açúcar para, em caso de emergência, tratar o baixo nível de glicose no sangue	①①	②②	③③	④④	⑤⑤
12. Comparece às consultas marcadas	①①	②②	③③	④④	⑤⑤
13. Faz exercícios	①①	②②	③③	④④	⑤⑤
14. Ajusta a dose de insulina baseado nos valores de glicose, comida e exercícios	①①	②②	③③	④④	⑤⑤

- **Self-Care Inventory Revision (SCI-R)** – medida de autorrelato da adesão de pacientes, conforme recomendações médicas de autocuidado, entre adultos com diabetes tipo 1 e tipo 2 com sólida capacidade psicométrica. Esta revisão apresenta uma escala com 15 itens, mantendo o mesmo modelo de respostas em escala Likert do modelo original, em que 4 itens abordam a dieta, 2 abordam o monitoramento de glicose sanguínea, 3 abordam a administração de medicamentos, 1 aborda os exercícios, 2 abordam baixos níveis de glicose e 3 abordam as práticas preventivas e de autocuidado. Nas adequações realizadas na escala original, alguns itens foram combinados, sendo adicionados mais três itens: manter registros de alimentos, ler rótulos de alimentos e tratar o baixo índice de glicose no sangue.
  Além disso, a opção de resposta "não aplicável" foi retirada de quase todos os itens, com exceção das perguntas sobre cetonas, insulina ou comprimidos, pois nem todos os diabéticos são tratados com pílulas para diabetes ou insulina ou têm recomendação para verificar as cetonas. No caso de pacientes com diabetes tipo 2, a escala sugere não pontuar 2 itens, que são a verificação de cetonas e ajuste de insulina. A pontuação dos itens avaliados é dividida em uma escala de 0 a 100 pontos, em que quanto maior a pontuação indicada, maiores os níveis de autocuidado com o diabetes mellitus.
- **Summary of Diabetes Self-Care Activities (SDSCA) Questionnaire** – tem a função de avaliar o autogerenciamento terapêutico do diabetes, assim como a adesão ou não adesão por autorrelato, muito utilizado para pesquisa, contribuindo também com a prática clínica. Este instrumento foi traduzido e adequado para a utilização em diversas línguas, inclusive para o português, sendo validado por vários estudos mostrando boas capacidades psicométricas. Tem como função avaliar de forma sistematizada a adesão ao autocuidado para pacientes diabéticos, assim como realizar o acompanhamento terapêutico durante o tratamento. O instrumento original de Toobert e Glasgow (1994) avaliava 5 aspectos, reunidos em 6 dimensões do tratamento do diabetes, referente a 7 dias anteriores à aplicação do questionário: dieta geral, dieta específica, prática de exercícios, uso de medicamentos, teste de glicose no sangue. Na revisão do SDSCA, a escala passou a ter 11 itens de avaliação do autocuidado, além de outros 14 itens visando à avaliação pormenorizada de alguns dos cuidados.
  A escala revisada é composta por questões respondidas pelo paciente, que marca o número de dias da semana em que os comportamentos indicados na pergunta foram realizados. Os dez primeiros itens abordam dieta geral, dieta específica, prática de exercícios, teste de glicose no sangue e

• **TABELA 3** Escala de Self-Care Inventory Revision (SCI-R)

	Nunca	Raramente	Às vezes	Geralmente	Sempre	
1. Verifica a glicose no sangue com monitor (aparelho de medir glicose no dedo)	①	②	③	④	⑤	
2. Anota os resultados de glicose no sangue quando verifica o monitor	①	②	③	④	⑤	
3. Verifica cetonas no sangue ou na urina quando o nível de glicose está alto	①	②	③	④	⑤	
4. Usa a dose correta de insulina ou dos remédios de diabetes	①	②	③	④	⑤	Não usa insulina ou remédios para diabetes
5. Usa a insulina ou os remédios para diabetes na hora certa	①	②	③	④	⑤	Não usa insulina ou remédios para diabetes
6. Come as porções corretas de comida	①	②	③	④	⑤	
7. Come as refeições e lanches na hora certa	①	②	③	④	⑤	
8. Anota o que come	①	②	③	④	⑤	
9. Lê os rótulos dos alimentos	①	②	③	④	⑤	
10. Carrega carboidrato para, em caso de emergência, tratar a glicose baixa no sangue	①	②	③	④	⑤	
11. Quando a glicose está baixa no sangue, trata somente com a quantidade de carboidratos recomendada	①	②	③	④	⑤	Não teve glicose baixa no sangue
12. Comparece às consultas marcadas	①	②	③	④	⑤	
13. Carrega algum tipo de identificação que comprove o diabetes (p. ex., cartão, pulseira, colar)	①	②	③	④	⑤	
14. Faz exercícios	①	②	③	④	⑤	
15. Você modifica a dose de insulina baseado nos valores de glicose, comida e/ou exercícios	①	②	③	④	⑤	Não usa insulina

Inventário de autocuidado – Diabetes (SCI-R). Este questionário avalia o que você realmente faz, e não o que é recomendado a fazer. Para cada pergunta feita, como você tem seguido o seu tratamento do diabetes nos últimos 1 a 2 meses?

• **TABELA 4** Summary of Diabetes Self-Care Activities (SDSCA) Questionnaire (*traduzida e adaptada*)

1. Alimentação geral	
1.1	Em quantos dos últimos sete dias seguiu um dieta saudável?
1.2	Durante o último mês, quantos dias por semana, em média, seguiu a orientação alimentar, dada por um profissional de saúde (médico, enfermeiro, nutricionista)?
2. Alimentação específica	
2.1	Em quantos dos últimos sete dias comeu cinco ou mais porções de frutas e/ou vegetais?
2.2	Em quantos dos últimos sete dias comeu alimentos ricos em gordura como carnes vermelhas ou derivados de leite integral?
2.3	Em quanto dos últimos sete dias comeu doces?
3. Atividade física	
3.1	Em quantos dos últimos sete dias realizou atividade física durante pelo menos 30 minutos? (minutos totais de atividade contínua, inclusive andar)
3.2	Em quantos dos últimos sete dias praticou algum tipo de exercício físico específico (nadar, caminhar, andar de bicicleta), sem incluir suas atividades em casa ou em seu trabalho?
4. Monitorização da glicemia	
4.1	Em quantos dos últimos sete dias avaliou o açúcar no sangue?
4.2	Em quantos dos últimos sete dias avaliou o açúcar no sangue a quantidade de vezes recomendada pelo médico ou enfermeiro?
5. Cuidados com os pés	
5.1	Em quantos dos últimos sete dias examinou os seus pés?
5.2	Em quantos dos últimos sete dias examinou dentro dos sapatos, antes de calçá-los?
5.3	Em quantos dos últimos sete dias secou os espaços entre os dedos dos pés depois de lavá-los?
6. Medicação	
6.1	Em quantos dos últimos sete dias tomou seus medicamentos de diabetes, conforme recomendado? ou se insulina e comprimidos:
6.2	Em quantos dos últimos sete dias tomou suas injeções de insulina, conforme recomendado?
6.3	Em quantos dos últimos sete dias tomou o número indicado de comprimidos da diabetes?
7. Tabagismo	
7.1	Você fumou um cigarro – ainda que só uma tragada – durante os últimos sete dias? ☐ Não ☐ Sim
7.2	Se sim, quantos cigarros fuma, habitualmente, num dia? N° de cigarros: ______
7.3	Quando fumou o seu último cigarro? ☐ Nunca fumou ☐ Há mais de 2 anos ☐ 1 a 2 anos atrás ☐ Há 4 a 12 meses ☐ 1 a 3 anos atrás ☐ No último mês ☐ Hoje

os cuidados com os pés, representando os comportamentos do paciente com relação a esses cuidados. O décimo primeiro item avalia o tabagismo, com o cálculo da média de cigarros fumados por dia nos últimos 7 dias. A SDSCA revisada foi considerada com adequada capacidade psicométrica, mostrando-se adequada não somente para a pesquisa, mas também para a prática clínica.

- **Diabetes Care Profile (DCP)** – tem o objetivo de avaliar os amplos aspectos relacionados ao cuidado com o diabetes. Segundo o autor, esta escala trata-se de uma medida reconhecida de identificação de aspectos sociais e psicológicos associados ao tratamento e autogestão do diabetes. A relevância do instrumento foi testada e validada sendo considerada adequada para diabetes tipo 1 e tipo 2, podendo ser aplicado em hospitais e em comunidades com propriedades psicométricas bem estabelecidas, com bons padrões de confiabilidade em diferentes grupos étnicos. Ele é dividido em 16 subescalas e 234 itens que abordam os seguintes aspectos: adesão terapêutica, capacidade de autocuidado, controle de peso, cuidados com medicação, exercícios, autocuidado e adesão à dieta alimentar, fatores sociais e pessoais, atitude positiva e negativa, barreiras médicas, benefícios de cuidados de longo prazo, atitude de apoio e compreensão prática de autogestão.
- **Medication Adherence Report Scale (MARS-10 - © Professor Rob Horne)** – instrumento validado em diversos países e para diferentes tipos de patologias, sendo amplamente utilizado e com alta propriedade psicométrica, busca abordar a adesão do paciente em diferentes aspectos, tais como: atitude em relação ao uso da medicação, efeitos colaterais negativos, comportamento de adesão ao medicamento e atitude em relação à medicação. CHAN et al. (2020) afirma que essa escala de autorrelato avalia tanto a não adesão intencional ("Eu evito usar se puder") quanto a não adesão não intencional ("Esqueci de usar"). O instrumento de abordagem multidimensional constituído de 10 itens se divide em 4 itens abordando o comportamento de adesão à medicação, 4 itens abordando a atitude em relação ao uso de medicamentos e 2 itens abordando os efeitos colaterais negativos e as atitudes relacionadas à medicação. Para cada pergunta abordada são dadas as opções de resposta "sim" ou "não", visto que respostas que assumam o caráter de não adesão recebem pontuação "0" e aquelas que apresentam comportamento de adesão recebem pontuação "1", dessa forma a pontuação total no MARS pode variar entre 0 a 10 pontos, em que pontuações mais altas indicam uma melhor adesão à medicação.

  Inicialmente criado em uma versão com 10 itens, foi posteriormente validado em uma versão de avaliação de cinco itens, o Medication Adherence Report Scale (MARS-5 - © Professor Rob Horne) (HORNE et al., 1999).

REFERÊNCIAS BIBLIOGRÁFICAS

1. Andrade SE, Kahler KH, Frech F, Chan KA. Methods For Evaluation Of Medication Adherence And Persistence Using Automated Databases. Pharmacoepidemiol Drug Saf. 2006; 15(8):565-577. doi: 10.1002/pds.1230. PMID: 16514590. [Internet]. [acesso em: 2021 abr. 01]. Disponível em: https://onlinelibrary.wiley.com/doi/10.1002/pds.1230.
2. Ayoub D, Mroueh L, El-Hajj M, Awada S, Rachidi S, Zein S, et al. Evaluation Of Antidiabetic Medication Adherence In The Lebanese Population: Development Of The Lebanese Diabetes Medication Adherence Scale. Int J Pharm Pract. 2019;27(5):468-76. doi: 10.1111/ijpp.12558. Epub 2019 Jul 2. PMID: 31264750. [Internet]. [acesso em: 2021 abr. 01]. Disponível em: https://academic.oup.com/ijpp/article/27/5/468/6066795.
3. Chan AH, Horne R, Hankins M, Chisari C. The Medication Adherence Report Scale: A Measurement Tool For Eliciting Patients' Reports Of Nonadherence. Br J Clin Pharmacol. 2020;86(7):1281-8. doi: 10.1111/bcp.14193. Epub 2020 May 18. PMID: 31823381; PMCID: PMC7319010. [Internet]. [acesso em: 2021 abr. 01]. Disponível em: https://www.ncbi.nlm.nih.gov/pmc/articles/PMC7319010/.
4. Cho NH, Shaw JE, Karuranga S, Huang Y, da Rocha JD, Ohlrogge AW, et al. IDF Diabetes Atlas: Global Estimates Of Diabetes Prevalence For 2017 And Projections For 2045. Diabetes Res Clin Pract. 2018;138:271-81. doi: 10.1016/j.diabres.2018.02.023. Epub 2018 Feb 26. PMID: 29496507. [Internet]. [acesso em: 2021 abr. 01]. Disponível em: https://www.diabetesresearchclinicalpractice.com/article/S0168-8227(18)30203-1/fulltext.
5. Copeland KC, Silverstein J, Moore KR, Prazar GE, Raymer T, Shiffman RN, Springer SC, Thaker VV, Anderson M, Spann SJ, Flinn SK. AMERICAN ACADEMY OF PEDIATRICS. Management of Newly Diagnosed Type 2 Diabetes Mellitus (T2DM) in Chil-dren and Adolescents. Pediatrics. 2013; 131(2):364-382. doi: 10.1542/peds.2012-3494. Epub 2013 Jan 28. Erratum in: Pedia-trics. 2013 May;131(5):1014. PMID: 23359574. [Internet]. [acesso em: 2022 fev. 28]. Disponível em: https://pediatrics.aappublications.org/content/131/2/364.long.
6. Delamater AM, Jacobson AM, Anderson B, Cox D, Fisher L, Lustman P, Rubin R, Wysocki T. Psychosocial Therapies Working Group. Psychosocial Therapies In Diabetes: Report Of The Psychosocial Therapies Working Group. Diabetes Care. 2001 Jul;24(7):1286-92. doi: 10.2337/diacare.24.7.1286. PMID: 11423517. [Internet]. [acesso em: 2021 abr. 01]. Disponível em: https://care.diabetesjournals.org/content/24/7/1286.long.
7. Fitzgerald JT, Anderson RM, Gruppen LD, Davis WK, Aman LC, Jacober SJ, et al. The Reliability of the Diabetes Care Profile for African Americans. Eval Health Prof. 1998;21(1):52-65. doi: 10.1177/016327879802100103. PMID: 10183339. [Internet]. [acesso em: 2021 abr. 01]. Disponível em: https://journals.sagepub.com/doi/10.1177/016327879802100103?url_ver=Z39.88-2003&rfr_id=ori:rid:crossref.org&rfr_dat=cr_pub%20%200pubmed.
8. Fitzgerald JT, Davis WK, Connell CM, Hess GE, Funnell MM, Hiss RG. Development And Validation Of The Diabetes Care Profile. Eval Health Prof. 1996;19(2):208-30. doi: 10.1177/016327879601900205. PMID: 10186911. [Internet]. [acesso em: 2021 abr. 01]. Disponível em: https://journals.sagepub.com/doi/10.1177/016327879601900205?url_ver=Z39.88-2003&rfr_id=ori:rid:crossref.org&rfr_dat=cr_pub%20%200pubmed.
9. Funnell MM, Bootle S, Stuckey HL. The Diabetes Attitudes, Wishes And Needs Second Study. Clin Diabetes. 2015;33(1):32-36. doi: 10.2337/diaclin.33.1.32. [Internet]. [acesso em: 2021 abr. 01]. Disponível em: https://www.ncbi.nlm.nih.gov/pmc/articles/PMC4299747/.
10. Garber MC, Nau DD, Erickson SR, Aikens JE, Lawrence JB. The Concordance Of Self-Report With Other Measures Of Medication Adherence: A Summary Of The Literature. Med Care. 2004;42(7):649-52. doi: 10.1097/01.mlr.0000129496.05898.02. PMID: 15213489. [Internet]. [acesso em: 2021 abr. 01]. Disponível em: https://journals.lww.com/lww-medicalcare/Abstract/2004/07000/The_Concordance_of_Self_Report_With_Other_Measures.5.aspx.

11. Graetz I, Huang J, Muelly ER, Bombeiro B, Hsu J, Reed ME. Association of Mobile Patient Portal Access With Diabetes Medication Adherence and Glycemic Levels Among Adults With Diabetes. JAMA Netw Open. 2020;3(2):e1921429. doi: 10.1001 / jama-networkopen.2019.21429. [Internet]. [acesso em: 2021 abr. 01]. Disponível em: https://jamanetwork.com/journals/jamanetworkopen/fullarticle/2761257.
12. Hanson CL, Henggeler SW, Burghen GA. Social Competence And Parental Support As Mediators Of The Link Between Stress And Metabolic Control In Adolescents With Insulin-Dependent Diabetes Mellitus. J Consult Clin Psychol. 1987;55(4):529-33. doi: 10.1037/0022-006X.55.4.529. PMID: 3624608. [Internet]. [acesso em: 2021 abr. 01]. Disponível em: https://content.apa.org/record/1988-01780-001.
13. Harris MA, Wysocki T, Sadler M, Wilkinson K, Harvey LM, Buckloh LM, et al. Validation Of A Structured Interview For The Asses-sment Of Diabetes Self-Management. Diabetes Care. 2000;23(9):1301-4. doi: 10.2337/diacare.23.9.1301. PMID: 10977022. [In-ternet]. [acesso em: 2021 abr. 01]. Disponível em: https://care.diabetesjournals.org/content/23/9/1301.long.
14. Hashmi NR, Khan SA. Adherence To Diabetes Mellitus Treatment Guidelines From Theory To Practice: The Missing Link. J Ayub Med Coll Abbottabad. 2016; 28(4):802-808. PMID: 28586608. [Internet]. [acesso em: 2021 abr. 01 Disponível em: https://jamc.ayubmed.edu.pk/jamc/index.php/jamc/article/view/1284/738.
15. Hilliard ME, Rohan JM, Rausch JR, Delamater A, Pendley JS, Drotar D. Patterns And Predictors Of Paternal Involvement In Early Adolescents' Type 1 Diabetes Management Over 3 Years. J Pediatr Psychol. 2014;39(1):74-83. doi: 10.1093/jpepsy/jst067. Epub 2013 Sep 6. PMID: 24013966; PMCID: PMC3894421. [Internet]. [acesso em: 2021 abr. 01]. Disponível em: https://academic.oup.com/jpepsy/article/39/1/74/1014214.
16. Ho PM, Rumsfeld JS, Masoudi FA, Mcclure DL, Plomondon ME, Steiner JF, et al. Effect Of Medication Nonadherence On Hospitali-zation And Mortality Among Patients With Diabetes Mellitus. Arch Intern Med. 2006;166(17):1836-41. doi: 10.1001/archinte.166.17.1836. PMID: 17000939. [Internet]. [acesso em: 2021 abr. 01]. Disponível em: https://jamanetwork.com/journals/jamainternalmedicine/fullarticle/410956.
17. Hood KK, Rohan JM, Peterson CM, Drotar D. Interventions With Adherence-Promoting Components In Pediatric Type 1 Diabetes: Meta-Analysis Of Their Impact On Glycemic Control. Diabetes Care. 2010 Jul;33(7):1658-64. doi: 10.2337/dc09-2268. PMID: 20587726; PMCID: PMC2890378. [Internet]. [acesso em: 2021 abr. 01. Disponível em: https://care.diabetesjournals.org/content/33/7/1658.long.
18. Horne R, Weinman, J. Self-Regulation And Self-Management In Asthma: Exploring The Role Of Illness Perceptions And Treatment Beliefs In Explaining Non-Adherence To Preventer Medication. Psychology & Health, 17(1):17–32; 2002. doi: https://doi.org/10.1080/08870440290001502. [Internet]. [acesso em: 2021 abr. 01].Disponível em: https://psycnet.apa.org/record/2002-02790-002.
19. Horne, R, Weinman, J, Hankins, M. The Beliefs About Medicines Questionnaire: The Development And Evaluation Of A New Method For Assessing The Cognitive Represen-tation Of Medication. Psychology & Health, 14(1), 1–24; 1999. doi: https://doi.org/10.1080/08870449908407311.
20. Iglay K, Cartier SE, Rosen VM, Zarotsky V, Rajpathak SN, Radican L, Tunceli K. Meta-Analysis Of Studies Examining Medication Adherence, Persistence, And Discontinuation Of Oral Antihyperglycemic Agents In Type 2 Diabetes. Curr Med Res Opin. 2015;31(7):1283-1296. doi: 10.1185/03007995.2015.1053048. Epub 2015 Jun 18. PMID: 26023805. Disponível em: https://www.tandfonline.com/doi/abs/10.1185/03007995.2015.1053048?journalCode=icmo20.
21. Karter AJ, Subramanian U, Saha C, Crosson JC, Parker MM, Swain BE, Moffet HH, Marrero DG. Barriers To Insulin Initiation: The Translating Research Into Action For Diabetes Insulin Starts Project. Diabetes Care. 2010; 33(4):733-5. doi: 10.2337/dc09-1184. Epub 2010 Jan 19. PMID: 20086256; PMCID: PMC2845015. [Internet]. [acesso em: 2021 abr 01.]. Disponível em: https://care.diabetesjournals.org/content/33/4/733.long.

22. Kirkman MS, Rowan-Martin MT, Levin R, Fonseca VA, Schmittdiel JA, Herman WH, Aubert RE. Determinants Of Adherence To Diabetes Medications: Findings From A Large Pharmacy Claims Database. Diabetes Care. 2015;38(4):604-609. doi: 10.2337/dc14-2098. Epub 2015 Jan 8. PMID: 25573883; PMCID: PMC4370331. [Internet]. [acesso em: 2021 abr. 01]. Dispo-nível em: https://care.diabetesjournals.org/content/38/4/604.long.
23. La Greca AM, Swales T, Klemp S, Madigan S. Self Care Behaviors Among Adolescents With Diabetes, Ninth Annual Sessions of the Society of Behavioral Medicine (Abstract), 1988. pg. A42.
24. La Greca AM. Manual For The Self Care Inventory. Miami FL: University of Miami; 2004. [Internet]. [acesso em: 2021 abr. 01]. Disponível em: https://people.miami.edu/_assets-profiles/acad-as/pdf/psychology/annette-lagreca-pdfs/sci-manual-2004.pdf.
25. Lauffenburger JC, Lewey J, Jan S, Makanji S, Ferro CA, Krumme AA, et al. Effectiveness of Targeted Insulin-Adherence Interventions for Glycemic Control Using Predictive Analytics Among Patients With Type 2 Diabetes: A Randomized Clinical Trial. JAMA Netw Open. 2019;2(3):e190657. doi: 10.1001/jamanetworkopen.2019.0657. Erratum in: JAMA Netw Open. 2019 Jul 3;2(7):e198448. PMID: 30874782; PMCID: PMC6484630. [Internet]. [acesso em: 2021 abr. 01]. Disponível em: https://jamanetwork.com/journals/jamanetworkopen/fullarticle/2728004.
26. Lo-Ciganic WH, Donohue JM, Jones BL, Perera S, Thorpe JM, Thorpe CT, Marcum ZA, Gellad WF. Trajectories of Diabetes Medi-cation Adherence and Hospitalization Risk: A Retrospective Cohort Study in a Large State Medicaid Program. J Gen Intern Med. 2016 Sep;31(9):1052-60. doi: 10.1007/s11606-016-3747-6. Epub 2016 May 26. PMID: 27229000; PMCID: PMC4978686. [Internet]. [acesso em: 2021 abr. 01]. Disponível em: https://www.ncbi.nlm.nih.gov/pmc/articles/PMC4978686/.
27. Mahler C, Hermann K, Horne R, Ludt S, Haefeli WE, Szecsenyi J, et al. Assessing Reported Adherence To Pharmacological Trea-tment Recommendations. Translation and Evaluation of the Medication Adherence Report Scale (MARS) in Germany. J Eval Clin Pract. 2010;16(3):574-9. doi: 10.1111/j.1365-2753.2009.01169.x. Epub 2010 Feb 22. PMID: 20210821. [Internet]. [acesso em: 2021 abr. 01]. Disponível em: https://onlinelibrary.wiley.com/doi/abs/10.1111/j.1365-2753.2009.01169.x.
28. Mumtaz T, Haider SA, Malik JA, La Greca AM. Translation, Validation And Effectiveness Of Self-Care Inventory In Assessing Adherence To Diabetes Treatment. J Pak Med Assoc. 2016 Jul;66(7):853-8. PMID: 27427135. [Internet]. [acesso em: 2021 abr. 01]. Disponível em: https://jpma.org.pk/article-details/7826?article_id=7826.
29. Organização Mundial da Saúde (OMS). World Health Organization, International Diabetes Federation. Definition and Diagnosis of Diabetes Mellitus and Intermediate Hyperglycaemia: Report of a WHO/IDF. 2006. [Internet]. [acesso em: 2021 abr. 01]. Disponível em: http://apps.who.int/iris/bitstream/handle/10665/43588/9241594934_eng.pdf;jsessionid=777980641DF76E2D625F4114C2DE7C34?sequence=1.
30. Organização Mundial de Saúde (OMS). World Health Organization. Adherence to Long Term Therapy: Evidence for Action. 2003. [Internet]. [acesso em: 2021 abr. 01]. Disponível em: https://apps.who.int/iris/bitstream/handle/10665/42682/9241545992.pdf.
31. Osterberg L, Blaschke T. Adherence to Medication. New England Journal of Medicine. 2005;353(5):487-97. doi: 10.1056/NEJMra050100. PMID: 16079372. [Internet]. [acesso em: 2021 abr. 01]. Disponível em: https://www.nejm.org/doi/10.1056/NEJMra050100?url_ver=Z39.88-2003&rfr_id=ori:rid:crossref.org&rfr_dat=cr_pub%20%200pubmed.
32. Piette JD, Heisler M, Krein S, Kerr EA. The Role Of Patient-Physician Trust In Moderating Medication Nonadherence Due To Cost Pressures. Arch Intern Med. 2005;165(15):1749-55. doi: 10.1001/archinte.165.15.1749. PMID: 16087823. [Internet]. [acesso em: 2021 abr. 01]. Disponível em: https://jamanetwork.com/journals/jamainternalmedicine/fullarticle/765597.
33. Sociedade Brasileira de Diabetes. Diretrizes da Sociedade Brasileira de Diabetes 2019-2020. Sociedade Brasileira de Diabetes. Clannad Editora Científica. 2019. [Internet]. [acesso em: 2022 fev. 28]. Disponível em: https://www.diabetes.org.br/profissionais/images/DIRETRIZES-COMPLETA-2019-2020.pdf.

34. Stirratt MJ, Dunbar-Jacob J, Crane HM, Simoni JM, Czajkowski S, Hilliard ME, et al. Self-Report Measures Of Medication Adherence Behavior: Recommendations On Optimal Use. Transl Behav Med. 2015;5(4):470-82. doi: 10.1007/s13142-015-0315-2. Epub 2015 Jul 9. PMID: 26622919; PMCID: PMC4656225. [Internet]. [acesso em: 2021 abr. 01]. Disponível em: https://academic.oup.com/tbm/article-abstract/5/4/470/4563077?redirectedFrom=fulltext.
35. Thakkar J, Kurup R, Laba TL, Santo K, Thiagalingam A, Rodgers A, et al. Mobile Telephone Text Messaging for Medication Adhe-rence in Chronic Disease: A Meta-analysis. JAMA Intern Med. 2016;176(3):340-9. doi: 10.1001/jamainternmed.2015.7667. PMID: 26831740. [Internet]. [acesso em: 2021 abr. 01]. Disponível em: https://jamanetwork.com/journals/jamainternalmedicine/fullarticle/2484905.
36. Thompson K, Kulkarni J, Sergejew AA. Reliability and Validity of a New Medication Adherence Rating Scale (MARS) For the Psychoses. Schizophr Res. 2000; 5;42(3):241-7. doi: 10.1016/s0920-9964(99)00130-9. PMID: 10785582. [Internet]. [acesso em: 2021 mar. 01]. Disponível em: https://www.sciencedirect.com/science/article/abs/pii/S0920996499001309?via%3Dihub
37. Toobert DJ, Glasgow RE. Assessing Diabetes Self-Management: The Summary Of Diabetes Self--Care Activities Questionnaire. In Handbook of Psychology and Diabetes. Bradley C, Ed. Chur, Switzerland, Harwood Academic, 1994, p. 351–75.
38. Toobert DJ, Hampson SE, Glasgow RE. The Summary Of Diabetes Self-Care Activities Measure: Results From 7 Studies And A Revised Scale. Diabetes Care. 2000;23(7):943-50. doi: 10.2337/diacare.23.7.943. PMID: 10895844. [Internet]. [acesso em: 2021 abr. 01]. Disponível em: https://care.diabetesjournals.org/content/23/7/943.long.
39. Weinger K, Butler HA, Welch GW, La Greca AM. Measuring Diabetes Self-Care: A Psychometric Analysis Of The Self-Care Inven-tory-Revised with Adults. Diabetes Care. 2005;28(6):1346-52. doi: 10.2337/diacare.28.6.1346. [Internet]. [acesso em: 2021 abr. 01]. Disponível em: https://www.ncbi.nlm.nih.gov/pmc/articles/PMC1615849/.
40. Wong CA, Miller VA, Murphy K, Small D, Ford CA, Willi SM, et al. Effect of Financial Incentives on Glucose Monitoring Adherence and Glycemic Control Among Adolescents and Young Adults With Type 1 Diabetes: A Randomized Clinical Trial. JAMA Pedi-atr.2017;171(12):1176-83. doi: 10.1001/jamapediatrics.2017.3233. PMID: 29059263; PMCID: PMC6583649. [Internet]. [acesso em: 2021 abr. 01]. Disponível em: https://jamanetwork.com/journals/jamapediatrics/fullarticle/2657311.

10

Adesão terapêutica de pacientes com asma

Danyelle Cristine Marini

Neste capítulo...
Veremos as estratégias de adesão medicamentosa para os pacientes com asma. Apresentam-se como um desafio por necessitar de acompanhamento próximo e educação não apenas do paciente acometido, mas de todos que contribuem para esse comprometimento. Nessa doença crônica, o trabalho interdisciplinar mostra-se indispensável. O objetivo deste capítulo é, principalmente, compreender os fatores que causam a não adesão ao tratamento, avaliando tanto a causa pessoal, devido a escolhas particulares ou consequências de fatores secundários (principalmente relacionados à escolaridade), quanto fatores ambientais, sejam eles gatilhos para ativação da doença ou influenciadores para a não adesão medicamentosa diretamente.

A asma é uma doença respiratória crônica que afeta crianças e adultos. Está associada a uma carga socioeconômica significativa em termos de qualidade de vida e custos relacionados à saúde, sendo que mais de 300 milhões de pessoas em todo o mundo atualmente têm asma. Apesar dos avanços recentes, a morbidade e a mortalidade dessa doença continuam altas. O controle ideal da asma é o foco principal das diretrizes para a doença e é avaliado pela frequência dos sintomas, bem como pelas exacerbações. A má adesão aos medicamentos para asma é um desafio comumente encontrado que contribui ainda mais para o aumento da morbidade e mortalidade.*

* Este capítulo foi desenvolvido com o apoio e a ajuda de Fernanda Frizo Corradi, a qual participou efetivamente da pesquisa e escrita deste documento.

A asma apresenta as piores taxas de adesão entre as doenças crônicas. Apenas entre 8% e 13% dos pacientes que cumpriram sua prescrição inicial continuam a reabastecer suas prescrições após um ano e, em média, os pacientes que continuam a terapia tomam menos de 50% do número de doses prescritas. Na verdade, a adesão na doença pulmonar é menor do que em outras condições crônicas, incluindo síndrome da imunodeficiência adquirida, doenças reumatológicas, câncer e distúrbios gastrointestinais. Ao mesmo tempo, há uma dependência excessiva de broncodilatadores de curta ação, um marcador da atividade da doença, tanto na asma quanto na doença pulmonar obstrutiva crônica.

A não adesão pode assumir uma variedade de formas, desde errática, em que o indivíduo perde doses por esquecimento, ou devido a um estilo de vida agitado, até inadvertida, em que o indivíduo não compreende totalmente as especificidades de seu regime de tratamento, ou a necessidade de adesão, e não toma seu medicamento corretamente, pois decidiu isso, de forma consciente, com base nas percepções do fardo da doença *versus* o fardo da terapia.

Segundo a Organização Mundial de Saúde, os principais fatores que influenciam diretamente a adesão medicamentosa podem ser divididos em cinco dimensões, cada uma delas tendo um peso maior de acordo com a faixa etária em que o tratamento é instituído, sendo elas: fatores socioeconômicos (pobreza, analfabetismo, baixo apoio social); equipe de saúde e fatores relacionados ao sistema (qualidade da relação entre os profissionais e pacientes); fatores relacionados à condição (severidade, duração); fatores relacionados à terapia (dose, regime terapêutico, efeitos adversos) e fatores relacionados ao paciente (esquecimento, crenças, conhecimentos e habilidades inadequadas na gestão dos sintomas e tratamento da doença).

Analisando o último relatório do programa Global Strategy for Asthma Management and Prevention (GINA), os seguintes componentes são considerados indispensáveis para um bom manejo da asma: treinamento de habilidades para usar dispositivos de inalação de forma eficaz; motivar a adesão ao uso dos medicamentos, às consultas e outros conselhos estratégicos para uma gestão acordada; informação sobre asma; educação em autogestão aplicada à automonitorização dos sintomas ou pico de fluxo; um plano de ação escrito sobre asma, treinando o paciente para reconhecer e tomar decisões quando houver agravamento da doença.

O controle da asma pode ser verificado com instrumentos simples; além do questionário de controle da asma da GINA, há outras ferramentas já adaptadas culturalmente para uso no Brasil, incluindo o Questionário de Controle da Asma e o Teste de Controle da Asma. A vantagem do uso dessas duas últimas ferramentas é sua avaliação numérica, que facilita a compreensão do nível de controle da doença tanto pelo paciente quanto pelo médico.

• **TABELA 1** Definição de controle da asma por diferentes instrumentos

Instrumento/itens	Asma controlada	Asma parcialmente controlada	Asma não controlada
GINA			
Sintomas diurnos > 2 vezes por semana	Nenhum item	1 a 2 itens	3 a 4 itens
Despertares noturnos por asma			
Medicação de resgaste > 2 vezes por semana			
Limites das atividades por asma			
ACQ-7	Escore		
Número de despertares noturnos/noite	$\leq$ 0,75	0,75 a < 1,5	> 1,5
Intensidade dos sintomas			
Limitação das atividades por asma			
Intensidade da dispneia			
Sibilância (quanto tempo)			
Medicação de resgaste			
VEF$_1$ pré-broncodilatador			
ACT	Escore		
Limitação das atividades por asma	$\geq$ 20	15 a 19	< 1,5
Dispneia			
Despertares noturnos por asma			
Medicação de resgate			
Autoavaliação do controle da asma			

Fonte: GINA 2020.

GINA: Global Initiative for Asthma; ACQ-7: Asthma Control Questionnaire com 7 itens – escore 0-7 por item; ACT: Asthma Control Test – escore 0-5 por item. O ACQ pode ser usado sem espirometria; nesse caso, é referido como ACQ-6. Caso seja usado sem espirometria ou medicação de resgate, é referido como ACQ-5.

As não adesões ao tratamento medicamentoso estão associadas a um controle inadequado da asma, aumento das exacerbações da doença e busca de atendimento emergencial, bem como ao aumento dos custos do sistema de saúde. Os dados disponíveis sugerem que 24% das exacerbações e 60% das hospitalizações relacionadas à doença são atribuídas à baixa adesão, e que a adesão deve exceder 80% para atingir o controle efetivo da asma.

ABANDONO DO TRATAMENTO NA CRIANÇA E NO ADOLESCENTE

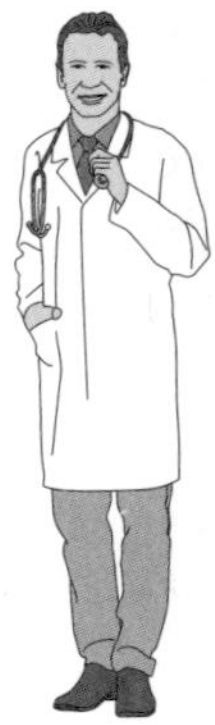

VAMOS PENSAR...

D.V.L.S., masculino, 10 anos, com asma e rinite, retornou ao tratamento após abandono por 2 anos. Sintomas descontrolados o levaram à internação. Apresentava tosse persistente, limitação de atividades diárias, faltas na escola, cansaço aos esforços e despertares noturnos. Prescrito formoterol e budesonida (12/400) + budesonida nasal. Três pneumonias associadas à sibilância. Ausência de vacinas influenza e pneumocócica. Persistiu com sintomas não controlados. Medicação trocada para salmeterol+fluticasona (100/500) e montelucaste.

Para melhor entendimento dos fatores que levam à má adesão, é possível dividi-los em 3 categorias:

Não adesão involuntária

A forma mais básica de não adesão é causada pela má compreensão do tratamento proposto pela equipe médica, seja por parte dos pais ou dos pacientes. Essa forma de abandono geralmente ocorre em pacientes que receberam pouca ou nenhuma educação sobre a asma e seu tratamento. Conversar com pacientes e pais sobre o tratamento prescrito e o uso recomendado do medicamento, bem como a educação sobre o dispositivo inalatório, pode revelar mal-entendidos e uma melhor resposta ao tratamento.

Não adesão intencional

Percepções e entendimento de doença e crenças sobre medicamentos têm se mostrado consistentemente como fortes determinantes da adesão. Crianças com doenças crônicas e seus pais enfrentam preocupações conflitantes. Por um lado, a própria condição é motivo de preocupação, tanto no que diz respeito a ameaças de curto como de longo prazo. Com base em experiências anteriores de sintomas e informações de familiares, amigos e mídia popular, incluindo a internet, as pessoas desenvolvem uma percepção da doença que molda sua visão sobre a necessidade e a percepção da necessidade de medicação. Por exemplo, uma pessoa que vê a asma como uma doença episódica não perceberá a necessidade de fazer terapia preventiva diária, do uso constante de medicações de recuperação, não entendendo a diferença desta com as de manutenção. Em comparação, uma pessoa que percebe a asma como uma condição crônica caracterizada por vias aéreas inflamadas tem mais probabilidade de perceber a necessidade de tratamento de controle diário. Por outro lado, as pessoas também têm cognições fortes sobre drogas. Estudos qualitativos têm mostrado que muitos pais expressam forte resistência a dar medicamentos diariamente para seus filhos porque "não parece certo colocar produtos químicos em um corpo tão pequeno", ou relacionam o uso de medicamentos diariamente com gerar uma "dependência" a essa substância. Essa resistência uniforme à administração diária de medicamentos em geral pode ser aumentada pelo medo dos efeitos colaterais, por exemplo, dos corticosteroides (inalados). As decisões sobre tomar medicação de manutenção feitas por pacientes e seus pais podem diferir consideravelmente dos conselhos oferecidos pela equipe médica. Extrair as perspectivas dos pais e dos pacientes no consultório é, portanto, crucial para detectar a não adesão.

Não adesão não planejada

Mesmo quando os pais ou filhos decidem seguir o conselho do médico para usar os corticoides inalatórios diariamente, muitas barreiras podem impedi-los de fazê-lo, causando uma não adesão não planejada. Em uma população de crianças em idade escolar, descobrimos que os seguintes problemas dificultaram a adesão: questões familiares e sociais complexas ou de criação dos filhos, e responsabilidade excessiva dada pelos pais às crianças em uma idade relativamente jovem para autogerenciar o uso diário de seus próprios medicamentos sem supervisão dos pais. Outras barreiras comuns incluem problemas financeiros, como pobreza ou, em alguns países, falta de seguro de saúde cobrindo a terapia de controle diária. A visita domiciliar pode ser um método eficiente de coleta de informações sobre essas barreiras, conforme demonstrado em pacientes com asma grave. Adicionar resultados de adesão medida eletronicamente a uma discussão discreta com pais e pacientes em seu ambiente doméstico pode fornecer informações úteis sobre as barreiras individuais para o uso regular da medicação.

As intervenções para aumentar a adesão representam uma ferramenta muito valiosa para alcançar o controle satisfatório da asma, o que poderia ser muito difícil de ser realizado de outra forma. A complexidade da questão se torna óbvia a partir dos muitos fatores envolvidos, como educação dos pais, crenças dos pais sobre a necessidade de medicamentos e gatilhos ambientais, além de ser ainda mais agravada pela disparidade entre as expectativas dos médicos e dos pacientes, levando à superestimação ou subestimação do nível de controle.

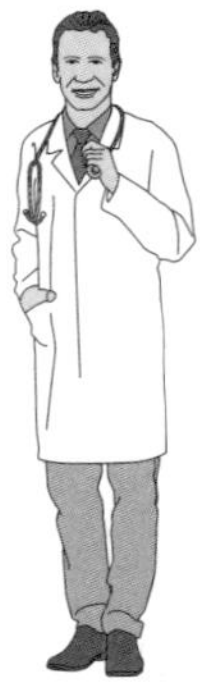

VAMOS PENSAR...

Z., adolescente com 15 anos, é encaminhada para atendimento pela pneumologia, portadora de asma 'não controlada'associada a 'problemas emocionais'. Teve o primeiro episódio de broncoespasmo aos dois meses de idade, sendo incluída no protocolo de profilaxia da asma aos 12 meses de vida, a partir de dados que sugeriam diagnóstico de asma persistente grave/moderada, não controlada. Desde então, fazia uso contínuo de beclometasona por via inalatória em doses variáveis de 500 a 1.000 mcg/dia associado a broncodilatadores nas crises.

Pesquisas anteriores descobriram que crianças e adolescentes com asma não estão ativamente envolvidos durante suas visitas médicas. O envolvimento ativo é importante, especialmente para adolescentes com doenças crônicas, como a asma, porque as discussões interativas com os profissionais de saúde podem ajudar os adolescentes a aprender como autogerir seus regimes de tratamento. Tradicionalmente, a contribuição do adolescente durante as visitas médicas tem sido limitada a aproximadamente 10% da visita e a comunicação é dominada pelo médico e pelos pais. Os pais muitas vezes restringem a participação do adolescente e querem dominar a consulta médica, embora 97% dos adolescentes queiram discutir sua asma com seu provedor. No entanto, envolver ativamente os adolescentes pode melhorar seus conhecimentos sobre medicamentos e seu funcionamento físico geral. Por exemplo, pesquisas anteriores descobriram que 78% dos adolescentes expressaram um ou mais problemas com seus medicamentos para asma, mas apenas 11% fizeram perguntas sobre seus medicamentos durante as consultas médicas.

A Teoria Social Cognitiva (TSC) é um referencial teórico que pode ser usado para desenvolver uma intervenção para melhorar o envolvimento e engajamento do adolescente durante as consultas médicas. Um dos principais componentes do TSC é a autoeficácia; por exemplo, a autoconfiança do adolescente em sua capacidade de se envolver ativamente na consulta médica. A aplicação do TSC em populações com asma pediátrica mostrou que o aconselhamento técnico de provedores é um fator externo que pode melhorar a autoeficácia de autocuidado de adolescentes. A autoeficácia do adolescente no controle da asma está fortemente correlacionada ao estado de saúde, adesão, técnica do dispositivo de medicação para asma, sintomas da asma e impacto da doença na família.

ABANDONO DO TRATAMENTO NO IDOSO

Embora a prevalência de asma em adultos mais velhos seja semelhante à de jovens e de pessoas de meia-idade, os idosos arcam com uma carga desproporcional de morbidade e mortalidade por asma. Em 2009, os adultos mais velhos representavam apenas 12% de todos os pacientes com asma nos Estados Unidos, mas mais da metade de todas as mortes por asma ocorreram entre adultos com mais de 65 anos. Da mesma forma, as taxas de hospitalização por asma foram mais de 3 vezes mais altas entre pacientes com mais de 65 anos (25,5 por 10.000) em comparação com aqueles de 15 a 44 anos (7,2 por 10.000).

Dentre todas as condições citadas na introdução deste capítulo, quando observamos a população idosa, um crescente corpo de pesquisas destaca o impacto de três fatores adicionais no nível do paciente e a dificuldade de adesão ao tratamento: (1) limitações na alfabetização em saúde, (2) conceitos errôneos sobre asma e os medicamentos usados para tratá-la e (3) deficiências na cognição.

Fatores específicos que levam ao tratamento farmacológico prejudicado em idosos são as dificuldades de aprendizagem decorrentes da função cognitiva prejudicada, da visão e das habilidades motoras finas e diminuição da geração de fluxo inspiratório.

O manejo farmacológico da asma baseia-se principalmente na terapia inalatória. Em idosos, a capacidade de pacientes manusearem os inaladores pode, então, desempenhar um papel importante. A técnica do inalador é fortemente influenciada pelas deficiências cognitivas, tanto aquelas clinicamente evidentes (isto é, demência) quanto aquelas subclínicas, que são mais difíceis de detectar e mais prevalentes na população geriátrica. No entanto, asmáticos idosos demonstraram que sua técnica inalatória melhorou quando foram fornecidos demonstração prática e treinamento. Isso implica que asmáticos mais velhos devem receber instruções adequadas e que a técnica inalatória deve ser constantemente avaliada.

QUAIS OS MECANISMOS PARA MELHORAR A ADESÃO MEDICAMENTOSA NO TRATAMENTO DE ASMA?

Antes de a intervenção ser realizada, deve-se mensurar a (não) adesão e identificar as dificuldades e barreiras que impedem a otimização do tratamento. Métodos comuns de avaliação de aderência incluem autorrelato do paciente, pesagem dos recipientes, renovação de prescrição e monitoramento eletrônico. O autorrelato e a renovação de prescrição têm cerca de 60% e 70% de precisão, respectivamente, e a pesagem do recipiente não é viável para todos os tipos de dispositivos inaladores. O monitoramento eletrônico geralmente é considerado o padrão-ouro, porque a hora e a data de cada acionamento do inalador são registradas, permitindo uma avaliação detalhada dos padrões de adesão, mas é relativamente caro, pouco disponível no Brasil e não incluso nos medicamentos de alto custo do Sistema Único de Saúde.

O método de análise deve ser escolhido levando em consideração, além do aspecto financeiro, o social. É responsabilidade da equipe de saúde analisar a capacidade de entendimento do paciente e planejar um tratamento e acompanhamento individualizado; por exemplo, um paciente que possui condições de realizar acompanhamento mensal e compreende a proposta terapêutica consegue ser avaliado tanto pelo autorrelato quanto pelo acompanhamento de prescrições.

Conforme descrito anteriormente, a maior parte da não adesão não intencional pode ser atribuída à falta de compreensão da doença ou do regime de tratamento ou à falta de estruturas para lembrar ao indivíduo que uma dose é necessária. Para tanto, as estratégias para lidar com a não adesão não intencional enfocam a educação do paciente, a simplificação dos regimes e as estruturas para lembrar a medicação. Em uma revisão de ensaios clínicos randomizados de intervenções para promover a adesão ao tratamento farmacológico em doenças crônicas foi relatado que mais da metade das intervenções resultou em melhorias significativas, mas principalmente modestas na adesão. As intervenções bem-sucedidas foram complexas, multifacetadas e incluíram mais de uma intervenção.

Educação

Fornecer ao paciente e à família uma explicação para as recomendações de tratamento, os benefícios *versus* os efeitos colaterais potenciais e as ferramentas de gerenciamento de efeitos colaterais pode promover a adesão. A educação sobre asma pode incluir a entrega de materiais escritos por um profissional de saúde, ensino de habilidades de autogestão, acompanhamento por telefone, sessões individuais *versus* grupos educacionais, envolvimento de grupos de apoio, monitoramento e *feedback* da adesão à medicação, aconselhamento e treinamento da técnica inalatória. A educação do paciente, especialmente quando aborda a adesão ao tratamento e a compreensão do papel dos medicamentos, pode melhorar o controle da asma e também a adesão. A adesão às intervenções ambientais, que continua sendo uma questão difícil, também deve ser tópico de discussão e informação. Embora comumente considerado como desempenhando um papel na asma de difícil controle, o controle ambiental é complexo e a adesão às recomendações atuais sobre a prevenção de alérgenos e tabaco, por exemplo, parece longe de ser ideal.

É importante ressaltar que a educação sobre a doença e seu manejo devem ser constantes, não apenas na primeira consulta. Como relatado anteriormente, a adesão ao tratamento de doenças respiratórias é ainda inferior a outras doenças crônicas e a sensação de "resolução do caso" após um ciclo de plano terapêutico adequado é seguido de seu abandono, pois o paciente entende que a asma foi totalmente resolvida.

Simplificação do regime de tratamento

Simplificar o regime (por exemplo, reduzir o número de inaladores e doses por dia) e usar um tratamento de baixo custo com nenhum ou mínimos efeitos colaterais pode ser útil. Promover hábitos regulares (por exemplo, tomar o medicamento antes de escovar os dentes ou na mesma hora todos os dias) também pode ser benéfico.

Melhor comunicação entre paciente e cuidadores

A comunicação eficaz entre pacientes e profissionais de saúde é fundamental para promover a adesão. A má adesão pode resultar de mal-entendidos sobre as recomendações de tratamento, portanto, são necessárias informações claras, consistentes e frequentemente reforçadas por médicos e profissionais de saúde aliados. As crenças culturais e os antecedentes do paciente também devem ser levados em consideração ao abordar a adesão às recomendações de autocuidado, incluindo medicamentos.

Lembretes de medicação

Em um estudo controlado randomizado de 24 semanas de pacientes adultos/adolescentes com asma, lembretes duas vezes ao dia para doses perdidas melhoraram a adesão do controlador em 18% em favor de lembretes, embora não houvesse diferenças significativas nos resultados clínicos. Em adultos com asma, chamadas telefônicas de resposta de voz interativa automatizada que indagavam sobre os sintomas, forneciam educação e encorajavam o reabastecimento de prescrições resultaram em uma melhora de 32% na adesão do controlador em comparação com o grupo de controle, mas nenhuma diferença nos resultados clínicos foi encontrada.

Tomada de medicação supervisionada

Na asma pediátrica, bons resultados foram relatados após um programa de supervisão de controlador uma vez por dia na escola, com uma pequena melhora no controle da asma e adesão próxima a 100% no grupo supervisionado em comparação a 38% no grupo de tratamento usual. No entanto, a oferta de educação sobre asma e controlador livre em ambos os grupos provavelmente reduziu as diferenças observadas.

Programas baseados em farmácias

Um programa de asma baseado em farmácia de 6 meses resultou em melhor adesão (refil de prescrição/autorrelato) e melhores desfechos clínicos em comparação com pacientes em farmácias de controle. Um estudo de 16 semanas de instrução da técnica do inalador de dose medida levou a uma melhora na técnica do inalador, com melhora acentuada observada no grupo que recebeu uma demonstração física, além das instruções orais/escritas.

Até o momento, os pacientes têm uma parcela desigual de culpa pela não adesão, porque grande parte da não adesão é não intencional. Sendo assim, os pacientes precisam ser apoiados, não censurados. Esse apoio deve vir dos profissionais de saúde que cuidam deles, e estes devem ser treinados para promover adesão e ser bem informados sobre intervenções eficazes de adesão sob medida. Isso não recairá sobre um indivíduo ou uma abordagem. Em vez disso, exigirá uma equipe usando abordagens multidimensionais que considerem todos os fatores que contribuem para a não adesão. É recompensante fazer isso, porque o aumento da eficácia das intervenções de adesão pode ter um impacto muito maior na saúde da população do que qualquer melhoria em tratamentos médicos específicos.

REFERÊNCIAS BIBLIOGRÁFICAS

1. Battaglia S, Benfante A Spatafora, M, Scichilone, N. Asthma in the elderly: a different disease? Breathe. 2016;12(1):18–28. doi:10.1183/20734735.002816
2. Boulet LP, Vervloet D, Magar Y, Foster JM. Adherence. Clinics in Chest Medicine. 2012 33(3):405–417. doi:10.1016/j.ccm.2012.06.002.
3. George M. Adherence in Asthma and COPD: New Strategies for an Old Problem. Respiratory Care. 2018;63(6):818–831. doi: 10.4187/respcare.05905
4. Global Initiative for Asthma [homepage on the Internet]. Bethesda: Global Initiative for Asthma; c2021 [cited 2021 July 01]. Global Strategy for Asthma Management and Prevention (2021 update). [Internet]. [acesso em: 2021 abr. 01]. Disponível em: https://ginasthma.org/wp-content/uploads/2019/06/GINA-2019-main-report-June-2019-wms.pdf

5. Klok T, Kaptein AA, Brand, PL. Non-adherence in children with asthma reviewed: The need for improvement of asthma care and medical education. Pediatric Allergy and Immunology. 2015;26(3):197–205. doi: 10.1111/pai.12362
6. Koumpagioti D, Boutopoulou B; Priftis, KN, Douros, K. Effectiveness of an educational program for children and their families on asthma control treatment adherence, Journal of Asthma,2019. doi: 10.1080/02770903.2019.1585873
7. Marques MC, et al. Asma não controlada e angústia na adolescência: escutar o paciente?. Revista Médica de Minas Gerais, [s. l.]. 2011;21:61-7.
8. Mesquita A, et al. RELATO DE CASO: ASMA GRAVE DE DIFICIL CONTROLE. Revista de Pediatria SOPERJ, [s. l.], v. 16, ed. 3, p. 188, 1 out. 2016.
9. Sleath B, Carpenter DM, Lee C, Loughlin CE, Etheridge D, Rivera-Duchesne L, et al. The development of an educational video to motivate teens with asthma to be more involved during medical visits and to improve medication adherence. Journal of Asthma. 2016;53(7): 714–9. doi:10.3109/02770903.2015.1135945
10. Soones TN, Lin JL, Lobo MS, O'Conor R, et al. Pathways linking health literacy, health beliefs, and cognition to medication adherence in older adults with asthma. Journal Allergy Clin Immunol. 2017;139(3):804-9.
11. Sumino K, Cabana, MD. Medication adherence in asthma patients. Current Opinion in Pulmonary Medicine. 2013;19(1):49–53. doi:10.1097/mcp.0b013e32835b117a
12. World Health Organization. Adherence to long-term therapies: Evidence for action. [Internet]. [acesso em: 2021 jul. 01]. Disponível em: http://apps.who.int/medicinedocs/pdf/s4883e/s4883e.pdf. Gibson PG, McDonald VM, Marks, GB. Asthma in older adults. The Lancet. 2010;376(9743): 803–813. doi:10.1016/s0140-6736(10)61087-2

11

Adesão terapêutica do uso de anticoncepcional

Larissa Ferreira dos Santos
Danyelle Cristine Marini

Neste capítulo...

O objetivo é apresentar a relevância da atuação dos profissionais de saúde na conscientização acerca da adesão aos anticoncepcionais e prevenção de infecções sexualmente transmissíveis (ISTs), uma vez que é de suma importância a abordagem dos tipos de métodos contraceptivos que existem no mercado para ambas as finalidades e, principalmente, aqueles que são ofertados pelo Sistema Único de Saúde (SUS).

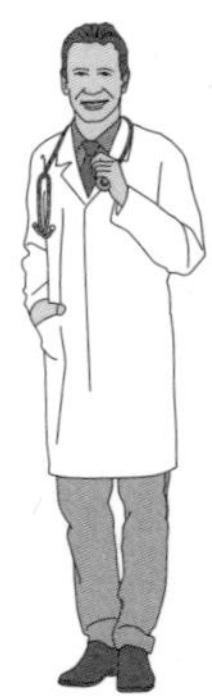

VAMOS PENSAR...

L.A.H., sexo feminino, 16 anos, branca, solteira, veio à Unidade Básica de Saúde com queixa de náuseas e vômitos em grande quantidade, sem melhora com o uso de Dramin B6. Paciente previamente hígida, sem gestações prévias, em uso de anticoncepcional oral combinado (Diane 35) há 1 ano por indicação médica, com vida sexual ativa sem parceiro fixo, relatando uso irregular de preservativos. Não se lembra da data da última menstruação, pois há meses não apresenta o sangramento na pausa da cartela do medicamento. Além disso, refere não usar a pílula todo dia no mesmo horário e que no último mês se esqueceu de tomá-la por 2 dias e teve relação sexual sem uso de preservativo. Foi realizado o exame beta-HCG, além de testes rápidos (TR) para infecções sexualmente transmissíveis (ISTs), em que constatou teste de gravidez positivo e TR para sífilis positivo.

A incorporação dos métodos anticoncepcionais na saúde feminina permitiu um maior controle da fertilidade e de planejamento reprodutivo. Em janeiro de

---

* Este capítulo foi construído com a ajuda de Marina Armani Fioravante, que participou da elaboração de forma efetiva.

1996 foi aprovada a lei nº 9.263, responsável pela regulamentação do planejamento familiar no Brasil, a qual constitui um conjunto de ações e informações que auxiliam mulheres e homens a planejar a chegada dos filhos, além de prevenir a gravidez indesejada por meio da abordagem dos métodos contraceptivos.

Por meio da lei, é estabelecido o direito da decisão do casal e a responsabilidade do Estado em promover meios educacionais e científicos relacionados à fecundidade, principalmente entre os 15 e 49 anos, faixa etária em que a mulher se encontra em idade reprodutiva, destinando, assim, as principais ações desenvolvidas a esse público. Dessa forma, todos os indivíduos apresentam o direito à atenção em planejamento reprodutivo, sendo garantido o acesso aos métodos, às técnicas e informações pertinentes para concepção e contracepção, além do acompanhamento por profissionais de saúde.

A assistência em anticoncepção presume a oferta de todas as alternativas de métodos anticoncepcionais aprovadas pelo Ministério da Saúde, bem como o conhecimento de suas indicações, contraindicações e consequências do uso, garantindo que a usuária decida de forma livre e consciente sobre o método a que melhor se adaptar e, por fim, garantindo o devido acompanhamento clínico-ginecológico, independentemente do método escolhido.

Na decisão sobre o método anticoncepcional a ser usado, deve ser levado em consideração: a escolha da mulher, do homem ou do casal; as características dos métodos, como a sua eficácia, os efeitos secundários, a aceitabilidade, sua disponibilidade, a facilidade de uso, sua reversibilidade, proteção contra as ISTs e, por fim, os fatores individuais e situacionais relacionados aos usuários do método: condições econômicas, estado de saúde, medo, dúvida e insegurança.

Atualmente, existem diversos métodos contraceptivos utilizados pela população feminina em idade fértil no Brasil, constituindo 80% das mulheres, e esse número vem crescendo desde 2006.

Os métodos contraceptivos reversíveis podem ser classificados como de curta ação, do inglês Short Acting Reversible Contraceptives (SARC), e de longa ação, do inglês Long Acting Reversible Contraceptives (LARC).

Os LARCs, que incluem dispositivos intrauterinos (DIU) hormonais e não hormonais e implantes contraceptivos subdérmicos, oferecem anos de proteção com alta eficácia contraceptiva independentemente da motivação da usuária, diferenciando-se dos contraceptivos reversíveis de curta duração, que dependem do uso correto para atingirem uma alta eficácia. Além disso, os LARCs apresentam praticidade e ampla abrangência, demonstradas pelo baixo número de contraindicações, de forma a ter grande impacto nos indicadores de saúde feminina.

O anticoncepcional oral hormonal (ACO), que faz parte do grupo dos contraceptivos de curta duração, desde sua introdução no mercado em 1960, é o mais utilizado em todo o mundo, uma vez que a característica mais marcante é sua facilidade de uso, além da comodidade dos prescritores quanto ao ACO e a falta de aconselhamento por parte dos profissionais de saúde quanto ao uso, efeitos colaterais, eficácia contraceptiva e apresentação de outros métodos. Além deste, as injeções mensais e trimestrais, adesivo transdérmico e anel vaginal também são considerados reversíveis de curta duração. O uso correto pelas mulheres é necessário para a efetividade, principalmente no ACO, que depende de ingestão diária, mas também da orientação recebida do médico no momento da prescrição.

Sobre a eficácia, o ACO, com o uso típico, ou seja, habitual do uso do método e que está sujeita a esquecimento, possui taxa de falha de 8 em 100 mulheres em 1 ano, enquanto comparado aos métodos de longa duração, como o DIU de cobre não hormonal, que tem uma taxa de falha de 0,8 em 100 mulheres em 1 ano com a mesma forma de uso típico.

Desse modo, de acordo com a lei n° 9.263, o Sistema Único de Saúde (SUS) disponibiliza alguns contraceptivos para a população, por meio de um acesso igualitário, do planejamento familiar e do respeito aos direitos reprodutivos e sexuais. Os métodos contraceptivos disponíveis no SUS são:

- Diafragma, um anel flexível colocado internamente na vagina, que cobre o colo do útero e bloqueia a passagem do espermatozoide.
- Preservativos, popularmente conhecidos como camisinha, feminino e masculino.
- DIU de cobre, um dispositivo intrauterino em forma de T, colocado dentro do útero, que libera uma pequena quantidade de cobre e provoca alterações no útero, impedindo a implantação do óvulo no útero, e também interfere no tempo de sobrevivência do espermatozoide, podendo permanecer por até 10 anos no útero.
- Contraceptivos hormonais: acetato de medroxiprogesterona (fornecido em comprimido e solução injetável com duração de três meses), enantato de noretisterona associado ao valerato de estradiol (em solução injetável), etinilestradiol em adição ao levonorgestrel (comprimido), levonorgestrel (comprimido) e noretisterona (comprimido).
- Métodos contraceptivos permanentes: procedimentos cirúrgicos, sendo a laqueadura a esterilização feminina, e a vasectomia, a esterilização masculina.

Além destes, o mais novo método incorporado no ano de 2021 é o implante subdérmico de etonogestrel para a prevenção da gravidez não planejada por mulheres adultas em idade reprodutiva entre 18 e 49 anos. As mulheres que irão receber o implante são aquelas em situação de rua; com HIV/AIDS em uso de dolutegravir; em uso de talidomida; privadas de liberdade; trabalhadoras do sexo; e em tratamento de tuberculose em uso de aminoglicosídeos, no âmbito do SUS. Um programa específico de assistência a esses grupos está sendo criado, associado a políticas de planejamento familiar já em curso na rede.

Estimativas recentes apontam que 218 milhões de mulheres em idade reprodutiva, de 15 a 49 anos, em países de baixa e média renda, incluindo o Brasil, querem evitar a gravidez, mas não estão usando um método contraceptivo. Assim, o não uso, o uso de forma incorreta ou a interrupção do uso de contraceptivos são fatores que colaboram para uma gravidez não planejada.

Ademais, a falta de conhecimento das mulheres sobre os métodos contraceptivos, influenciada pela carência de orientações por parte dos profissionais, somada a baixas taxas de adesão ao ACO por efeitos colaterais ou esquecimento de tomar as pílulas, reflete em importantes números de gestações não planejadas mesmo com o uso dos SARCs. Os principais efeitos adversos, na maioria das vezes por efeitos hormonais, são dor de cabeça, aumento de peso, sangramentos irregulares e distúrbios na pele.

Desse modo, uma vez que os LARCs apresentam altas taxas de eficácia e adesão, torna-se fundamental o aconselhamento em relação a esse método. Embora existam barreiras que dificultam a adesão e a inserção dos LARCs, como insegurança, aversão aos dispositivos implantados, reações adversas, falta de informação e alto custo, para aumentar a adesão, é preciso que os profissionais de saúde atuem na assistência à anticoncepção, o que envolve necessariamente o desenvolvimento de atividades educativas, aconselhamento e atividades clínicas. As atividades devem ser elaboradas de forma integrativa, para que a usuária desfrute de toda visita ao serviço de saúde, sendo, assim, uma oportunidade para a prática de ações educativas, que não devem se restringir apenas às atividades referentes à anticoncepção, mas também abranger todos os aspectos da saúde integral da mulher.

As atividades educativas têm como objetivo oferecer o conhecimento necessário para a escolha do método e a forma adequada para sua utilização, propiciando questionamentos e reflexões sobre os temas relacionados à prática da anticoncepção. É de extrema importância que as práticas educativas apresentem um caráter participativo, permitindo troca de informações e experiências vividas por cada integrante do grupo. Já o aconselhamento consiste em um processo de escuta ativa individualizado e centrado no indivíduo que se baseia na capacidade de estabelecer uma relação de confiança entre o profissional e o usuário, visando identificar suas dúvidas, preocupações e medo relacionados às questões de planejamento familiar. E, por fim, as atividades clínicas devem ser realizadas considerando que qualquer contato que a mulher venha a ter com os serviços de saúde deve ser utilizado em benefício da promoção, proteção e recuperação da sua saúde.

Além do mais, em meio a uma realidade global de índices elevados de doenças transmissíveis por via sexual, além do aconselhamento quanto à gravidez indesejada, torna-se imprescindível a abordagem da prevenção das ISTs/HIV/AIDS, dando-se ênfase à dupla proteção, que é dada pelo uso combinado de preservativo masculino ou feminino com outro método anticoncepcional, reforçando a paciente que um dos métodos citados previamente deve ser sempre associado a um método de barreira. O Ministério da Saúde lançou uma campanha exclusiva para prevenção contra as ISTs no dia 1º de novembro de 2019, com foco no público jovem, entre 15 e 29 anos, visando conscientizar sobre a importância do uso do preservativo. Com o slogan "Sem camisinha você assume o risco", a campanha pretende fazer o público refletir sobre as consequências do sexo sem proteção. Dessa forma, a conscientização é de fundamental importância, principalmente de adolescentes, em relação à importância da dupla proteção, pois cabe a ressalva de que os métodos contraceptivos não devem somente evitar uma gravidez não planejada, mas também prevenir ISTs.

Portanto, a liberdade de escolha é fundamental, porém, para decidir sobre o método contraceptivo, a usuária necessita obter conhecimento sobre os métodos disponíveis e, além disso, ter acesso a eles. Assim, é necessário manter e oferecer métodos contraceptivos de forma gratuita pelo sistema de saúde público, associado a profissionais altamente capacitados que possam ajudar e auxiliar na decisão da paciente. O ponto principal que colabora com a liberdade de escolha é a conexão entre a usuária e o sistema de saúde e, para que isso seja consolidado, é imprescindível uma atenção individualizada, oferta do método desejado, utilização de linguagem de fácil entendimento por parte da paciente, além de métodos que ajudem na adesão de forma satisfatória.

REFERÊNCIAS BIBLIOGRÁFICAS

1. Borovac-Pinheiro A, Jesus EA, Surita FG. Empowering Adolescent Mothers in the Choice of Contraceptive Methods at the Postpartum Period: Avoiding a Subsequent Pregnancy. Revista Brasileira de Ginecologia e Obstetrícia. 2019 Oct;41(10).
2. Borovac-Pinheiro A. Contracepção na adolescência antes e depois da gravidez - escolhas e desafios para o futuro. Rev. Bras. Ginecol. 2016 Nov;38(11).
3. Buratto J, Kretzer MR, Freias PF, Traebert J, Nunes. RD. Tendência temporal da gravidez na adolescência no Brasil. Revista da Associação Médica Brasileira. 2019 Jul;65(6).
4. Diserens C. dolescents' contraception continuation in Switzerland: a prospective observational study. Swiss Med Wkly. 2017 Oct;147.
5. Farah D. Current evidence of contraceptive uptake, pregnancy and continuation rates in young women: a systematic review and Meta-analysis. Eur J Contracept Reprod Health Care. 2020 Dec;25(6).
6. FEBRASGO. Contracepção Reversível de Longa Duração. In.: CONNEXOMM; 2016. p. 60.
7. Finotti MC. A importância dos contraceptivos reversíveis de longa ação para o planejamento reprodutivo de populações vulneráveis. Feminina. 2016;44(3).

8. Hoopes AJ. Knowledge and Acceptability of Long-Acting Reversible Contraception Among Adolescent Women Receiving School-Based Primary Care Services. J Prim Care Community Health. 2016 Jul;7(3).
9. Hubacher D. Long-acting reversible contraceptive acceptability and unintended pregnancy among women presenting for shortacting methods: a randomized patient preference trial. Am J Obstet Gynecol. 2017 Feb;216(2).
10. Judge-Golden CP. Adherence to Recommended Practices for Provision of Long-Acting Reversible Contraception Among Providers in a Large U.S. Health Care System. J Womens Health (Larchmt). 2020 Dec;29(12).
11. Kallner HK. Thunell L, Brynhildsen J, Lindeberg M, Danielsson KG. Use of Contraception and Attitudes towards Contraceptive Use in Swedish Women - A Nationwide Survey. PLoS One. 2015 May;10(5).
12. Magoon K. Insurance Plan Adherence to Mandate for Long-Acting Reversible Contraceptives in a Large Pediatric Hospital Network. J Pediatr Adolesc Gynecol. 2019 Dec;32(6).
13. Mazza D. Increasing long-acting reversible contraceptives: the Australian Contraceptive ChOice pRoject (ACCORd) cluster randomized trial. ORIGINAL RESEARCH GYNECOLOGY. 2020 Apr;222(4).
14. Mendes SdS, MoreiraI RM, Martins CB, Souza SP, Matos, KFd. Saberes e atitudes dos adolescentes frente à contracepção. Revista Paulista de Pediatria. 2011 Set;29(3).
15. Onyewuchi UF. Improving LARC Access for Urban Adolescents and Young Adults in the Pediatric Primary Care Setting. Clinical Pediatrics. 2018 Oct;58(1).
16. Pinheiro YT, Pereira NH, Freitas, GD. Fatores associados à gravidez em adolescentes de um município do nordeste do Brasil. Cadernos Saúde Coletiva. 2019 Nov;27(4).
17. Saavedra-Avendano B. Adolescents and Long-Acting Reversible Contraception: Lessons from Mexico. Saúde Materno Infantil J. 2017 Sep;21(9).
18. Sweeney LA. A Qualitative Study of Prescription Contraception Use: The Perspectives of Users, General Practitioners and Pharmacists. PLoS One. 2015 Dec;10(12).
19. Trindade RED. Contraception use and family planning inequalities of Brazilian women. Revista da Associação Brasileira de Saúde Coletiva. 2019 Oct.
20. Usinger KM. Intrauterine Contraception Continuation in Adolescents and Young Women: A Systematic Review. J Pediatr Adolesc Gynecol. 2016 Dec;29(6).
21. Zanchi M, Mendoza-Sassi RA, Silva MRd, Almeida SGd, Teixeira LO, Gonçalves, CV. Recidiva da gravidez em adolescentes no Sul do Brasil. Revista da Associação Médica Brasileira. 2017 Jul;63(7).

12

Adesão terapêutica de pacientes infectados pelo HIV

Danyelle Cristine Marin

Neste capítulo...

Veremos que o protagonista da pandemia de 1980, o vírus da imunodeficiência humana (HIV) impulsionou os profissionais da saúde da época a enfrentar um microrganismo extremamente mutável e uma patologia agressiva, cujo desfecho era a exposição do infectado a outras enfermidades, levando-o ao óbito. Em função disso, estudos, por muito tempo, se propuseram a desenvolver uma terapia capaz de conter a multiplicação do patógeno, resultando no coquetel antirretroviral, amplamente utilizado atualmente. Diante disso, tornou-se viável fornecer ao paciente a condição de manter o controle da patologia.

Embora todo esse avanço tenha contribuído para que o paciente conseguisse manter sua qualidade de vida com a enfermidade, observou-se outros obstáculos, como a adesão ao tratamento e a efetividade dos medicamentos usados. Por isso, este capítulo tem o intuito de explanar fatores que corroboram à má adesão, a fim de que o profissional da saúde consiga identificá-los e possa traçar estratégias competentes para superar esse empecilho.

Adesão medicamentosa é entendida como a capacidade que o paciente possui de seguir as recomendações de seu profissional de saúde em relação ao consumo de fármacos. Diante dessa definição e em se tratando de doenças crônicas, como a infecção pelo vírus da imunodeficiência humana (HIV), a má adesão às medicações pelo paciente implica complicações como: aumento da carga viral, da contagem de células de cluster de diferenciação 4 (CD4), da resistência viral aos medicamentos antirretrovirais e da transmissão de cepas de HIV resistentes. Como consequência, o vírus tende a progredir para a síndrome da imunodeficiência adquirida (Aids), cujas repercussões têm reflexos importantes na morbimortalidade da população infectada. Embora avanços importantes no tratamento do HIV tenham sido alcançados, a ausência de adesão é o maior empecilho enfrentado pelos profissionais de saúde, que, por sua vez, buscam diferentes estratégias a fim de superar tamanho obstáculo.

Dessa forma, muitos estudos têm buscado identificar as dificuldades encontradas pelos pacientes, para que seja viável construir estratégias eficazes no combate à má adesão. Os efeitos adversos causados pela terapia antirretroviral combinada (TARV) é um dos motivos encontrados para que o paciente deixe de seguir com o tratamento. O fato de a TARV consistir na combinação de diversas classes de fármacos propicia que sintomas como tosse, ansiedade, confusão, inapetência, náusea, fadiga e distúrbios do paladar sejam comumente relatados na clínica. Um fator agravante é que algumas dessas manifestações, como a confusão, podem influenciar diretamente a adesão, já que a TARV envolve o seguimento de recomendações detalhadas e complexas. Além do mais, destaca-se também a possibilidade de interação medicamentosa, ocasionando outros sintomas diferentes daqueles já mencionados.

Outra dificuldade relatada pelos pacientes é a autogestão, que consiste na capacidade de o indivíduo gerenciar sintomas, tratamentos e mudanças no estilo de vida com a família, comunidade e profissionais de saúde. O tratamento do HIV requer que ele obtenha e entenda informações acerca da patologia, porém o baixo nível de alfabetização, as diferenças culturais, e os locais de serviços de saúde de difícil acesso corroboram uma arquitetura que desestimula e dificulta a adesão do enfermo. Na literatura atual não existe um modelo específico de autocuidado que auxilia os profissionais de saúde na disseminação de informações ao doente e ao provedor, em razão disso, é fundamental que, no encontro clínico, a pessoa capacitada ensine, motive e reforce a importância da autogestão para os pacientes que vivem com HIV, esclarecendo sobre a medicação, a transmissão, incluindo riscos, prevenção e serviços disponíveis úteis a eles. Ainda assim, é essencial que comportamentos individuais sejam explorados, pois as necessidades de informação evoluem dependendo do tempo, do sexo e da idade.

Fatores econômicos, culturais e sociais estão intimamente associados à adesão. O forte estigma de que o HIV está relacionado a uma figura infiel ou à homossexualidade desestimula o paciente a procurar atendimento e tratar abertamente sobre o assunto. Equitativamente, pacientes com *status* socioeconômico mais baixo e que não apresentam estabilidade de moradia também indicaram baixa adesão ao tratamento. Por outro lado, pessoas infectadas que possuem qualidade em seu relacionamento e apoio do parceiro no tratamento apresentam elevado índice de adesão. A partir disso, é importante ponderar tais variáveis, uma vez que elas não são a causa em si à adesão, porém, a combinação delas predispõe ou não ao tratamento.

Ainda acerca dessa discussão, as mulheres, em especial, são afetadas por inúmeras circunstâncias, como estigma, altas taxas de pobreza, falta de empoderamento e apoio social, falta de acesso a cuidados e a presença de filhos. Apesar de as mulheres apresentarem esses vários fatores de risco associados já mencionados, as causas psicológicas são as que possuem maior frequência e efeito sobre a adesão medicamentosa, por isso, desenvolveu-se a Teoria da Ação Social (SAT), que corresponde a um arranjo para tratar de fatores contextuais internos, ambientais externos e psicológicos reguladores que afetam a saúde individual e cujo objetivo é identificar fatores ambientais, psicológicos e contextuais que proporcionam e/ou dificultam comportamentos e hábitos saudáveis específicos para as mulheres. Sendo assim, sintomas de depressão são um preditor significativo de não adesão aos antirretrovirais, indicando a necessidade de se compreender a origem desses sentimentos e as consequências devido à negligência do autocuidado.

A terapia antirretroviral altamente ativa (HAART) permitiu que crianças e adolescentes prolongassem sua sobrevida até a idade adulta, entretanto, esse conjunto também apresenta suas especificidades quanto às barreiras na adesão medicamentosa. Devido a razões como: conhecimento de sua condição de HIV, papel do cuidador, transição da adolescência para a idade adulta e a idade da criança, eles apresentam adversidades bem diferentes em relação aos adultos. Muitas crianças não sabem de seu diagnóstico de HIV, por motivos que incluem a revelação do estado de HIV da mãe biológica, impacto emocional, estigma e discriminação, por isso, muitas delas não têm a responsabilidade de ingerir o remédio, o que prejudica a adesão. Ademais, quando há a transição entre infância e adolescência, ocorre a transição de compromisso com os medicamentos, que nem sempre é bem-sucedida, visto que o papel do cuidador é reduzido de forma significativa.

O esquecimento de tomar medicamentos, seja por parte do cuidador ou por parte da criança, é a barreira mais comumente relatada, todavia, outras condições também devem ser consideradas, como: recusa da criança em ingerir os remédios, dormir no horário da ingestão, não estar presente em casa no momento da medicação ou deixar de fornecer o fármaco, por causa dos efeitos adversos. Situações de pobreza, instabilidade familiar e transferência entre residências devem ser consideradas; embora elas sejam independentes da adesão, mas a afetam de modo expressivo. Em vista disso, é primordial que o profissional de saúde tenha ciência dessas circunstâncias, com o intuito de atuar sobre esses entraves, minimizando-os ou eliminando-os.

Outro grupo que necessita de bastante atenção é composto por pessoas infectadas pelo HIV que fazem uso de drogas, pois elas têm maior percentual de chance de vivenciar atraso no tratamento, resultado de tratamentos inferiores e taxas aumentadas de transmissão do HIV na população. Isso acontece porque elas têm baixos níveis de apoio social e familiar, iniciam a terapia em estágios avançados da doença e são mais inclinadas a não ter prestadores de cuidados primários, moradia estável, alta escolaridade e seguro médico, além de ser mais predispostas a apresentar comorbidades médica e psiquiátrica, aumento do risco de overdose e prejuízo neurocognitivo.

Algumas abordagens, como doses de TARV administradas diretamente na clínica, gerenciamento de intervenções dirigidas e integração entre os cuidados do HIV e do tratamento do uso de drogas foram eficazes no curto prazo, isto é, assim que essas condutas deixaram de ser realizadas por profissionais de saúde e passaram a ser de responsabilidade completa do paciente infectado, a adesão decresceu de maneira significativa. Isso ocorre porque o paciente necessita de reforços contínuos para promover e manter comportamentos de adesão e/ou é necessário que a terapia seja iniciada antes que ele assuma padrões importantes de má adesão.

Perante os obstáculos encontrados referentes à adesão medicamentosa, é relevante mencionar quais são as estratégias que os profissionais de saúde estão estudando e aplicando nas comunidades, com a finalidade de propiciar uma adesão consistente e, consequentemente, um tratamento eficaz do HIV. É apropriado mencionar que até o momento não existem recomendações concretas que podem ser aplicadas de modo geral, sem considerar as especificidades de cada grupo infectado, sendo assim, a adesão medicamentosa continua promovendo discussões calorosas no meio científico. A princípio, a adesão autorrelatada tem se mostrado um bom método, entretanto, apresenta lacunas que estão sendo estudadas. Escalas analógicas e diários de medicação são utilizados, mas os problemas como superestimar a adesão e a falta de medidas mais objetivas e exatas possibilitaram que novas tecnologias fossem desenvolvidas, como sensores ingeríveis, notificação eletrônica de abertura de frascos de comprimidos e monitoramento de drogas no cabelo do paciente.

O fato de essas novas ferramentas produzirem relatórios pouco complexos dificulta a implementação delas na prática clínica, por isso, a representação visual de informações tem ganhado espaço importante. Exibições gráficas, sejam elas em forma de pictogramas ou em linhas ou barras, facilitam a disseminação de informações a pacientes, independentemente do seu nível educacional, e auxiliam os médicos a se comunicarem e aconselharem de forma mais eficaz. Como se trata de duas estruturas distintas, ou seja, uma destinada aos médicos e outra aos pacientes, criar dois sistemas diferentes é pertinente. Aos profissionais, é relevante que os relatórios sejam detalhados, informando concentrações específicas de fármacos ao longo do tempo; para os pacientes é interessante desenvolver uma versão mais simples, com calendário e código de cores descomplicadas. A fim de que essas exibições sejam eficientes, é essencial que as legendas sejam claras, detalhando os principais componentes dos gráficos, e que haja datas com o objetivo de facilitar a lembrança e melhorar a compreensão dos padrões de adesão.

Os modelos de distribuição de tratamento diferenciado também são outra alternativa para que a adesão seja ininterrupta. Eles são classificados em duas categorias: modelos baseados em instalações e modelos baseados na comunidade. Aqueles consistem em um serviço descentralizado de hospitais para centro de atenção primária, dessa forma, é possível que pacientes estáveis tenham acesso aos postos de saúde apenas para buscar seus medicamentos, situação favorável aos sistemas de saúde, já que estimula a monitoração dos pacientes estáveis e permite maior atenção aos pacientes complexos. Eles correspondem a locais que se concentram na distribuição e são usados mais frequentemente por pacientes estáveis, desse modo, é viável fornecer ao enfermo acesso ao tratamento melhorado e acompanhamento de suas dúvidas.

Visando ao bom funcionamento desses modelos, é necessário que a logística e os sistemas de informação sejam completos, buscando identificar e monitorar os pacientes elegíveis, suas consultas realizadas e perdidas, coletas do TARV e rastrear pacientes que foram transferidos para outras instalações, e flexíveis, objetivando se adaptar às necessidades do paciente, do provedor e da comunidade em que se está inserida. Além disso, a gestão profissional também é fundamental para que a distribuição da terapia antirretroviral (ART) atenda à população inscrita no local e tenha o controle das quantidades dos fármacos fornecidos. Por último, é indispensável para a adesão a educação do paciente em relação às complicações de saúde em potencial e, ao momento correto, procurar atendimento além das consultas clínicas semestrais, pois ela propicia uma melhor organização do fluxo de atendimento dos pacientes infectados.

A intervenção de Apoio à Prontidão para Aderência ao Tratamento por meio de Treinamento (START) é outra alternativa para se alcançar a adesão medicamentosa nos pacientes infectados por HIV. Esse projeto compreende a atuação do sistema de saúde antes de os pacientes iniciarem a TARV, o que se mostra algo extremamente oportuno, dado que eles apresentarão a doença em estágio inicial e estarão menos preparados para uma adesão adequada. Esse programa é baseado na mudança de comportamento, habilidades, motivação e informação, a ação inclui o pré-tratamento, tratamento precoce, fases de treinamento de manutenção contínua, o uso de testes para determinar a prontidão para adesão e o momento do início da TARV, além de um mecanismo de regulação da dose que ajusta a quantidade de pré-tratamento e treinamento de manutenção com base no desempenho de adesão recente do paciente. Sendo assim, o objetivo desse modelo é produzir um efeito robusto e duradouro na adesão e nos resultados clínicos, além de ser adaptável às necessidades e às práticas da comunidade.

Os clubes de adesão também constituem uma solução para se atingir a adesão desejada em determinada população. Eles consistem em locais comunitários, como igrejas, bibliotecas e ambiente de clínica de saúde primária, que transferem as tarefas de aconselhamento e distribuição de ART para profissionais de saúde, fazendo com que os médicos estejam à disposição dos pacientes complexos, como aqueles que iniciaram a TARV recentemente. As reuniões do clube acontecem com 20-30 pacientes, com duração de 1 hora a cada 2-3 meses, com direito à consulta individual com o médico anualmente. Esse método é capaz de descongestionar as clínicas ocupadas e facilitar informação adequada aos pacientes regularmente.

Diferente do que já foi mencionado, alguns estudos buscam estratégias que não dependem de estrutura física e que podem ser implantadas dependendo das necessidades encontradas na região em que o sistema de saúde está inserido. Com isso, foram desenvolvidas recomendações direcionadas aos principais pilares que influenciam consideravelmente a adesão medicamentosa. Com relação à TARV, foi identificado que a troca de regimes terapêuticos complexos por regimes de uma vez ao dia, tanto para iniciantes quanto para pacientes experientes no tratamento, traz bons resultados à aceitação da terapia. Além disso, as combinações de dose fixa (FDCs), ou seja, a diminuição da carga de comprimidos, também trazem efeitos benéficos, pois eliminam a possibilidade de tomar um esquema incompleto.

Ferramentas de adesão para pacientes também foram desenvolvidas e compreendem caixas de remédios e planejadores de medicamentos ou calendários combinados com intervenções comportamentais e estruturais. Assim, sugere-se a utilização de dispositivos de lembrete e uso de tecnologias de comunicação com componentes interativos, que podem variar de mensagens de textos com lembretes de dosagem com ou sem solicitação de resposta a mensagens de texto semanais para confirmar o recebimento delas para a clínica que estará realizando o acompanhamento daquele paciente, caso seja solicitado. Por fim, é imprescindível unir essas recomendações à educação ou ao aconselhamento.

As sugestões não estão restritas somente aos pacientes, mas também englobam o sistema de saúde e a prestação de serviços. Assim, fornecer atendimentos que atentem para a insegurança alimentar e necessidades de transporte e habitação propiciam melhor adesão, por se tratar de situações que independem dela, mas que a influenciam consideravelmente. Também traz benefícios alterar o serviço de gerenciamento de medicamentos, pois evitam o excesso deles e regimes contraindicados.

Populações especiais também foram consideradas, já que estão expostas a fatores de risco referentes à adesão medicamentosa. As mulheres grávidas são um desafio para o sistema de saúde nos períodos da gestação e do pós-parto, pois se concentram apenas na prevenção a curto prazo, que consiste em eliminar as chances de transmissão de mãe para filho. Portanto, o tratamento direcionado dessas mulheres, abrangendo teste de HIV e conhecimento do seu estado sorológico unido ao aconselhamento, treinamento de adesão às TARV e teste de HIV na enfermaria pós-parto, confere bons resultados e evita a ausência de tratamento do filho e da mãe. Quanto aos pacientes dependentes de substância, encontram-se algumas recomendações que para as populações da clínica geral não seriam eficazes, mas que para essa população é. Recomenda-se, portanto, aos pacientes adictos a opioides a oferta de buprenorfina ou metadona, que pode ser integrada com o antirretroviral administrado diretamente (DAART), e o DAART unicamente para aqueles adictos a outras substâncias diferentes dos opioides.

Aos pacientes que apresentam algum tipo de desequilíbrio da saúde mental, são aconselhados triagem, manejo e tratamento da doença mental que os afeta combinados com aconselhamento. Para aqueles que vivem em situação de encarceramento, o DAART é o mais indicado durante esse período e após a liberação para a comunidade, entretanto, é importante mencionar que esses cidadãos precisam de acompanhamento e informações sobre o HIV, por terem sua adesão afetada negativamente. Para aqueles em situação de rua ou moradia marginal, são sugeridas ações que contribuam para o armazenamento de medicamentos, como organizadores de caixas de pílulas, os quais oferecem um lembrete visual e simples de doses perdidas, além de atenção quanto à presença de doenças mentais concomitantes, que dificultam a adesão.

As crianças e os adolescentes são os grupos com maior dificuldade de manejo pela transição que passam entre essas duas etapas da vida. Em razão disso, é primordial que o gerenciamento de casos individualizados aconteça em conjunto com o desenvolvimento de atividades em grupo, que vão melhorar a rede de apoio para essas pessoas. Outras orientações são a realização de terapia multissistêmica, a qual consiste em uma abordagem cognitivo-comportamental que considera vários fatores ambientais aos quais eles estão expostos, o treinamento para engolir pílulas, e o DAART, uma estratégia prática, econômica e de longo prazo, que melhora a adesão. A ação em conjunto com a família também é fundamental, promovendo um regime mais tolerável aos jovens, desenvolvendo cronogramas de dosagem apropriada e incorporando lembretes de medicamentos. Além disso, também é viável que o profissional de saúde contribua para a união de forças entre crianças e cuidadores, com o intuito de ter ambos caminhando juntos em busca de um objetivo comum.

Diante das estratégias reportadas, todas devem estar combinadas à educação do paciente, pois a presença do HIV resulta em doença crônica, com necessidade de vigilância da saúde e dos comportamentos de risco, além da necessidade de adesão aos regimes de tratamento. Por consequência, foram desenvolvidas medidas de educação em saúde capazes de avaliar o nível de alfabetização do paciente, auxiliando os profissionais de saúde sobre como se reportar e como fornecer informações a eles. O Teste de Alfabetização Funcional em Saúde em Adultos (TOFHLA) qualifica a alfabetização pela compreensão da leitura, em que cada pergunta certa contabiliza um ponto, podendo o *score* estar entre 0 (alfabetização inadequada) e 100 (alfabetização adequada). A Estimativa Rápida de Alfabetização de Adultos em Medicina (REALM) examina o nível pelo reconhecimento de palavras, em que cada palavra tem pontuação "um", e o resultado varia de 0 (nível de leitura da terceira série para baixo) a 66 (nível de leitura do ensino médio). A escala Sinal Vital Mais Recente (NVS - do inglês Newest Vital Sign) estima o nível de alfabetização pela leitura e interpretação de informações em um rótulo nutricional, cujas respostas certas valem um ponto e variam de 0 (probabilidade de baixa alfabetização) a 6 (probabilidade de alta alfabetização).

É preciso que os profissionais de saúde levem em consideração as habilidades, necessidades e limitações do paciente, para assegurar que as informações passadas a eles serão compreendidas e armazenadas. Para isso, o médico pode utilizar as equipes multidisciplinares, que contribuem para abordar preocupações psicossociais vividas pelo paciente e podem expor várias informações de maneira diferente, contribuindo para o entendimento dele. Outra técnica que pode ser utilizada é o uso de materiais impressos, que explorem informações visuais capazes de garantir informações culturalmente apropriadas e compreensíveis. Com a finalidade de ajudar os profissionais de saúde sobre como se comunicar efetivamente com os pacientes, o Departamento de Saúde e Serviços Humanos dos Estados Unidos (HHS) criou o Guia HHS, que consiste em tópicos que ampara o médico durante os encontros clínicos.

Em conclusão, é substancial que a adesão seja um assunto tratado cada vez mais, buscando ações capazes de sanar todas as lacunas existentes nela. Também é importante que os profissionais de saúde se atentem aos diferentes riscos a que os pacientes estão expostos, além de entendê-los como pessoas vulneráveis que necessitam de atenção adequada e apoio, para que tenham qualidade de vida, apesar de conviverem com uma condição de saúde crônica.

REFERÊNCIAS BIBLIOGRÁFICAS

1. Al-Dakkak I, Patel S, McCann E, Gadkari A, Prajapati G, Maiese EM. The impact of specific HIV treatment-related adverse events on adherence to antiretroviral therapy: a systematic review and meta-analysis. AIDS Care. 2013;25(4):400-14. doi: 10.1080/09540121.2012.712667. Epub 2012 Aug 22. PMID: 22908886; PMCID: PMC3613968.
2. Binford MC, Kahana SY, Altice FL. A systematic review of antiretroviral adherence interventions for HIV-infected people who use drugs. Curr HIV/AIDS Rep. 2012 Dec;9(4):287-312. doi: 10.1007/s11904-012-0134-8. PMID: 22936463; PMCID: PMC3495269.
3. Buchanan AL, Montepiedra G, Sirois PA, Kammerer B, Garvie PA, Storm DS, et al. Barriers to medication adherence in HIV-infected children and youth based on self- and caregiver report. Pediatrics. 2012 May;129(5):e1244-51. doi: 10.1542/peds.2011-1740. Epub 2012 Apr 16. PMID: 22508915; PMCID: PMC3340587.
4. Claborn K, Becker S, Operario D, Safren S, Rich JD, Ramsey S. Adherence intervention for HI-V-infected persons who use drugs: adaptation, open trial, and pilot randomized hybrid type 1 trial protocol. Addict Sci Clin Pract. 2018 Apr 2;13(1):12. doi: 10.1186/s13722-018-0113-5. PMID: 29606129; PMCID: PMC5879738.
5. Duffy M, Sharer M, Davis N, Eagan S, Haruzivishe C, Katana M, Makina N, Amanyeiwe U. Differentiated Antiretroviral Therapy Distribution Models: Enablers and Barriers to Universal HIV Treatment in South Africa, Uganda, and Zimbabwe. J Assoc Nurses AIDS Care. 2019 Sep-Oct;30(5):e132-e143. doi: 10.1097/JNC.0000000000000097. PMID: 31135515; PMCID: PMC6756295.
6. Hanrahan CF, Schwartz SR, Mudavanhu M, West NS, Mutunga L, Keyser V, et al. The impact of community- versus clinic-based adherence clubs on loss from care and viral suppression for antiretroviral therapy patients: Findings from a pragmatic randomized controlled trial in South Africa. PLoS Med. 2019 May 21;16(5):e1002808. doi: 10.1371/journal.pmed.1002808. PMID: 31112543; PMCID: PMC6528966.
7. Holstad MM, Ofotokun I, Higgins M, Logwood S. The LIVE Network: a music-based messaging program to promote ART adherence self-management. AIDS Behav. 2013 Nov;17(9):2954-62. doi: 10.1007/s10461-013-0581-2. PMID: 23934269; PMCID: PMC3889150.
8. Pack AP, Golin CE, Hill LM, Carda-Auten J, Wallace DD, Cherkur S, et al. Patient and clinician perspectives on optimizing graphical displays of longitudinal medication adherence data. Patient Educ Couns. 2019 Jun;102(6):1090-1097. doi: 10.1016/j.pec.2018.12.029. Epub 2019 Jan 2. PMID: 30626550; PMCID: PMC6525638.
9. Perazzo J, Reyes D, Webel A. A Systematic Review of Health Literacy Interventions for People Living with HIV. AIDS Behav. 2017 Mar;21(3):812-821. doi: 10.1007/s10461-016-1329-6. PMID: 26864691; PMCID: PMC5484044.
10. Siefried KJ, Mao L, Kerr S, Cysique LA, Gates TM, McAllister J, et al. PAART study investigators. Socioeconomic factors explain suboptimal adherence to antiretroviral therapy among HIV-infected Australian adults with viral suppression. PLoS One. 2017 Apr 3;12(4):e0174613. doi: 10.1371/journal.pone.0174613. PMID: 28369066; PMCID: PMC5378347.
11. Stonbraker S, Richards S, Halpern M, Bakken S, Schnall R. Priority Topics for Health Education to Support HIV Self-Management in Limited-Resource Settings. J Nurs Scholarsh. 2019 Mar;51(2):168-177. doi: 10.1111/jnu.12448. Epub 2018 Nov 19. PMID: 30450740; PMCID: PMC6414238.
12. Thompson MA, Mugavero MJ, Amico KR, Cargill VA, Chang LW, Gross R, et al. Guidelines for improving entry into and retention in care and antiretroviral adherence for persons with HIV: evidence-based recommendations from an International Association of Physicians in AIDS Care panel. Ann Intern Med. 2012 Jun 5;156(11):817-33, W-284, W-285, W-286, W-287, W-288, W-289, W-290, W-291, W-292, W-293, W-294. doi: 10.7326/0003-4819-156-11-201206050-00419. Epub 2012 Mar 5. PMID: 22393036; PMCID: PMC4044043.

13. Tyer-Viola LA, Corless IB, Webel A, Reid P, Sullivan KM, Nichols P. International Nursing Network for HIV/AIDS Research. Predictors of medication adherence among HIV-positive women in North America. J Obstet Gynecol Neonatal Nurs. 2014 Mar-Apr;43(2):168-78. doi: 10.1111/1552-6909.12288. Epub 2014 Feb 6. PMID: 24502460; PMCID: PMC4409428.
14. Wagner GJ, Linnemayr S, Ghosh-Dastidar B, Currier JS, Hoffman R, Schneider S. Supporting Treatment Adherence Readiness through Training (START) for patients with HIV on antiretroviral therapy: study protocol for a randomized controlled trial. Trials. 2016 Mar 24;17:162. doi: 10.1186/s13063-016-1287-3. PMID: 27009061; PMCID: PMC4806419.

13

Adesão terapêutica de pacientes com transtorno psiquiátrico

João Paulo Martins Piloni

Neste capítulo...
Vamos entender que falar em adesão terapêutica dos pacientes psiquiátricos é assunto que requer uma análise diferenciada, considerando não só os aspectos patológicos, mas todo estigma, preconceito e crenças relacionados à doença psiquiátrica. Neste capítulo são analisados todos esses aspectos, ao verificar os fatores que envolvem a não adesão, para entender quais as crenças limitantes de autocuidado e de autoeficácia que dificultam esse processo. Em suma, o objetivo é abordar os múltiplos fatores que envolvem a não adesão terapêutica neste perfil de pacientes, considerando que a prevalência de não aderirem ao tratamento é maior do que em pacientes com outro perfil de patologias. São mostradas também ferramentas usadas para avaliação e implementação de adesão, a fim de se obter um melhor entendimento sobre os complexos aspectos relacionados ao perfil psiquiátrico.

Discorrer sobre a adesão terapêutica dos pacientes é tema de suma importância para o entendimento de todo transcurso que envolve a aceitação e a participação no processo de tratamento. E quando se fala em pacientes com transtornos psiquiátricos, tal abordagem é ainda mais importante, considerando que a não adesão entre eles apresenta proporções maiores quando comparados a outros processos patológicos. Em relação aos pacientes com transtornos psiquiátricos maiores, a maior probabilidade de não adesão pode estar relacionada a um raciocínio insatisfatório e também com a falta de conhecimento sobre o transtorno e seu tratamento.

Com pesquisas e investimento em novas tecnologias, cada vez mais as medicações utilizadas para o tratamento de transtornos psiquiátricos têm apresentado maior sensibilidade e especificidade terapêutica. Além de apresentarem melhores efeitos, a diminuição de efeitos colaterais também tem sido um ganho considerável. Um exemplo disso é o caso das medicações antipsicóticas que, por interagirem com diversos receptores de neurotransmissores, acabam apresentando outros efeitos além da ação a que se propõem, em razão disso, nas últimas décadas, buscando-se aumentar sua eficácia e reduzir os efeitos colaterais, pesquisas têm sido realizadas visando criar medicações cada vez mais seletivas a receptores específicos. Sendo assim, o tratamento medicamentoso na saúde mental tem apresentado cada vez mais resultados positivos. No entanto, apesar desses avanços, a adesão ainda é um grande problema quando tratamos desse perfil de pacientes, pois seu efeito acaba sendo limitado pelo uso irregular ou pelo não uso das medicações conforme a recomendação prescrita, visto que o seguimento correto da prescrição é pré-requisito para a eficácia terapêutica.

Diante do padrão de não adesão terapêutica, as consequências são o agravamento de quadros psiquiátricos, aumentando os riscos para a ocorrência de quadro psicóticos, suicídios, agravamento de quadros maníacos ou depressivos, baixa qualidade de vida, aumento dos custos com saúde, baixa produtividade profissional, além do aumento da percepção de ineficácia do tratamento. Além disso, a não adesão terapêutica está relacionada ao aumento do risco de recaída e ao aumento das hospitalizações entre pacientes com doença mental grave, e também com o aumento da gravidade dos sintomas psiquiátricos. Pacientes aderentes a suas medicações mostram recidivas e reinternações significativamente menores.

Segundo estudos anteriormente publicados, a não adesão entre pacientes psiquiátricos chega a patamares de 40% a 50%, dependendo do diagnóstico e do serviço de saúde avaliado. Os fatores relacionados à não adesão são os mais variados, desde aspectos sociodemográficos, familiares e individuais, sendo descritos na literatura existente diferentes aspectos a depender da localização geográfica, da cultura e da etnia. Também são citadas na literatura diferentes razões causadoras da não adesão, por exemplo, o esquecimento de tomar as medicações, uma percepção insuficiente sobre a doença e sobre a necessidade de tratamento e a atitude negativa do paciente, como crenças sobre medicamentos ou mesmo sobre efeitos colaterais.

Em relação às medicações para tratamento de transtornos psiquiátricos, um dos fatores determinantes da não adesão ocorre devido a uma percepção de ineficácia medicamentosa, que pode ser causada em decorrência de adesão parcial ao tratamento ou devido a um metabolismo mais rápido, levando a concentrações plasmáticas abaixo do recomendado para o medicamento prescrito, não causando o efeito desejado no organismo do paciente. Tal efeito acaba por aumentar a crença de que a medicação não traz benefícios ao paciente, dificultando sua aceitação e uso adequados. Um estudo abordando a não adesão avaliada pelos níveis plasmáticos em pacientes psiquiátricos recém-admitidos em serviço de atenção psiquiátrica demonstra que somente 27% dos pacientes avaliados apresentavam o nível plasmático ideal do medicamento usado em seu tratamento. As causas para a ocorrência desse baixo nível plasmático podem ser uma adesão parcial ao uso dos medicamentos ou a eliminação do medicamento mais rápido do organismo. Para lidar com o risco desses baixos níveis plasmáticos, é recomendado o monitoramento terapêutico e dos níveis plasmáticos para garantir a ação terapêutica. Outro fato é a metabolização aumentada com eliminação dos agentes psicofarmacológicos, que ocorre através de metabolizadores ultrarrápidos do citocromo CYP2DC, que levariam a uma diminuição muito mais rápida da concentração plasmática das medicações usadas em razão de sua eliminação.

Dentre os fatores sociais, são citados fatores como a dificuldade de acesso a serviços de cuidado com a saúde mental, a situação financeira que impede a aquisição da medicação ou mesmo a disponibilidade de serviços especializados no cuidado com a saúde mental. Autores destacam que sistemas de saúde ineficazes, com falta de psicoterapias, falta de informação, acompanhamento fraco realizado por profissionais de saúde, profissionais não capacitados e suporte ineficiente são fatores associados à não adesão terapêutica pelos pacientes.

Com relação a fatores familiares predisponentes, a ocorrência de não adesão, a falta da participação familiar no tratamento ou não residir com a família são identificados como aspectos essenciais na adesão ao tratamento. O envolvimento familiar está diretamente associado ao desenvolvimento de uma aliança terapêutica que pode ser forte ou fraca a depender do apoio recebido da família. Alguns estudos avaliaram o estado conjugal, identificando que pessoas casadas apresentavam melhores índices de adesão. Dentre os estudos publicados sobre esse assunto, a participação familiar é considerada como determinante para a melhor condução do tratamento de pessoas com transtornos psiquiátricos, independentemente do diagnóstico ou do serviço considerado. Com a avaliação de determinantes da não adesão entre pacientes com transtornos mentais graves, identifica-se que o grau de suporte familiar interfere diretamente na adesão desses pacientes, necessitando ser sempre fortalecido. Autores afirmam que entre crianças e adolescentes as atitudes familiares estão diretamente relacionadas a taxas de maior adesão, dado que famílias com atitudes positivas são determinantes para um melhor envolvimento do paciente com o tratamento.

Dentre os aspectos relacionados ao indivíduo considerados como fatores relacionados à não adesão, os extremos de idade foram identificados como determinantes também na adesão. Estudos identificam que a adesão terapêutica entre adolescentes tende a ser menor, sendo considerado que, por ser uma fase de transição entre a diminuição dos cuidados paternos e a necessidade do autocuidado, torna-se um período frágil na adesão terapêutica. Outro aspecto considerado também é a não identificação da necessidade de cuidado ou do reconhecimento da patologia como um problema que requer tratamento. Autores que avaliaram a percepção de risco e invulnerabilidade entre adolescentes e jovens adultos relatam que, nesse grupo, por vivenciarem sentimentos de invulnerabilidade, consideram não terem riscos de experimentar as consequências de situações como o adoecimento. Outro estudo identificou que pacientes com transtornos mais graves ou com maior carga de comorbidades apresentam maior probabilidade de não ser aderentes, apresentando alto risco de abandono do tratamento, informação corroborada por estudos anteriores que informam que em adultos essa relação de gravidade e abandono também é real.

No que tange a indivíduos idosos, a adesão também se torna um problema, sendo o esquecimento um importante empecilho ao bom desempenho terapêutico. O processo natural do envelhecimento traz consigo, em alguns casos, a diminuição mnemônica, fazendo com que atividades antes consideradas automáticas e fáceis, como tomar a medicação antes do café da manhã, se torne algo mais complicado, necessitando de auxílio para tal cuidado. Aspectos relacionados ao indivíduo e sua organização, como a inexistência de uma rotina de medicamentos, o uso concomitante de medicações de vários prescritores, o armazenamento em locais variados em sua residência e o armazenamento de medicamentos descontinuados são fortes fatores à não adesão.

Outro aspecto relacionado a indivíduos idosos é o deslocamento a serviços de saúde mental que podem ser dificultados pela distância, fazendo com que a necessidade de seu transporte dependa de outros indivíduos. Também podem ser considerados os custos das medicações, que talvez não sejam tão acessíveis. Apesar de essas barreiras estruturais serem limitantes à adesão, as atitudes negativas desses idosos são mais importantes para a não adesão. Destacam-se como atitudes negativas o estigma relacionado ao transtorno psiquiátrico e a baixa percepção da gravidade de seu problema como barreiras mais importantes ao tratamento. Um estudo abordando crenças de idosos que influenciam a adesão terapêutica informa que a adesão se torna menos provável quando os benefícios percebidos com o tratamento são inferiores à percepção de gastos.

Ainda abordando indivíduos idosos, a ação de medicamentos psicotrópicos apresenta muitas vezes ação mais intensa, portanto, efeitos colaterais negativos acabam por se tornar um grande risco. Medicações que apresentam ações que podem prejudicar o equilíbrio, assim como aquelas que aumentam a sonolência, ampliam o risco de quedas, tornando-se um importante fator negativo para a adesão. Dentre a população idosa, a utilização de psicofármacos torna esse grupo populacional vulnerável devido aos seus efeitos adversos, pois seu uso tem sido associado a eventos como quedas com risco de fraturas, prejuízo cognitivo e delírio, estando também associados a hospitalizações psiquiátricas.

Aderir a um tratamento significa aceitar e participar do processo terapêutico, entendendo os efeitos positivos e negativos da medicação. No entanto, pelos próprios efeitos da medicação usada, sejam colaterais ou positivos à adesão, ela pode ser dificultada. É importante fazer uma distinção entre dois perfis de pessoas no que tange ao uso de medicações, dividindo-as em farmacofílicas e farmacofóbicas. Farmacofílicas são identificadas como pessoas que se propõem a tomar medicações caso seja necessário, já farmacofóbicas são pessoas que vivenciam o medo de tomar medicações ou mesmo qualquer outro tratamento prescrito devido às mais diversas motivações, apresentando uma atitude negativa em relação à medicação. Esses conceitos podem ser aplicados aos perfis de pacientes com transtorno psiquiátrico com necessidade de usar psicofármacos.

Outro evento adverso que leva à grande redução da adesão é a diminuição da libido, característica de algumas medicações, que devem ser bem esclarecidas antes de sua prescrição devendo ser considerado seu uso com esses indivíduos somente diante da inexistência da abordagem terapêutica com outros psicofármacos. A disfunção sexual é um efeito colateral muitas vezes associado à utilização de psicofármacos, sendo uma das razões principais para a suspensão de seu uso pelos pacientes, visto que a diminuição ou perda de libido atinge não somente o indivíduo, mas também seu cônjuge. Dentre os vários fatores que podem estar relacionados à diminuição ou perda da libido estão o bloqueio da atividade dopaminérgica, a hiperprolactinemia e o bloqueio de receptores alfa 1.

Outro efeito que também pode estar presente e limitar a adesão é o ganho de peso relacionado a medicações usadas no tratamento de transtornos psiquiátricos. Os efeitos colaterais de antipsicóticos atípicos aponta que o ganho de peso tem ligação direta com a afinidade dessas medicações com receptores H1, D2, 5-HT1A, receptores 5-HT 2C e alfa 2, visto que os mecanismos pelos quais ocorre o ganho de peso não são totalmente conhecidos. O ganho de peso associa-se com o risco de desenvolvimento de resistência insulínica aumentado, estando associado à elevação do risco de desenvolvimento de diabetes mellitus e de doenças cardiovasculares.

Em relação à farmacocinética das medicações antipsicóticas, existem diferenças com relação ao sexo e idade no processo de metabolismo, que podem ocasionar um acúmulo do fármaco no organismo, intensificando o aparecimento das reações adversas. Além desses, outros efeitos físicos também são considerados quando se trata da promoção da adesão, sendo essencial o esclarecimento dos pacientes para identificarem que se trata de efeito normal e esperado facilitando, assim, o seu uso.

Quando se pensa no diagnóstico de qualquer patologia, pensar na forma de comunicar o diagnóstico ao paciente de forma a primar pela comunicação terapêutica é essencial. Isso porque o momento mais importante para fortalecer a adesão ao tratamento é justamente no diagnóstico. Quanto à adesão entre pacientes em tratamento com antidepressivos, considera-se que as primeiras 6 semanas do tratamento é o período mais importante para se estabelecer a adesão.

A aceitação de um processo patológico pelo paciente nem sempre é tranquilo, e quando falamos de diagnósticos psiquiátricos, essa aceitação pode ser ainda pior, sendo essencial o melhor entendimento do diagnóstico com explicação clara e detalhada, dando espaço para dúvidas, impressões e expectativas quanto ao tratamento. A aceitação foi associada ao luto relacionado ao diagnóstico psiquiátrico, sendo considerado como fator propiciador de não adesão. Isso porque se considera que o recebimento de um diagnóstico psiquiátrico pode ser vivenciado com luto e, por consequência, sofrimento relacionado a esse luto, o que impulsiona a menor adesão em alguns casos. O luto relacionado à dificuldade de aceitar o diagnóstico psiquiátrico compromete a aceitação de tomar medicamentos, pois a necessidade diária da medicação pode ser incômoda e dolorosa, relembrando-o das perdas relacionadas ao período anterior ao diagnóstico.

Considerar e aceitar o diagnóstico é o passo inicial para melhor adesão, visto que pacientes que não se identificam como portadores do transtorno com o qual foram diagnosticados se tornam mal aderentes ao tratamento. A percepção de ganho decorrente do tratamento, seja com a melhora de sintomas ou com o desaparecimento da patologia, é essencial para o tratamento. E se o paciente não identifica esse ganho, ele não aceitará a medicação como sendo benéfica para o seu bem-estar. Os pacientes que apresentam um *insight* insatisfatório sobre sua condição, tais como falta de consciência do transtorno psiquiátrico ou de seus sintomas, negação quanto ao diagnóstico, tendem a acreditar que não necessitam do tratamento, dificultando sua adesão.

A não adesão entre pacientes com transtornos psiquiátricos é multicausal, sendo essencial entender suas motivações, determinando os fatores influenciadores, sejam eles positivos ou negativos. Dentre esses fatores, a resistência ao diagnóstico ou à terapêutica é um problema que afeta a adesão, estando diretamente vinculado a padrões de crenças que levam o indivíduo a desconsiderar a necessidade do autocuidado. Buscando entender os determinantes desse comportamento, autores publicaram uma revisão bibliográfica abordando o Modelo de Crenças em Saúde (Health Belief Model – HBM), que objetiva entender e explicar os comportamentos dos pacientes diante do adoecimento ou do risco de se adoecer, ou seja, estuda o comportamento do indivíduo diante das ameaças percebidas. Esse modelo foi desenvolvido com base na teoria social cognitiva, que tem como objetivo explicar as ações realizadas, baseadas nas atitudes e crenças, que determinam a manutenção, recuperação ou obtenção de um bom estado de saúde. Ele busca a mensuração de atitudes, conhecimentos, crenças e valores relacionados à saúde, sendo uma ferramenta útil para melhor compreensão das respostas do paciente frente à terapêutica medicamentosa.

Alguns autores delimitam quatro elementos do Modelo de Crenças de Saúde que são determinantes para o envolvimento ou falta de envolvimento nas ações de cuidado com a saúde: 1 – Suscetibilidade percebida a uma doença específica ou ao risco de contraí-la; 2 – Gravidade percebida da doença, avaliada pelas impressões que as doenças causam, como medo ou dor; 3 – Benefícios percebidos da intervenção, como impressão de sua eficácia, a percepção das consequências positivas; 4 – Barreiras percebidas (físicas, psicológicas e financeiras) para se alcançar e manter a saúde avaliadas com a medida do tipo custo-benefício. Essas dimensões de percepção são afetadas por outras variáveis, com destaque para variáveis relacionadas ao indivíduo, que determinam a mudança de comportamentos em relação à saúde.

Entre pacientes com transtornos psiquiátricos, a utilização do Modelo de Crenças em Saúde permite uma melhor compreensão das motivações que impactam os comportamentos de saúde. Aqueles que apresentam crenças de controle no contexto de saúde, que acreditam que suas ações podem influenciar seu estado de saúde, tendem a apresentar melhores resultados com comportamentos de saúde mais saudáveis. Usar essa abordagem que considera essas crenças sobre o controle de saúde pode ser uma ferramenta útil na melhor intervenção junto ao paciente por meio de uma decisão terapêutica compartilhada.

Em relação aos aspectos ponderados na avaliação da adesão terapêutica, existem fatores ligados a processos psicológicos e à personalidade relacionados com a percepção individual de controle de saúde. Dentre os fatores, o controle da saúde (interno → controle sobre sua saúde depende de si mesmo; externo → controle depende de terceiros ou do ambiente), a reatância psicológica (percepção de limitação de sua liberdade pela proposta terapêutica) e, por último, a autoeficácia (convicção de autonomia sobre o enfrentamento de seus problemas de saúde) são considerados como de grande relevância para a adesão.

Dentro dos aspectos importantes no cuidado e autocuidado desse perfil de pacientes, a relação médico-paciente se mostra como fator especialmente essencial à adesão. Os pacientes que mantêm uma boa relação de confiança com seus médicos e se sentem acolhidos por eles tendem a apresentar melhores padrões de adesão ao tratamento. A aliança e a comunicação entre médico e paciente favorecem à adesão, sendo que a utilização de um estilo colaborativo de comunicação, de decisão terapêutica e da utilização da tomada de decisão compartilhada são importantes metodologias para uma maior cooperação com regimes terapêuticos.

Outro fator que envolve não somente o indivíduo, mas também o meio social e familiar e que compromete intensamente a adesão terapêutica é o estigma social. Infelizmente, nos dias atuais, o transtorno psiquiátrico, assim como o acompanhamento psiquiátrico, ainda é um grande tabu social. Pessoas diagnosticadas com transtornos psiquiátricos convivem com a própria não aceitação e com a não aceitação social, tendo muitas vezes que lidar com a exclusão social. Essa situação, em muitos casos, leva o paciente a esconder seu diagnóstico, dificultando muito a adesão. Autores analisando como o estigma interfere nos cuidados de saúde mental afirmam que tanto o estigma social quanto o internalizado pelo paciente com transtorno psiquiátrico dificulta a adesão terapêutica, pois, em razão da vergonha de serem rotulados como "doentes mentais", associado ao uso de psicofármacos, os pacientes preferem não tomar a medicação e conviver com o problema.

ESTIMULANDO A ADESÃO TERAPÊUTICA POR PACIENTES COM TRANSTORNOS PSIQUIÁTRICOS

Diante das altas taxas de não adesão e dos importantes fatores a ela relacionados, é essencial estimular a adesão entre esses pacientes. Diversas intervenções já foram avaliadas nesse sentido, com bons resultados, mas todas passam pelo processo educativo em saúde tanto do indivíduo quanto de seus familiares. As intervenções podem ocorrer através de abordagens cognitivo-comportamentais, psicoeducação e pelo fortalecimento do apoio social, que deve ser intensificado na fase de experimentação terapêutica, quando as taxas de não adesão tendem a ser maiores.

O desenvolvimento da prática do atendimento multiprofissional compartilhado surge como alternativa para o atendimento, estimulando a participação ativa no processo terapêutico. Na medida em que o paciente sente o interesse e o envolvimento dos profissionais em seu bem-estar, pode sentir-se estimulado a participar também, sendo visto como agente ativo de todo o processo.

Outra abordagem que apresenta resultados muito positivos é o desenvolvimento de grupos de apoio e psicoeducação de pacientes e grupos específicos para familiares e amigos. Esses grupos têm por objetivo instrumentalizar os familiares e amigos e desenvolver habilidades sociais, fortalecendo a participação terapêutica e a adesão desses pacientes. O impacto do desenvolvimento de grupos multifamiliares, a fim de melhorar a adesão entre pacientes mexicanos com diagnóstico de esquizofrenia, uma proposta de abordagem familiar comportamental de psicoeducação e treinamento de habilidades, encontrou bons resultados de adesão à medicação com ações voltadas a atitudes da população frente a esse diagnóstico e à mudança de crenças familiares.

A psicoeducação é uma das ferramentas de maior impacto no processo terapêutico, favorecendo diretamente a adesão dos pacientes, pois seu efeito melhora a conformidade e a adesão entre pacientes com diagnóstico de esquizofrenia em um período de sete anos e sinaliza como pontos positivos a melhora a longo prazo, a economia com custos de tratamento e a redução de dias de internação. Pacientes melhor informados desenvolvem melhores estratégias de enfrentamento, evitando riscos de danos irresponsáveis, influenciando positivamente seu tratamento e reduzindo efeitos colaterais de longo prazo, podendo, assim, ser um componente importante da rotina terapêutica.

Avaliando outro modelo de intervenção com objetivo de melhorar a adesão a antidepressivos, pode-se utilizar o efeito de incentivos financeiros controlado por cuidados usuais. A realização de incentivos financeiros crescentes com o decorrer do tratamento, observando que a aversão às perdas financeiras, decorrentes de descontinuidade do tratamento, poderia impulsionar a adesão. Estudos demonstraram que no final de seis semanas de tratamento, considerado o período crítico de adesão, o aumento dos incentivos financeiros teve como resultado um aumento significante de adesão quando comparado ao grupo de controle.

Em outra pesquisa que avaliou o incentivo financeiro visando à adesão, realizada por meio de estudo multicêntrico, controlado e randomizado, buscou-se avaliar o quanto essa intervenção impactaria a adesão de medicamentos antipsicóticos de depósito. Os resultados apontaram que grupos que receberam incentivo financeiro apresentaram maior porcentagem de adesão quando comparados aos grupos que não receberam o incentivo.

TECNOLOGIAS UTILIZADAS PARA AVALIAR E ESTIMULAR A ADESÃO

Diversos avanços tecnológicos têm contribuído com o cuidado em saúde, propiciando um melhor controle terapêutico tanto por parte do paciente quanto dos profissionais de saúde. Recursos tecnológicos como *smartphones* surgem nessa perspectiva como uma ferramenta viável para estimular e avaliar a adesão através de aplicativos específicos de cuidado com a saúde. A facilidade de manuseio e de acesso a *smartphones* propiciaria não somente a promoção de adesão, mas também auxiliaria no monitoramento de sintomas e no funcionamento do paciente, por meio de aplicativos que favoreçam o autogerenciamento, representando uma ferramenta vantajosa para promover a adesão terapêutica, especialmente entre pacientes mais vulneráveis, como é o caso de pacientes com doença mental grave.

Dentre os aplicativos citados está o MyTreatment (MyT), que incorpora recursos de psicoeducação e elementos de terapia cognitivo-comportamental

(TCC) com o objetivo de fortalecer a adesão e avaliar a resposta do paciente diante da medicação, assim como a ocorrência de sintomas e riscos potenciais em razão da não ingestão da medicação de acordo com a prescrição.

O MedActive é outro aplicativo criado para potencializar o consumo de medicações antipsicóticas entre pacientes adultos com esquizofrenia. O aplicativo sinaliza com alerta auditivo e visual o horário em que a medicação deve ser tomada e depois pergunta se ela foi tomada e, em caso negativo, qual o motivo, questionando sobre efeitos colaterais e permitindo o contato com o psiquiatra de referência por meio de mensagem nesta situação.

Um aplicativo criado para melhorar a ingestão de medicamentos antidepressivos para pacientes com transtorno depressivo maior chamado MedLink recebe sinais de um dispensador eletrônico de comprimidos denominado Wisepill, que sinaliza quando o frasco foi aberto. Caso o frasco não seja aberto no horário da medicação, o aplicativo aciona um alerta no *smartphone* do paciente, que só será desativado quando houver resposta sobre se ele tomou a medicação ou se pretende tomar. Além disso, o aplicativo também faz lembretes de autocuidado gerais, traz conteúdos sobre antidepressivos e sugere estratégias de tomada de medicação conforme prescrito.

O uso de tecnologias não se restringe ao uso de aplicativos de *smartphones,* visto que pesquisas anteriores demonstraram a eficácia de outros recursos, como o uso de e-mail, para fortalecer a adesão. O uso de e-mail como ferramenta de fácil acesso, baixo custo e baixa intensidade para intervenção on-line, mostraram melhorar o engajamento de pacientes com psicose. No trabalho citado, e-mails eram enviados para os pacientes em tratamento, estimulando-os a participar de um site de acompanhamento de tratamento, além disso, ofereciam *feedback* positivo individualizado, estratégias para atingir metas, além de suporte prático. O modelo de intervenção apresentou alta capacidade de potencializar a adesão entre pacientes com psicose.

A utilização de medicamentos em frascos com chips eletrônicos que avaliam abertura, fechamento e mudança de peso também foram avaliados em relação à adesão, neste caso, o uso de comprimidos com marcadores biológicos detectáveis que proporcionam precisão no acompanhamento terapêutico através de exames biológicos que detectam tais marcadores.

As tecnologias existentes representam ferramentas que podem auxiliar na adesão a medicações, seja com mensagens de texto ou ligações que estimulem o paciente nesse processo através de reforços positivos, podendo ser utilizadas também para rastrear sintomas, efeitos colaterais, servindo, ainda, como meio de contato com serviços de dispensação e alertando para a necessidade de pegar nova medicação, representando um meio de maior controle terapêutico tanto para o paciente quanto para os profissionais de saúde que o acompanham.

MÉTODOS DE AVALIAÇÃO DE ADESÃO TERAPÊUTICA ENTRE PACIENTES COM TRANSTORNO PSIQUIÁTRICO

A não adesão terapêutica é um problema que afeta não somente o indivíduo, mas também sua família e a sociedade na qual ele está inserido. Pensando em sua importância, vários modelos de avaliação de adesão foram propostos e validados na literatura. Existem métodos subjetivos e métodos objetivos de avaliação; os métodos subjetivos podem ser autorrelatos de pacientes e relatórios médicos, e os métodos objetivos incluem monitoramento eletrônico, contagem de comprimidos e medida de níveis séricos. Não existe um padrão-ouro para esse fim, visto que ambos os métodos possuem vantagens e desvantagens.

Dentre os métodos de avaliação de adesão, podemos citar a escala Medication Adherence Rating Scale (MARS), que se trata de um instrumento de autorrelato com boa capacidade psicométrica para avaliar a adesão entre pacientes com transtornos psiquiátricos. A escala é constituída de 10 itens com pontuações que variam de 0 a 10 pontos, sendo que quanto maior a pontuação, maior a probabilidade de adesão. Vale destacar que, por meio desse instrumento, avalia-se não somente o comportamento de não adesão, mas também a frequência do comportamento não aderente, abordando com perguntas não ameaçadoras nem julgamentos, a fim de se tentar minimizar o viés de desejabilidade social.

Outra escala utilizada para avaliação de pacientes psiquiátricos, especialmente criada para pacientes com esquizofrenia, é denominada Rating of Medication Influences Scale (ROMI). Trata-se de um instrumento validado com o objetivo de avaliar a adesão de pacientes psiquiátricos com foco nas atitudes deles relacionadas a comportamentos de adesão, uso de medicações e resultados do tratamento. A escala ROMI foi baseada no Modelo de Crenças de Saúde, abordado anteriormente neste capítulo. O instrumento é dividido em duas subescalas com 20 itens, em que em uma são avaliados os motivos para a adesão e na outra são avaliados os motivos para não adesão, focando nos fatores que influenciam na decisão do paciente quanto a aderir ou não ao tratamento.

A utilização de métodos de avaliação de adesão terapêutica entre pacientes com transtornos psiquiátricos se mostra uma ferramenta valiosa na condução e no acompanhamento desses quadros. A adesão possui influências multifatoriais, principalmente na terapêutica psicotrópica, estando diretamente ligada à evolução dos quadros crônicos e com a ineficácia farmacológica. O comprometimento da qualidade de vida e da condição socioeconômico é constantemente relacionado à não adesão, assim como recaídas, recorrência de sintomas e reinternações.

Dessa forma, a identificação dos fatores e aspectos relacionados a não aderência se mostra essencial no acompanhamento terapêutico, permitindo a criação de tratamentos personalizados assim como seu monitoramento. Para tanto, o envolvimento dos profissionais de saúde na compreensão dos métodos de avaliação e nas intervenções que favorecem à adesão é o que garante o sucesso das propostas de tratamento para esses pacientes.

REFERÊNCIAS BIBLIOGRÁFICAS

1. Aikens JE, Trivedi R, Heapy A, Pfeiffer PN, Piette JD. Potential Impact of Incorporating a Patient-Selected Support Person into mHealth for Depression. J Gen Intern Med. 2015;30(6):797–803; 2015. doi: 10.1007/s11606-015-3208-7. PMID: 25666218; PMCID: PMC4441673. [Internet]. [Acesso em: 2021 nov. 5]. Disponível em: https://www.ncbi.nlm.nih.gov/pmc/articles/PMC4441673/.
2. Andrade LH, Alonso J, et al. Barriers To Mental Health Treatment: Results From The Who World Mental Health Surveys. Psychol Med. 2014;44(6):1303–1317. doi: 10.1017/S0033291713001943. Epub 2013 Aug 9. PMID: 23931656; PMCID: PMC4100460. Disponível em: https://www.cambridge.org/core/journals/psychological-medicine/article/abs/barriers-to-mental-health-treatment-results-from-the-who-world-mental-health-surveys/8779313B29B9F3950A0A1154949E0D21.
3. Arnold C, Villagonzalo KA, Meyer D, Farhall J, Foley F, Kyrios M, et al. Predicting Engagement With An Online Psychosocial Intervention For Psychosis: Exploring Individual- And Intervention-Level Predictors. Internet Interventions. 2019;18:100266. doi: 10.1016/j.invent.2019.100266. PMID: 31890619; PMCID: PMC6926321. [Internet]. [Acesso em: 2021 nov. 5]. Disponível em: https://www.ncbi.nlm.nih.gov/pmc/articles/PMC6926321/.
4. Bäuml J, Pitschel-Walz G, Volz A, Lüscher S, Rentrop M, Kissling W, et al. Psychoeducation Improves Compliance and Outcome in Schizophrenia Without an Increase of Adverse Side Effects: A 7-Year Follow-up of the Munich PIP-Study. Schizophr Bull. 2016;42 Suppl 1(Suppl 1):S62-70. doi: 10.1093/schbul/sbw008. Epub 2016 Mar 8. PMID: 26955982; PMCID: PMC4960435. [Internet]. [Acesso em: 2021 nov. 5]. Disponível em: https://www.ncbi.nlm.nih.gov/pmc/articles/PMC4960435/.
5. Bianco CL, Myers AL, Smagula S, Fortuna KL. Can Smartphone Apps Assist People with Serious Mental Illness in Taking Medications as Prescribed? Sleep Med Clin. 2021;16(1):213–222. doi: 10.1016/j.jsmc.2020.10.010. Epub 2020 Dec 7. PMID: 33485529; PMCID: PMC8034491. Disponível em: https://www.sleep.theclinics.com/article/S1556-407X(20)30105-3/fulltext.
6. Brinkman WB, Baum R, Kelleher KJ, et al. Relationship Between Attention-Deficit/Hyperactivity Disorder Care and Medication Continuity. J Am Acad Child Adolesc Psychiatry. 2016;55(4):289–294. doi: 10.1016/j.jaac.2016.02.001. Epub 2016 Feb 5. PMID: 27015719; PMCID: PMC4808569. Disponível em: https://www.ncbi.nlm.nih.gov/pmc/articles/PMC4808569/.
7. Buchman-Wildbaum T, Váradi E, Schmelowszky Á, Griffiths MD, Demetrovics Z, Urbán R. Targeting The Problem Of Treatment Non-Adherence Among Mentally Ill Patients: The Impact Of Loss, Grief And Stigma. Psychiatry Res. 290:113140; 2020. doi: 10.1016/j.psychres.2020.113140. Epub 2020 May 28. PMID: 32512354. [Internet]. [Acesso em: 2021 nov. 5]. Disponível em: https://www.sciencedirect.com/science/article/pii/S0165178120316176?via%3Dihub.
8. Colom F, Vieta E. Non-Adherence In Psychiatric Disorders: Misbehaviour Or Clinical Feature? Acta Psychiatr Scand. 2002;105(3):161–163. doi: 10.1034/j.1600-0447.2002.1e003.x. PMID: 11939968. [Internet]. [Acesso em: 2021 nov. 5]. Disponível em: https://onlinelibrary.wiley.com/doi/full/10.1034/j.1600-0447.2002.1e003.x?sid=nlm%3Apubmed.
9. Corden ME, Koucky EM, Brenner C, et al. A Mobile Intervention To Improve Medication Adherence And Processes Of Care For Treatment Of Depression In General Medicine. Digit Health. 2:2055207616663069; 2016. doi: 10.1177/2055207616663069. PMID: 29942564; PMCID: PMC6001228. [Internet]. [Acesso em: 2021 nov. 5]. Disponível em: https://www.ncbi.nlm.nih.gov/pmc/articles/PMC6001228/.

10. Corrigan P. How Stigma Interferes With Mental Health Care. Am Psychol. 2004;59(7):614–625. doi: 10.1037/0003-066X.59.7.614. PMID: 15491256. [Internet]. [Acesso em: 2021 nov. 5]. Disponível em: https://content.apa.org/record/2004-19091-003.
11. Darvishpour A, Vajari SM, Noroozi S. Can Health Belief Model Predict Breast Cancer Screening Behaviors? Open Access Maced J Med Sci. 2018;6(5):949–953. doi: 10.3889/oamjms.2018.183. PMID: 29875878; PMCID: PMC5985873. [Internet]. [Acesso em: 2021 nov. 5]. Disponível em: https://www.ncbi.nlm.nih.gov/pmc/articles/PMC5985873/.
12. Davis JM, Schaffer CB, Killian GA, Kinard C, Chan C. Important Issues In The Drug Treatment Of Schizophrenia. Schizophr Bull. 1980;6(1):70– 87. doi: 10.1093/schbul/6.1.70. PMID: 6102795. [Internet]. [Acesso em: 2021 nov. 5]. Disponível em: https://academic.oup.com/schizophreniabulletin/article/6/1/70/1921181.
13. De Boer MK, Castelein S, Wiersma D, Schoevers RA, Knegtering H. The Facts About Sexual (Dys)Function In Schizophrenia: An Overview Of Clinically Relevant Findings. Schizophr Bull. 2015;41(3):674–686. doi: 10.1093/schbul/sbv001. Epub 2015 Feb 25. PMID: 25721311; PMCID: PMC4393701. Disponível em: https://www.ncbi.nlm.nih.gov/pmc/articles/PMC4393701/.
14. De Las Cuevas C, De Leon J. Reviving Research on Medication Attitudes for Improving Pharmacotherapy: Focusing on Adherence. Psychother Psychosom. 2017;86(2):73-79. doi: 10.1159/000450830. Epub 2017 Feb 10. PMID: 28183085. Disponível em: https://www.karger.com/Article/Abstract/450830.
15. Edgcomb JB, Zima B. Medication Adherence Among Children and Adolescents with Severe Mental Illness: A Systematic Review and Meta-Analysis. J Child Adolesc Psychopharmacol. 2018;28(8):508–520. doi: 10.1089/cap.2018.0040. Epub 2018 Jul 24. PMID: 30040434. Disponível em: https://www.liebertpub.com/doi/full/10.1089/cap.2018.0040.
16. Gazerani P. Pharmacophobia And Pharmacophilia In Analgesic Use. Pain Manag. 2017;7(5):341–344. doi: 10.2217/pmt-2017-0015. Epub 2017 Sep 22. PMID: 28936904. Disponível em: https://www.futuremedicine.com/doi/10.2217/pmt-2017-0015?url_ver=Z39.88-2003&rfr_id=ori%3Arid%3Acrossref.org&rfr_dat=cr_pub++0pubmed.
17. Geretsegger C, Pichler EM, et al. Non-Adherence To Psychotropic Medication Assessed By Plasma Level In Newly Admitted Psychiatric Patients: Prevalence Before Acute Admission. Psychiatry Clin Neurosci. 2019;73(4):175–178. doi: 10.1111/pcn.12809. Epub 2019 Jan 22. PMID: 30552718. Disponível em: https://onlinelibrary.wiley.com/doi/10.1111/pcn.12809.
18. Greenblatt DJ, Harmatz JS, Singh NN, et al. Gender Differences In Pharmacokinetics And Pharmacodynamics Of Zolpidem Following Sublingual Administration. J Clin Pharmacol. 2014;54(3):282–290. doi: 10.1002/jcph.220. Epub 2013 Nov 27. PMID: 24203450. Disponível em: https://accp1.onlinelibrary.wiley.com/doi/10.1002/jcph.220.
19. Hiemke C, Bergemann N, Clement HW, Conca A, Deckert J, et al. Consensus Guidelines for Therapeutic Drug Monitoring in Neuropsychopharmacology: Update 2017. Pharmacopsychiatry. 2018;51(1-02):9-62. doi: 10.1055/s-0043-116492. Epub 2017 Sep 14. Erratum in: Pharmacopsychiatry. 2018 Jan;51(1-02):e1. PMID: 28910830. Disponível em: https://www.thieme-connect.com/products/ejournals/abstract/10.1055/s-0043-116492.
20. Ho SC, Chong HY, Chaiyakunapruk N, Tangiisuran B, Jacob SA. Clinical And Economic Impact Of Non-Adherence To Antidepressants In Major Depressive Disorder: A Systematic Review. J Affect Disord. 2016;15;193:1-10. doi: 10.1016/j.jad.2015.12.029. Epub 2015 Dec 25. PMID: 26748881. Disponível em: https://www.sciencedirect.com/science/article/abs/pii/S0165032715311551?via%3Dihub
21. Horne R, Weinman J. Patients Beliefs About Prescribed Medicines And Their Role In Adherence To Treatment In Chronic Physical Illness. J Psychosom Res. 1999;47(6):555–567. doi: 10.1016/s0022-3999(99)00057-4. PMID: 10661603. [Internet]. [Acesso em: 2021 nov. 5]. Disponível em: https://www.sciencedirect.com/science/article/abs/pii/S0022399999000574?via%3Dihub
22. Janz NK, Becker MH. The Health Belief Model: A Decade Later. Health Educ Q. Spring. 1984;11(1):1–47. doi: 10.1177/109019818401100101. PMID: 6392204.

23. Kopelowicz A, Zarate R, Wallace CJ, Liberman RP, Lopez SR, Mintz J. The Ability Of Multifamily Groups To Improve Treatment Adherence In Mexican Americans With Schizophrenia. Arch Gen Psychiatry. 2012;69(3):265–273. doi: 10.1001/archgenpsychiatry.2011.135. PMID: 22393219. [Internet]. [Acesso em: 2021 nov. 5]. Disponível em: https://jamanetwork.com/journals/jamapsychiatry/fullarticle/1107409.
24. Kreyenbuhl J, Record EJ, Himelhoch S, Charlotte M, Palmer-Bacon J, Dixon Lb, et al. Development and Feasibility Testing of a Smartphone Intervention to Improve Adherence to Antipsychotic Medications. Clin Schizophr Relat Psychoses. 2019;12(4):152-167. doi: 10.3371/CSRP.KRRE.070816. Epub 2016 Jul 25. PMID: 27454213; PMCID: PMC5910284. Disponível em: https://www.ncbi.nlm.nih.gov/pmc/articles/PMC5910284/.
25. Marcus SC, Reilly ME, Zentgraf K, Volpp KG, Olfson M. Effect of Escalating and Deescalating Financial Incentives vs Usual Care to Improve Antidepressant Adherence: A Pilot Randomized Clinical Trial. JAMA Psychiatry. 2021;78(2):222–224. doi: 10.1001/jamapsychiatry.2020.3000. PMID: 32965464; PMCID: PMC7512125. [Internet]. [Acesso em: 2021 nov. 5]. Disponível em: https://jamanetwork.com/journals/jamapsychiatry/article-abstract/2770963.
26. Marrero RJ, Fumero A, De Miguel A, Peñate W. Psychological Factors Involved In Psychopharmacological Medication Adherence In Mental Health Patients: A Systematic Review. Patient Educ Couns. 2020;103(10):2116–2131. doi: 10.1016/j.pec.2020.04.030. Epub 2020 May 7. PMID: 32402489. Disponível em: https://www.sciencedirect.com/science/article/abs/pii/S0738399120302391?via%3Dihub
27. Martin M, Haskard-Zolnierek K, Dimatteo MR. Health Behavior Change and Treatment Adherence. Evidence-Based Guidelines for Improving Healthcare. Oxford, Oxford University Press, 2010. doi: 10.1093/acprof:oso/9780195380408.001.0001. Disponível em: https://oxford.universitypressscholarship.com/view/10.1093/acprof:oso/9780195380408.001.0001/acprof-9780195380408.
28. Mcdonald HP, Garg AX, Haynes RB. Interventions To Enhance Patient Adherence To Medication Prescriptions: Scientific Review. JAMA. 2002;288(22):2868-2879. doi: 10.1001/jama.288.22.2868. Erratum in: JAMA. 2003 Jun 25;289(24):3242. PMID: 12472329. [Internet]. [Acesso em: 2021 nov. 5]. Disponível em: https://jamanetwork.com/journals/jama/fullarticle/195605.
29. Mcfarlane WR, Lukens E, Link B, Dushay R, Deakins SA, Newmark M, et al. Multiple-Family Groups And Psychoeducation In The Treatment Of Schizophrenia. Arch Gen Psychiatry. 1995;52(8):679–687. doi: 10.1001/archpsyc.1995.03950200069016. PMID: 7632121. [Internet]. [Acesso em: 2021 nov. 5]. Disponível em: https://jamanetwork.com/journals/jamapsychiatry/article-abstract/497187.
30. Millstein SG E Halpern–Felsher BL. Judgments about Risk and Perceived Invulnerability in Adolescents and Young Adults. Journal of Research on Adolescence. 2002;12:399–422. https://doi.org/10.1111/1532-7795.00039. [Internet]. [acesso em: Acesso em: 2021 fev. 22]. Disponível em: https://onlinelibrary.wiley.com/doi/abs/10.1111/1532-7795.00039.
31. Nasrallah HA. Atypical Antipsychotic-Induced Metabolic Side Effects: Insights From Receptor-Binding Profiles. Mol Psychiatry. 2008;13(1):27-35. doi: 10.1038/sj.mp.4002066. Epub 2007 Sep 11. PMID: 17848919. Disponível em: https://www.nature.com/articles/4002066.
32. Noordraven EL, Wierdsma AI, Blanken P, Bloemendaal AF, Staring AB, Mulder CL. Financial Incentives For Improving Adherence To Maintenance Treatment In Patients With Psychotic Disorders (Money For Medication): A Multicentre, Open-Label, Randomised Controlled Trial. Lancet Psychiatry. 2017;4(3):199-207. doi: 10.1016/S2215-0366(17)30045-7. PMID: 28236956. [Internet]. [Acesso em: 2021 fev. 22]. Disponível em: https://www.thelancet.com/journals/lanpsy/article/PIIS2215-0366(17)30045-7/fulltext.
33. Phan SV. Medication Adherence In Patients With Schizophrenia. Int J Psychiatry Med. 2016;51(2):211-9. doi: 10.1177/0091217416636601. PMID: 27079779. [Internet]. [Acesso em: 2021 fev. 22]. Disponível em: https://journals.sagepub.com/doi/10.1177/0091217416636601?url_ver=Z39.88-2003&rfr_id=ori:rid:crossref.org&rfr_dat=cr_pub%20%200pubmed.

34. Rootes-Murdy K, Glazer KL, Van Wert MJ, Mondimore FM, Zandi PP. Mobile Technology For Medication Adherence In People With Mood Disorders: A Systematic Review. J Affect Disord. 2018;227:613–617. doi: 10.1016/j.jad.2017.11.022. Epub 2017 Nov 14. PMID: 29172054. Disponível em: https://www.sciencedirect.com/science/article/abs/pii/S0165032717312302?via%3Dihub
35. Rosenstock IM, Strecher VJ, Becker MH. Social Learning Theory And The Health Belief Model. Health Educ Q. 1988;15(2):175-83. doi: 10.1177/109019818801500203. PMID: 3378902.
36. Sajatovic M, Velligan DI, Weiden PJ, Valenstein MA, Ogedegbe G. Measurement Of Psychiatric Treatment Adherence. J Psychosom Res. 2010;69(6):591–599. doi: 10.1016/j.jpsychores.2009.05.007. Epub 2009 Jul 25. PMID: 21109048; PMCID: PMC3930068. Disponível em: https://www.ncbi.nlm.nih.gov/pmc/articles/PMC3930068/.
37. Schweitzer I, Maguire K, Ng C. Sexual Side-Effects Of Contemporary Antidepressants: Review. Aust N Z J Psychiatry. 2009;43(9):795–808. doi: 10.1080/00048670903107575. PMID: 19670052. [Internet]. [Acesso em: 2021 fev. 22]. Disponível em: https://journals.sagepub.com/doi/10.1080/00048670903107575?url_ver=Z39.88-2003&rfr_id=ori:rid:crossref.org&rfr_dat=cr_pub%20%200pubmed.
38. Scott J, Pope M. Self-Reported Adherence To Treatment With Mood Stabilizers, Plasma Levels, And Psychiatric Hospitalization. Am J Psychiatry. 2002;159(11):1927–1929. doi: 10.1176/appi.ajp.159.11.1927. PMID: 12411230. [Internet]. [Acesso em: 2021 fev. 22]. Disponível em: https://ajp.psychiatryonline.org/doi/10.1176/appi.ajp.159.11.1927?url_ver=Z39.88-2003&rfr_id=ori%3Arid%3Acrossref.org&rfr_dat=cr_pub++0pubmed&.
39. Semahegn A, Torpey K, Manu A, Assefa N, Tesfaye G, Ankomah A. Psychotropic Medication Non-Adherence And Its Associated Factors Among Patients With Major Psychiatric Disorders: A Systematic Review And Meta-Analysis. Syst Rev. 2020;9(1):17. doi: 10.1186/s13643-020-1274-3. PMID: 31948489; PMCID: PMC6966860. [Internet]. [Acesso em: 2021 fev. 22]. Disponível em: https://www.ncbi.nlm.nih.gov/pmc/articles/PMC6966860/.
40. Sirey JA, Banerjee S, Marino P, et al. Adherence to Depression Treatment in Primary Care: A Randomized Clinical Trial. JAMA Psychiatry. 2017;74(11):1129-1135. doi: 10.1001/jamapsychiatry.2017.3047. PMID: 28973066; PMCID: PMC5710215. [Internet]. [Acesso em: 2021 fev. 22]. Disponível em: https://jamanetwork.com/journals/jamapsychiatry/fullarticle/2653443?resultClick=1.
41. Sirey JA, Greenfield A, Weinberger MI, Bruce ML. Medication Beliefs And Self-Reported Adherence Among Community-Dwelling Older Adults. Clin Ther. 2013;35(2):153–160. doi: 10.1016/j.clinthera.2013.01.001. Epub 2013 Jan 26. PMID: 23357585; PMCID: PMC3603227. Disponível em: https://www.clinicaltherapeutics.com/article/S0149-2918(13)00002-7/fulltext.
42. Sorensen L, Stokes JA, Purdie DM, Woodward M, Roberts MS. Medication Management At Home: Medication-Related Risk Factors Associated With Poor Health Outcomes. Age Ageing. 2005;34(6):626–632. doi: 10.1093/ageing/afi202. PMID: 16267190. [Internet]. [acesso em: 2021 fev. 22]. Disponível em: https://academic.oup.com/ageing/article/34/6/626/40530.
43. Stentzel U, Van Den Berg N, et al. Predictors Of Medication Adherence Among Patients With Severe Psychiatric Disorders: Findings From The Baseline Assessment Of A Randomized Controlled Trial (Tecla). BMC Psychiatry. 2018;18(1):155. doi: 10.1186/s12888-018-1737-4. PMID: 29843676; PMCID: PMC5975380. [Internet]. [acesso em: 2021 fev. 22]. Disponível em: https://bmcpsychiatry.biomedcentral.com/articles/10.1186/s12888-018-1737-4.
44. Thompson K, Kulkarni J, Sergejew AA. Reliability And Validity Of A New Medication Adherence Rating Scale (MARS) For The Psychoses. Schizophr Res. 2000;42(3):241–247. doi: 10.1016/s0920-9964(99)00130-9. PMID: 10785582. [Internet]. [acesso em: 2021 fev. 22]. Disponível em: https://www.sciencedirect.com/science/article/abs/pii/S0920996499001309?via%3Dihub
45. Thompson L, Mccabe R. The Effect Of Clinician-Patient Alliance And Communication On Treatment Adherence In Mental Health Care: A Systematic Review. BMC Psychiatry. 2012;12:87. doi: 10.1186/1471-244X-12-87. PMID: 22828119; PMCID: PMC3528426. [Internet]. [acesso em: 2021 fev. 22]. Disponível em: https://pubmed.ncbi.nlm.nih.gov/22828119/.

46. Velligan I, Lam YW, Glahn DC, Barrett JA, Maples NJ, Ereshefsky L, et al. Defining And Assessing Adherence To Oral Antipsychotics: A Review Of The Literature. Schizophr Bull. 2006;32(4):724-42. doi: 10.1093/schbul/sbj075. Epub 2006 May 17. PMID: 16707778; PMCID: PMC2632258. Disponível em: https://academic.oup.com/schizophreniabulletin/article/32/4/724/1935484.
47. Velligan DI, Sajatovic M, Hatch A, Kramata P, Docherty JP. Why Do Psychiatric Patients Stop Antipsychotic Medication? A Systematic Review Of Reasons For Nonadherence To Medication In Patients With Serious Mental Illness. Patient Prefer Adherence. 2017;11:449–468. doi: 10.2147/PPA.S124658. PMID: 28424542; PMCID: PMC5344423. [Internet]. [acesso em: 2021 fev. 22]. Disponível em: https://www.ncbi.nlm.nih.gov/pmc/articles/PMC5344423/.
48. Voyer P, Cohen D, Lauzon S, Collin J. Factors Associated With Psychotropic Drug Use Among Community-Dwelling Older Persons: A Review Of Empirical Studies. BMC Nurs. 2004;3(1):3. doi: 10.1186/1472-6955-3-3. PMID: 15310409; PMCID: PMC514897. [Internet]. [acesso em: 2021 fev. 22]. Disponível em: https://www.ncbi.nlm.nih.gov/pmc/articles/PMC514897/.
49. Wang D, Poi MJ, Sun X, Gaedigk A, Leeder JS, Sadee W. Common CYP2D6 Polymorphisms Affecting Alternative Splicing And Transcription: Long-Range Haplotypes With Two Regulatory Variants Modulate CYP2D6 Activity. Hum Mol Genet. 2014;23(1):268–278. doi: 10.1093/hmg/ddt417. Epub 2013 Aug 28. PMID: 23985325; PMCID: PMC3857955. Disponível em: https://www.ncbi.nlm.nih.gov/pmc/articles/PMC3857955/.
50. Weiden P, Rapkin B, Mott T, Zygmunt A, Goldman D, Horvitz-Lennon M, et al. Rating Of Medication Influences (ROMI) Scale In Schizophrenia. Schizophr Bull. 1994;20(2):297–310. doi: 10.1093/schbul/20.2.297. PMID: 7916162. [Internet]. [acesso em: 2021 fev. 22]. Disponível em: https://academic.oup.com/schizophreniabulletin/article/20/2/297/1894969.
51. Wenze SJ, Armey MF, Weinstock LM, Gaudiano BA, Miller IW. An Open Trial of a Smartphone-assisted, Adjunctive Intervention to Improve Treatment Adherence in Bipolar Disorder. J Psychiatr Pract. 2016;22(6):492–504. doi: 10.1097/PRA.0000000000000196. PMID: 27824786; PMCID: PMC5119543. [Internet]. [acesso em: 2021 fev. 22]. Disponível em: https://www.ncbi.nlm.nih.gov/pmc/articles/PMC5119543/.

14

A importância da adesão terapêutica no uso dos antimicrobianos

Ketylin Fernanda Migliato
Helen Mariana Baldan Cimatti

Neste capítulo...

Observaremos que a adesão a uma terapia medicamentosa com antimicrobianos é um fenômeno complexo e depende da interação de numerosos e variados fatores, porém, o ponto principal é a preocupação com a resistência microbiana, o paciente precisa ser orientado e conscientizado sobre como realizar o tratamento correto.
O presente capítulo apresenta alguns pontos relevantes da não adesão ao tratamento medicamentoso, sendo incluída na lista de preocupações dos profissionais da saúde, como também outros fatores que influenciam no uso racional de recursos terapêuticos.
A não adesão demonstra as consequências clínicas e sociais, sendo a mais direta o fracasso terapêutico, acarretando o agravamento da doença e o aparecimento de resistências bacterianas.

Os antimicrobianos são uma das classes de medicamentos mais prescritas em todo o mundo. São utilizados para inibir ou combater o crescimento de determinados microrganismos, mas quando são indicados sem necessidade ou com imprecisão facilitam o desenvolvimento da resistência bacteriana.

Os antimicrobianos são fármacos de origem natural, semissintética ou sintética, com a propriedade de suprimir o crescimento dos patógenos ou destruí-los, e sua utilização na prática clínica modificou o curso natural, melhorando o prognóstico das doenças infecciosas, que são combatidas com o uso desses medicamentos. O uso inadequado deles é uma das principais preocupações mundiais e, nos últimos anos, foi constatado o aumento da prevalência da resistência bacteriana aos antimicrobianos disponíveis clinicamente, tornando-se uma grande preocupação para a saúde pública.

Em relação aos medicamentos antimicrobianos, considerando a Constituição Federal de 1988 e normas posteriores e, seguindo as tendências mundiais para o controle da utilização desses produtos, em 2010, a Agência Nacional de Vigilância Sanitária (Anvisa) publicou a Resolução da Diretoria Colegiada (RDC) nº 446 que dispõe sobre o controle desses medicamentos, e que foi posteriormente revogada pela RDC nº 471/2021, atualmente em vigor. Essa RDC refere-se ao controle da prescrição e dispensação de medicamentos classificados como antimicrobianos.

A Organização Mundial da Saúde (OMS), juntamente com os países-membros da Organização das Nações Unidas (ONU), incluindo o Brasil, tem estimulado a elaboração de planos individuais de combate à resistência antimicrobiana em todo o mundo. Esses planos devem conter ações para o combate e a contenção da resistência microbiana, dentre as quais está a implementação de programas para uso racional de medicamentos antimicrobianos (antibióticos) na saúde humana e animal.

De acordo com a OMS, caso as ações não consigam ser tomadas, estima-se que até 2050 o problema causará, anualmente, a perda de 10 milhões de vidas em todo o mundo, além de um prejuízo econômico de 100 trilhões de dólares. Algumas das doenças tratadas com antimicrobianos são tuberculose, pneumonias, malária, tétano, difteria, tracoma (infecção bacteriana que afeta os olhos) e infecções sexualmente transmissíveis (ISTs), entre várias outras doenças a partir de microrganismos. Ainda segundo a organização, o principal fator que impulsiona o desenvolvimento de infecções resistentes a medicamentos é o uso indevido e excessivo de antimicrobianos em humanos, animais e plantas.

Junta-se a esses fatores a falta de acesso à água limpa e ao saneamento, o que favorece o aparecimento de doenças que exigem tratamentos com medicamentos antimicrobianos, bem como o controle inadequados de infecções.

A OMS alerta, ainda, sobre outro agravante: o uso indevido de antibióticos durante a pandemia de Covid-19 que pode levar à aceleração do surgimento e disseminação da resistência microbiana.

Em 2019, a Anvisa iniciou o Projeto Stewardship Brasil, com a finalidade de avaliar o panorama nacional dos programas de gerenciamento do uso de antimicrobianos em hospitais com unidades de terapia intensiva (UTIs) para adultos. Além disso, a agência trabalha continuamente na elaboração de materiais e na promoção de ações educativas sobre o assunto.

No Brasil, o monitoramento da resistência microbiana é feito em aproximadamente 1,8 mil hospitais com leitos de UTI. A área da Anvisa responsável por esse trabalho é a Gerência de Vigilância e Monitoramento em Serviços de Saúde (GVIMS), vinculada à Gerência Geral de Tecnologia em Serviços de Saúde (GGTES).

USO INDISCRIMINADO DE ANTIMICROBIANOS E A NÃO ADESÃO MEDICAMENTOSA

Para que ocorra o uso racional de antimicrobianos, segundo a OMS, é preciso inicialmente averiguar a real necessidade do uso do medicamento. Algumas manifestações clínicas, como estado febril e presença de secreção purulenta (fortes indicativos de infecção), ou resultados de exames laboratoriais, como hemograma e urinálise, auxiliam no fechamento do diagnóstico.

Entretanto, o que se tem notado mundialmente é que as ações da população e dos profissionais da saúde divergem das ações propostas pela OMS sobre o uso racional de medicamentos, já que, conforme dados da própria OMS, 3/4 das prescrições com antimicrobianos são errôneas e 2/3 são usadas sem prescrição médica em muitos países. No Brasil, os índices também são preocupantes e há diversos fatores que contribuem para o uso indiscriminado dos antimicrobianos no país, dentre eles, a automedicação, um hábito comum dos brasileiros que pode resultar em prejuízos à saúde, incluindo o desenvolvimento de resistência bacteriana, intoxicações, alergias e interações medicamentosas.

A prática da automedicação é decorrente de características culturais, crenças e até mesmo do pouco conhecimento sobre a ação farmacológica e efeitos adversos dos medicamentos, o que pode ser constatado através do uso de antimicrobianos para tratar infecções virais comuns como a gripe.

Vários fatores que podem levar à prescrição inadequada de antibióticos têm sido apontados, destacando-se a incerteza do diagnóstico, a existência de inúmeras consultas diárias, dificultando a precisão do diagnóstico, e até a pressão exercida por parte dos pacientes sobre os médicos na expectativa de se livrarem dos sintomas indesejados ou a necessidade de sair do consultório com uma prescrição.

A falta de compreensão sobre o método terapêutico leva, muitas vezes, à não adesão dos usuários ao tratamento. O abandono total ou parcial do tratamento antes de sua finalização ou sua realização incorreta constituem os comportamentos mais comuns dos usuários no tratamento antibacteriano, principalmente por acreditarem que o desaparecimento dos sinais e sintomas representam a cura da doença tratada.

A questão da não adesão ao tratamento medicamentoso tem sido importante nas últimas décadas e está sendo incluída na lista de preocupações de profissionais de saúde, assim como outros fatores que influenciam o uso racional de recursos terapêuticos. A falta de adesão dá lugar a importantes consequências clínicas e sociais, sendo a mais direta o fracasso terapêutico, podendo traduzir-se no agravamento da doença, no atraso da cura e no surgimento de resistências bacterianas.

A adesão ao tratamento medicamentoso é um fator multidimensional que envolve questões socioeconômicas e culturais, atingindo diretamente os usuários e, dessa forma, dificulta a acessibilidade aos recursos necessários para dar continuidade ao tratamento proposto pelo profissional de saúde. Índices de baixa adesão foram encontrados em pacientes que tiveram que custear o tratamento, em comparação àqueles que tiveram acesso a ele de forma gratuita.

Hoje a necessidade de aceitação da adesão ao tratamento é necessária para que o paciente consiga compreender e aderir ao tratamento prescrito através de diferentes métodos, diretos e indiretos. Os métodos diretos caracterizam-se por permitir a detecção dos medicamentos ou dos produtos de sua metabolização nos fluidos biológicos do paciente. Os métodos indiretos incluem processos de medida feitos por meio de entrevistas entre farmacêutico e paciente, através de informações obtidas de outros profissionais de saúde e familiares dos pacientes. Os resultados dos tratamentos ou atividades de prevenção, preenchimento de prescrições e contagem de comprimidos também auxiliam nesses processos.

A literatura aponta que boa parte dos usuários relata ter um relacionamento inadequado com o prescritor e cita que, além da rápida consulta, a falta de esclarecimento sobre a doença e o seu tratamento impactam diretamente na adesão e, consequentemente, na farmacoterapia e na eficácia terapêutica.

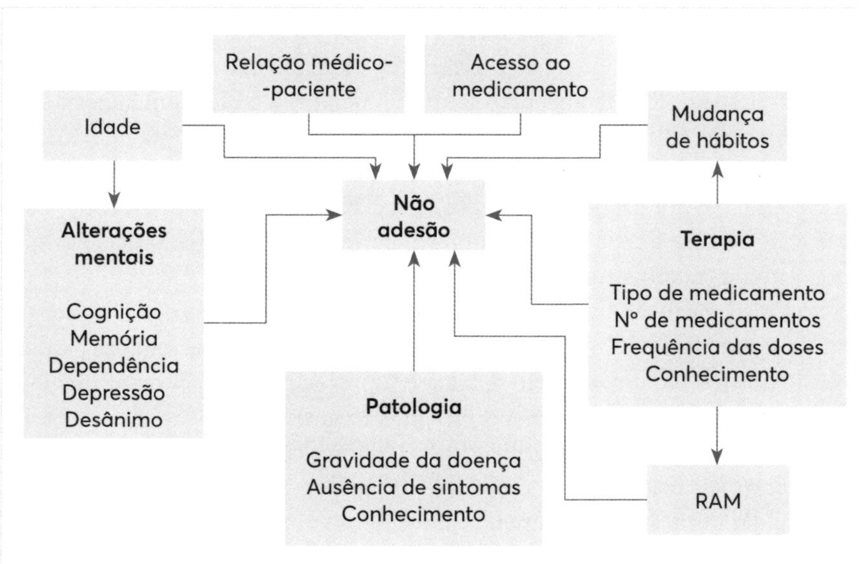

• **FIGURA 1** Fatores relacionados com a não adesão à terapêutica medicamentosa.
Fonte: adaptada de Almeida, 2016.

Ainda no contexto do uso de antimicrobianos, é importante salientar que a questão da adesão ao tratamento é um aspecto complexo e primordial para alcançar os resultados clínicos desejados, pois pacientes que não aderem ao tratamento medicamentoso podem apresentar complicações ou agravamentos das enfermidades devido à sua falha terapêutica, ocasionando muitas vezes internações e procedimentos onerosos ao sistema de saúde, além de favorecer a resistência microbiana.

O uso indevido dos antibióticos é observado tanto nas classes mais baixas quanto nas de alto nível econômico, porém, a dificuldade da adesão medicamentosa torna-se mais evidente em usuários com baixa renda familiar ou mesmo desempregados, uma vez que essa condição impõe dificuldades de acesso ao tratamento.

A baixa escolaridade também é um fator que impacta na dificuldade de o paciente conseguir aderir ao tratamento medicamentoso. Dados apontam que pessoas apenas com o ensino fundamental ou analfabetas apresentam baixa adesão. Da mesma forma, estudos sugerem que a formação escolar contribui para o maior entendimento quanto aos riscos que o tratamento incompleto poderá trazer à saúde individual e coletiva.

A utilização concomitante a outra medicação também leva a uma menor adesão. A necessidade do uso simultâneo de dois ou mais medicamentos é uma realidade comum. As interações medicamentosas podem ocorrer entre medicamento-medicamento, medicamento-alimento, medicamento-suplemento e medicamento-droga, havendo efeitos adversos ou falha terapêutica. Eles podem se comportar de forma independente ou exercer uma interação entre eles, com aumento ou diminuição do efeito terapêutico ou tóxico, quando aplicados simultaneamente.

A classe dos antimicrobianos também é um ponto importante na não adesão, uma vez que as classes farmacológicas variam em relação à sua posologia. A azitromicina, por exemplo, pertencente à classe dos macrolídeos, com posologia de uma dose a cada 24 horas por um período de tratamento de 3 a 5 dias, o que torna o tratamento mais cômodo ao usuário.

No Brasil, vários trabalhos foram realizados para avaliar os níveis de adesão de terapias medicamentosas pela população. As questões relacionadas à qualidade do serviço são um dos principais preditores para o aumento nos níveis de adesão. Além disso, existem níveis elevados de interrupções ou abandono do tratamento por parte dos usuários devido a fatores como a idade, esquecimento por parte do usuário e/ou cuidador, opção por doses menores, posologia inadequada, duração de tratamento, informações incompletas e/ou desinformação, fatores emocionais, indisponibilidade dos medicamentos no serviço de saúde pública, terapia interrompida com a melhora do quadro clínico, ineficiência medicamentosa e reações adversas.

Em decorrência disso, complicações relacionadas à adesão estão gerando consideráveis problemas, como efeitos adversos recorrentes e falha no tratamento terapêutico (Quadro 1). E, com o intuito de minimizar esses efeitos não desejados, é essencial incorporar o farmacêutico às equipes multiprofissionais para que o tratamento farmacoterapêutico seja efetivo em sua adesão por parte do usuário.

• **QUADRO 1** Os erros mais comuns cometidos por usuários durante o tratamento com antimicrobianos

Não aquisição do medicamento
Falha ao iniciar a terapia
Atraso no início da terapia
Omissão não intencional de doses
Omissão intencional de doses
Mudança na frequência das doses
Mudanças regulares nos intervalos entre as doses
Interrupção precoce do tratamento

Fonte: Kardas et al., 2002.

É evidente que o importante papel do profissional de saúde que trabalha na assistência e na atenção é garantir a adequada prescrição de antimicrobianos e assegurar orientação quanto ao seu uso e, ainda, se possível, avaliar a adesão do paciente.

NÃO ADESÃO EM CRIANÇAS E IDOSOS

A não adesão ao tratamento antibacteriano na infância inspira atenção especial. Esse fato pode ter várias consequências, dentre elas o agravamento do estado de saúde, inclusive colocando em risco a vida das crianças, além de contribuir para o aumento das internações e do retorno ao serviço. Em relação às crianças atendidas em ambulatório, a adesão ao tratamento geralmente é superestimada pelo médico e desempenha importante papel devido às graves consequências do não cumprimento da prescrição.

O problema da falha no horário da administração é um dos pontos principais em relação ao paciente pediátrico, assim como o tempo de duração do tratamento apresenta efeitos sobre a adesão, diminuindo ao longo do tempo. Os medicamentos não são bem aceitos pelas crianças, muitas vezes em decorrência do receio da dor, do sabor desagradável ou da dificuldade de deglutição.

Convém ressaltar que, para pacientes pediátricos, é imprescindível o conhecimento sobre os fatores que podem atuar na resposta aos medicamentos, como a toxicidade dos fármacos, a idade do paciente, a dose correta, a presença de disfunções e possíveis interações medicamentosas.

Já estudos sobre adesão medicamentosa com idosos relatam que esses usuários geralmente abandonam o tratamento ou pulam doses na ausência de sintomas ou quando apresentam alguma reação adversa. Fatores preditivos como a dificuldade de leitura das embalagens e da bula, bem como as interações relacionadas à polifarmácia, são cruciais para a não adesão ao tratamento.

Há uma queda na adesão de até 66% nessa população devido ao declínio cognitivo, limitações físicas, múltiplas doenças crônicas associadas que podem afetar a habilidade de usuários sexagenários usarem adequadamente os medicamentos. Os idosos, devido a problemas comuns vinculados ao estilo de vida e saúde mental/física, possuem vários fatores que potencializam a falta de adesão ao tratamento farmacoterapêutico.

A gestão clínica de antimicrobianos na população idosa representa um importante desafio para a rotina das equipes de saúde, tendo em vista as particularidades apresentadas por esses pacientes. Com o aumento da longevidade, diversas alterações fisiológicas ocorrem e o risco de desenvolver doenças crônicas é cada vez maior. Além disso, a probabilidade de existir multimorbidades, maior incidência de hospitalização e ocorrência de problemas relacionados a medicamentos (PRM) é superior à de um adulto em idade ativa.

Assim, é necessário avaliar e considerar esses diferentes fatores para a introdução da antibioticoterapia em doentes idosos; a decisão de optar por determinada terapêutica em detrimento de outra torna-se muitas vezes difícil devido à existência limitada de evidência científica para a população idosa.

Dentre as reações adversas a medicamentos (RAMs) enfatizadas na literatura, para o uso de antibióticos, estão as neuropsiquiátricas – relacionadas às sabidas propriedades estimulantes, psicotomiméticas e epileptogênicas de beta-lactâmicos, macrolídeos e quinolonas –, ototoxicidade causada por aminoglicosídeos e macrolídeos e nefrotoxicidade, como a lesão renal aguda induzida por aminoglicosídeos. Cabe destacar, portanto, que é considerável o impacto desses eventos na qualidade de vida do idoso, tendo em vista que os perfis de funcionalidades cognitivas, auditivas e renais, nesses pacientes, já se expressam com certo declínio, inerente ao processo de envelhecimento.

RESISTÊNCIA BACTERIANA

Verificou-se que após a industrialização da penicilina houve um crescimento rápido no desenvolvimento de novos antibióticos. Para melhor entendimento do desenvolvimento desses antibióticos, foram apresentados o período e os respectivos antibióticos, como pode ser visto na Tabela 1.

• **TABELA 1** Período do desenvolvimento dos antibióticos

Ano de descoberta	Antibióticos descobertos
1940 – 1960 (gram positivos)	Cefalosporina, estreptomicina, clortetraciclina, eritromicina, vancomicina, cloranfenicol, rifampicina B, clindamicina e pomixina B
1960 – 1980 (gram positivos e negativos)	Derivados betalactâmicos, análogos de penicilina e cefalosporina, ácido clavulânico, aztreonam, análogos da tetraciclina, derivados aminoglicosídicos, como gentamicina, trobamicina, amicacina
1980 – 2000	Fluoroquinolonas sintéticas
2000 – 2020	Linezolida

Fonte: Guimarães, 2010.

A resistência antimicrobiana coloca em risco a eficácia da prevenção e do tratamento de um número cada vez maior de infecções por vírus, bactérias, fungos e parasitas.

A resistência antimicrobiana ocorre quando microrganismos (bactérias, fungos, vírus e parasitas) sofrem alterações quando expostos a antimicrobianos (antibióticos, antifúngicos, antivirais, antimaláricos ou anti-helmínticos, por exemplo). Os microrganismos resistentes à maioria dos antimicrobianos são conhecidos como ultrarresistentes (Figura 2).

Como resultado, os medicamentos se tornam ineficazes e as infecções persistem no corpo, aumentando o risco de propagação a outras pessoas.

A resistência aos antimicrobianos representa uma ameaça crescente à saúde pública mundial e requer ação de todos os setores do governo e da sociedade.

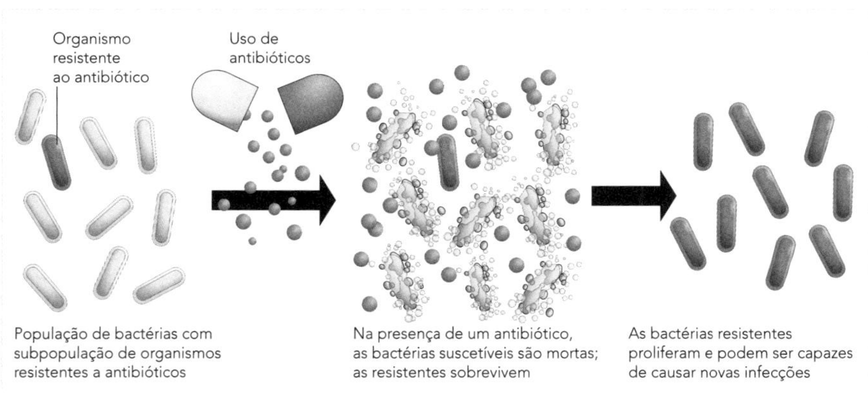

• **FIGURA 2** Bactérias resistentes no organismo.

Fonte: adaptado da Cartilha Oswaldo Cruz, 2018.

Na comunidade, a relação entre consumo de antimicrobianos e resistência também tem sido evidenciada. O aumento da prevalência de agentes resistentes em infecções respiratórias inferiores, especialmente o pneumococo resistente à penicilina e/ou macrolídeos, tem sido observado em vários países da Europa e América do Norte. Alguns estudos populacionais demonstram que o consumo, ou melhor, a venda de beta-lactâmicos, cotrimoxazol e macrolídeos em uma determinada região, pode ser proporcional à resistência à penicilina.

A Organização Mundial de Saúde afirma, ainda, que práticas indevidas de prescrição médica e a falta de adesão dos pacientes a tratamentos (interrupção do uso da medicação) também contribuem para o aumento da resistência microbiana. Daí a importância de se fazer o uso racional desses medicamentos, com a adequada orientação de um profissional de saúde. Além disso, é muito importante que a população evite a automedicação.

Novos mecanismos de resistência estão surgindo e se espalhando pelo mundo, ameaçando nossa capacidade de tratar doenças infecciosas comuns, o que resulta em doença prolongada, incapacidade e morte.

Sem antimicrobianos eficazes para prevenir e tratar infecções, procedimentos médicos, como transplante de órgãos, quimioterapia, controle de diabetes e cirurgias de grande porte (cesarianas ou próteses de quadril, por exemplo), se tornam um risco muito alto.

A resistência antimicrobiana aumenta o custo da atenção médica com estadias mais longas em hospitais e necessidade de cuidados mais intensivos. A resistência aos antimicrobianos está colocando em risco o cumprimento dos Objetivos de Desenvolvimento Sustentável (ODS).

As principais ações que contribuem para a contenção da resistência antimicrobiana são prescrição adequada, educação comunitária, vigilância de resistências e infecções associadas à assistência à saúde e cumprimento da legislação sobre o uso e dispensação de antimicrobianos.

ADESÃO AO TRATAMENTO DOS ANTIMICROBIANOS

Garantir que a adesão seja realizada pelo usuário é uma tarefa difícil, pois envolve fatores que demandam atenção contínua do profissional de saúde. Sendo assim, o foco não deverá ser somente na doença, mas no usuário, formando um vínculo de confiança entre o profissional e o utente, que será determinante para que o sucesso do tratamento seja alcançado.

Medidas como promoção do uso racional, a dispensação somente sob prescrição médica e com a presença de uma equipe multiprofissional e a constante atualização garantem melhoria na utilização correta de antimicrobianos e em sua adesão. A orientação do farmacêutico causa melhora significativa na adesão terapêutica. Os pacientes recebem informações necessárias sobre o medicamento e aderem de forma mais fácil ao tratamento, tornando-se mais satisfeitos e mais alertas para a possível ocorrência de efeitos adversos e interações. Vale salientar a importância da participação do profissional farmacêutico nos programas e políticas de uso racional de antimicrobianos, pelo conhecimento que detém sobre os medicamentos e pela confiança transmitida ao paciente.

Uma maneira interessante de mensurar a adesão medicamentosa ao tratamento, de forma geral, é utilizar a escala de Morisky e o Brief Medication Questionnaire, descritos no capítulo 2 deste livro.

Aderir ao tratamento é importante não somente a fim de evitar resistências bacterianas, mas também para proporcionar a agradável sensação de melhora e cura da doença. A falta de adesão à terapia antibacteriana relaciona-se a consequências adversas à saúde, como progressão ou exacerbação da doença e ao fracasso terapêutico.

Medidas como avaliação da adesão terapêutica, treinamento de dispensadores e prescritores se fazem necessários. É primordial que o profissional de saúde assuma sua responsabilidade nas necessidades do usuário com relação a sua medicação, aceite seu papel na sociedade e atue em benefício da saúde da população.

A partir de análises dos fatores que influenciam a adesão, faz-se necessário adotar medidas que visem à orientação dos usuários, como cartilha informativa para ser utilizada por profissionais de saúde, treinamento e informação a técnicos de farmácia e estabelecimentos de saúde. Esse material pode conter, além de informações úteis ao usuário, a forma correta de administrar cada antibacteriano, proporcionando ao profissional que trabalha na área de dispensação o conhecimento das características que apontam um usuário com maior ou menor probabilidade de aderir ao tratamento proposto. Dessa maneira, o profissional, além de contribuir para a redução de resistências bacterianas, poderá apresentar no ato da dispensação do medicamento um atendimento personalizado e qualificado de acordo com o perfil do usuário.

O acompanhamento farmacoterapêutico por meio de visita ou por telefone está associado com o aumento da satisfação do paciente, a resolução dos problemas relacionados ao uso de medicamentos, melhor entendimento da prescrição quando a informação é repassada de forma escrita e verbal, maior conhecimento e percepção da terapia, aumento da adesão, levando à redução do risco de mudança do tratamento e, portanto, menos visitas de retorno ao serviço de emergência médica.

Uma conclusão do que se refere à adesão medicamentosa depende de muitos fatores diferentes, e os médicos podem influenciar alguns deles. Como a conformidade está longe de ser perfeita nas condições da vida real, os profissionais da saúde devem aproveitar a oportunidade para melhorar o cumprimento entre os pacientes tratados com antibióticos (Quadro 2).

• **QUADRO 2** Fatores que influenciam na adesão entre os pacientes em tratamento com antimicrobianos

Educação do paciente
Forma e conteúdo adequados das instruções médicas
Preços baixos
Terapia de curto prazo
Forma conveniente e aceitável para o usuário
Embalagem de fácil uso
Ausência de efeitos adversos
Acompanhamento
Lembretes

Fonte: Kardas et al., 2002.

REFERÊNCIAS BIBLIOGRÁFICAS

1. Almeida SL. Adesão à terapia medicamentosa: um olhar na literatura sobre os fatores condicionantes e os modelos comportamentais explicativos. Enfermagem Brasil. 2016;15(4):206-220.
2. Azulino AC, Soler O, Arruda JE. Intervenção farmacêutica na antibioticoterapia do idoso: caminhos para a redução da ocorrência de problemas relacionados a medicamentos e promoção da farmacoeconomia. Eletronic Journal Collection Health. 2020;12(11):1-8.
3. Barroso L, Pereira K, Almeida P, Galvão M. Adesão ao tratamento com antirretrovirais entre pacientes com AIDS. Online Brazilian Journal of Nursing, Brasil 2006;5(2). [Internet]. [acesso em: 2022 fev. 2]. Disponível em: hhtp://www.objnursing.uff.br/index.php/nursing/search/results.
4. Corrêa L, Silva EU. Uso de antimicrobianos e a resistência microbiana. ANVISA. [Internet]. [acesso em: 2022 jan. 28]. Disponível em: https://www.anvisa.gov.br/servicosaude/controle/rede_rm/cursos/atm_racional/modulo1/objetivos.htm.
5. Davy T, Dick PT, Munk P. Self-reported prescribing of antibiotics for children with undifferentiated acute respiratory tract infections with cough. Pediatric Infect Dis J. 1998;17:457-62.
6. Dewulf NL, Monteiro RA, Passos AD, Vieira EM, Troncon LE. Adesão ao tratamento medicamentoso em pacientes com doenças gastrintestinais crônicas acompanhados no ambulatório de um hospital universitário. Braz. J. Pharm. Sci. Out/Dez 2006;42(4).
7. Fernandes M, Leite A, Basto M, Nobre MA, Vieira N, Fernandes R, Nogueira P, Jorge P. Non-adherence to antibiotic therapy in patients visiting Community pharmacies. Int J Clin Pharm. 2014;36:86-91.
8. González Núnez A, Orero González J, Prieto P. Evaluación del cumplimiento terapêutico y estratégias para mejorlalo. Jano EMC. 1997;53(1223):54.
9. Grigoryan L, Burgerhor JGM, Degener JE, Deschepper R, Monnet DL, Lundborg CS, et al. Determinants of self-medication with antibiotics in Europe: The impact of beliefs, country wealth and healthcare system. J Antimicrob Chemother. 2008;61:1172-9.
10. Grigoryan L, Burgerhof JG, Degener JE, Deschepper R, Monnet DL, Lundborg CS, et al. Attitudes, beliefs and knowledge concerning antibiotic use self-medication: A comparative Europeans study. Pharmacopidemiol Drug Saf. 2007;16:1234-43.
11. Grigoryan L, Burgerhof JG, Haaijer Ruskamp FM, Degener JE, Deschepper R, Monnet DL, et al. Is self-medication with antibiotics in Europe driven by prescribed use? J Antimicrob Chemother. 2007;59:152-6.

12. Hass A, Teixeira JJ, Lonardoni MV, Siqueira VL, Crozatti, MT. Acompanhamento farmacoterapêutico de crianças sob prescrição de antimicrobianos. Um estudo em Farmácia comunitária. Arq Ciênc Saúde Unipar. 2006;10(2):87-91.
13. Kardas P. Patient compliance with antibiotic treatment for respiratory tract infections. Journal of Antimicrobial Chemotherapy. 2002;49:897-903.
14. Leite, SN, Vasconcelos, MP. Adesão à terapêutica medicamentosa: elementos para a discussão de conceitos e pressupostos adotados na literatura. Ciência & Saúde Coletiva, Brasil. 2003;8(3):775-782.
15. Llor C, Hernández S, Bayona C, Moragas A, Sierra N, Hernández M, Miravittes M.. A study of adherence to antibiotic treatment in ambulatory respiratory infections. International Journal of Infections Diseases. 2013;17:168-172.
16. Loureiro R, Roque F, Rodrigues AT, Herdeiro MT, Ramalheira E. O uso de antibióticos e as resistências bacterianas: breves notas sobre a sua evolução. Rev Port Saúde Pública. 2016;34:77-84.
17. MINISTÉRIO DA SAÚDE. Adesão ao tratamento medicamentoso por pacientes portadores de doenças crônicas. Ministério da Saúde. Brasília, 2016. Disponível em: http://bvms.saude.gov.br/bvs/publicacoes/sintese_evidencias_politicas_tratamento_medicamentoso.pdf.
18. MORGAN DJ, et al. Non-prescription antimicrobial use worlwide: A systematic review. The Lancet Infectious Diseases, Baltimore. 2011;11(9): 692-701.
19. Muccillo-Baisch A, et al. Avaliação do nível de adesão ao tratamento com antimicrobianos. Vittalle, Rio Grande. 2009;21(2): 37-51.
20. Muccillo-Baisch A, Soares MC, Lunkes R, Goulart IC, Silva MG. Avaliação do nível de adesão ao tratamento com antimicrobianos. VITTALE. 2009;21(2):37-51.
21. Oliveira DF, Morais AS, Sena AC, Pereira CV, Bezerra ES, Silva KK, Durão SK. Fatores associados à baixa adesão ao tratamento farmacológico de pacientes atendidos por um centro integrado de saúde. Braz J. Nat. Sci. 3(3), 2020. [Internet]. [acesso em: 2022 jan. 28]. Disponível em: http://www.bjns.com.br.
22. ORGANIZAÇÃO MUNDIAL DA SAÚDE. Resistência antimicrobiana. Organização Pan-Americana da Saúde. [Internet]. [acesso em: 2022 jan. 26]. Disponível em: https://www.paho.org/pt/topicos/resistencia-antimicrobiana.
23. Pechére, JC, Hughes D, Kardas P, Cornagla G. Non-compliance with antibiotic therapy for acute community infections: a global survey. International Journal of Antimicrobial Agents. 2007;29:245-53.
24. Pelicioli M, Gomes GA, Pelicioli V, Scalco T, Lindemann IL. Prescrição de antimicrobianos: prevalência, perfil e adesão de pacientes da atenção básica. Revista Baiana de Saúde Pública; 43(3):554-566, 2019.
25. Pristianty L, Kurniati VL, Hidayati IR. Knowledge and attitude: two fundamental factors that determine patient compliance in antibiotic therapy. Journal of Basic and Clinical Physiology and Pharmacology. 1-5, 2019.
26. Ramalhinho I, Cabrita J, Ribeirinho M, Vieira I. Evolução do consumo de antibióticos em Portugal Continental (2000-2007). Lisboa: Faculdade de Farmácia da Universidade de Lisboa; 2010.
27. Roque F, Soares S, Breitfeld L, Lopez-Duran A, Figueiras A, Herdeiro MT. Attitudes of community resistance: A qualitative study in Portugal. Int J Clin Pharm. 2013;35:417-24.
28. Saldanha DM, Souza MB, Ribeiro JF. O uso indiscriminado dos antibióticos: uma abordagem narrativa da literatura. Revista Interfaces da Saúde, 12-37, 2018.
29. Sampaio PS, Sancho LG, Lago RF. Implementação da nova regulamentação para prescrição e dispensação de antimicrobianos: possibilidades e desafios. Cadernos: Saúde Coletiva, [S. l.], p. 15-22, 22 fev. 2018. doi: 10.1590/1414-462X201800010185. [Internet]. [acesso em: 2022 jan. 28]. Disponível em: https://www.scielo.br/j/cadsc/a/jxqmVmNnLggLnHFQyWDsvjm/?format=pdf&lang=pt.
30. Teixeira-Rodrigues A, Roque F, Falcao A, Figueiras A, Herdeiro MT. Understading physician antibiotic prescribing behavior: A systematic review of qualitative studies. Int J Antimicrob Agents. 2013;41:203-12.

31. Vazquez ME, Pastor E, Bachiller MR, Vazquez MJ, Eiros JM. Geographic variability in prescribing antibiotics in the pediatric population of Castille and Leon during 2001-2005. Rev Esp Quimioter. 2006;19:342-8.
32. Vitória MAA. Conceito e recomendações básicas para melhorar a adesão ao tratamento antirretroviral. Brasil. Ministério da Saúde. Coordenação Nacional de Doenças Sexualmente Transmissíveis e Aids. [Internet]. [acesso em: 2022 fev. 2]. Disponível em: http://bvsms.saude.gov.br/bvs/publicacoes/15conceitosrecbasicas.pdf.
33. WORLD HEALTH ORGANIZATION. The World Medicines Situation 2011: Rational use of antibiotics. Geneva, Switzerland: WHO; 2011.

15

Estratégias para melhorar a adesão à terapêutica

Danyelle Cristine Marini
Paula Iglésias-Ferreira
Hágabo Mathyell Silva

Neste capítulo...

Serão resumidas as estratégias para melhorar a adesão terapêutica, fazendo um apanhado do que foi apresentado no decorrer da leitura deste livro, mas acrescentando informações importantes acerca do tema de adesão.

O propósito deste livro é discorrer sobre a adesão terapêutica, os fatores que interferem nela e quais métodos podem ser utilizados para verificar a adesão terapêutica do paciente. Os autores desta obra se preocuparam em trabalhar detalhadamente com várias patologias, demonstrando o impacto negativo na vida do paciente quando ele não adere ao tratamento.

Os métodos que podem ser utilizados na tentativa de determinar, com certo grau de exatidão, o padrão de adesão à farmacoterapia dos pacientes foram descritos no capítulo 2. Mas agora fica a pergunta: quais estratégias posso utilizar com meu paciente para aumentar sua adesão ao tratamento?

Vale destacar que não há uma única estratégia de intervenção ou um grupo de estratégias que tenha mostrado ser efetivo para todos os pacientes e condições clínicas e ambientais. É claro que cada paciente é único e, no momento da escolha do método, deve-se considerar as demandas específicas de cada paciente, por isso se faz necessário não somente determinar o grau de adesão à farmacoterapia, mas também os fatores que influenciam esse processo. É necessário que as intervenções sejam certeiras sobre cada fator e que tenhamos ferramentas para diminuir o impacto desses fatores na adesão terapêutica do paciente.

O livro aborda várias patologias, como hipertensão, diabetes, asma, entre outras, com o propósito de levantar dados comprovadamente científicos que demonstram os motivos de interferências no processo de adesão, pois, conhecendo-os é possível criar mecanismos de concordância efetivos com os pacientes.

---

* Este capítulo teve o apoio na pesquisa da Izabella Cristina Bernardo Maríngolo.

Então sempre fica a pergunta: quais as melhores intervenções devem ser implantadas, focadas na melhora da adesão à farmacoterapia? Para responder a essa pergunta, é necessário ter em mente que se trata de um processo contínuo e dinâmico, em que o farmacêutico desempenha um papel relevante, tendo autonomia para solucionar a maioria dos problemas relacionados a essa categoria, além de ser multiprofissional. Nesse contexto, a participação ativa da família, da comunidade e de organizações de pacientes no suporte ao cuidado dos pacientes é um componente importantíssimo.

A seguir, apresentaremos alguns fatores que interferem diretamente no processo de adesão e quais estratégias podem ser adotadas para tentar solucionar o problema.

PACIENTES QUE ESQUECEM DE UTILIZAR OS MEDICAMENTOS OU NÃO UTILIZAM TODAS AS DOSES

- Motivo principal: esquecimento.
- Fator relacionado ao paciente.
- Estratégias:
  - Trabalhar com regimes terapêuticos menos complexos: preferencialmente utilizar posologias mais cômodas ao paciente, medicamentos que apresentam um tempo de meia-vida maior e associar fármacos em uma mesma formulação.
  - Organização de medicamentos: a utilização de organizadores diminui consideravelmente o esquecimento do paciente, permite que ele crie rotina e consiga verificar a rotina de utilização.

Um dos organizadores de medicamentos mais utilizados são as caixas que permitem separar as doses por dia e horário, como apresentado no modelo a seguir.

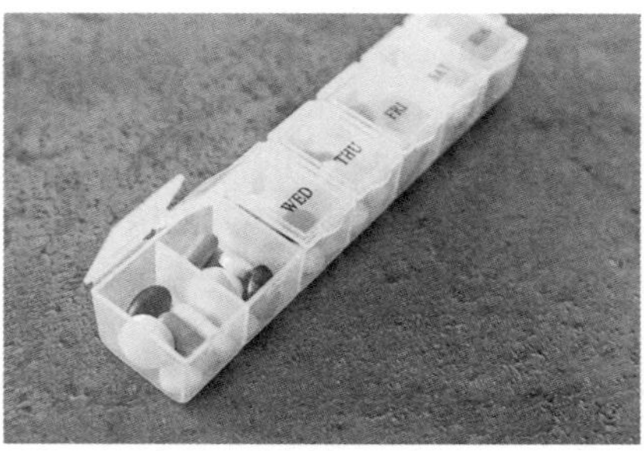

• **FIGURA 1** Exemplo de organização de medicamentos para pacientes com dificuldade de aderir à farmacoterapia.

- Sistemas multicompartimentados de apoio à adesão da medicação: os Sistemas Personalizados da Dispensação (SPD) são uma das ferramentas que o farmacêutico tem ao seu dispor para promover o uso correto da medicação e a adesão à terapêutica, nomeadamente nas doenças crônicas.

Os SPDs consistem num dispositivo de recondicionamento dos medicamentos em compartimentos individualizados e selados que correspondem às tomas diárias do doente para uma semana. Os SPDs são um "blister grande" para uma semana, onde cada alvéolo corresponde a uma toma que acondiciona todos os medicamentos daquela toma. As especificações do material correspondem ao que está definido na Farmacopeia Americana para sistemas de recondicionamento multicompartimentados (Figura 2).

Os SPDs são sistemas onde se coloca a medicação para uma semana. Podem ser preparados semanalmente ou quinzenalmente. Os estudos de estabilidade feitos pela Universidade de Barcelona demonstraram que as características dos medicamentos se mantêm inalteradas até 4 semanas.

Esses SPDs não fazem sentido isoladamente, ou seja, os SPDs não são um serviço por si, são um produto, são sistemas de reacondicionamento da medicação. Esses sistemas fazem sentido na sequência da identificação e das necessidades farmacoterapêuticas específicas de cada doente. Isso pode e deve ser feito na consulta farmacêutica de revisão da medicação. Na primeira consulta, o doente deve trazer o seu "saco" de medicamentos e assinar a declaração de consentimento

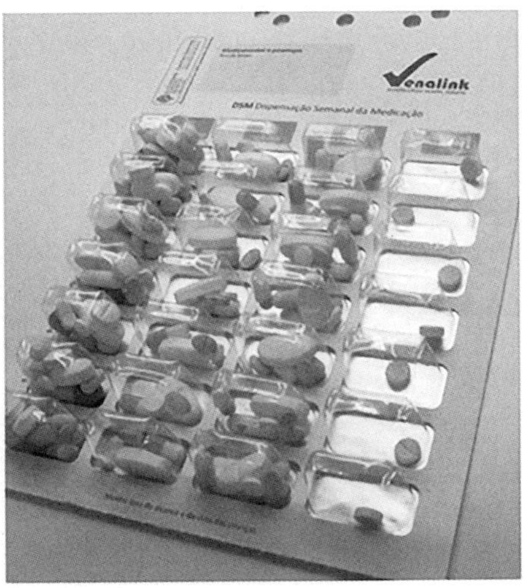

• **FIGURA 2** Exemplo de sistemas de recondicionamento multicompartimentados.
Fonte: autoria.

informado. Na consulta de revisão da medicação, o farmacêutico elabora o perfil farmacoterapêutico completo do doente para, em seguida, poder avaliar todos os medicamentos que o doente usa no que diz respeito ao processo de uso (se, para aquele doente, o medicamento é necessário, se está adequado a ele, se a posologia está correta e se ele o utiliza e conserva corretamente). Quando identifica problemas relacionados com os medicamentos (PRM), deve resolvê-los, e só posteriormente à sua resolução é que faz um novo perfil farmacoterapêutico que vai ser o ponto de partida para a preparação dos SPDs. Sempre que houver alterações ou que se justifique por alguma razão, reavalia a farmacoterapia.

Todos os doentes que apresentem dificuldade em utilizar corretamente seus medicamentos e em cumprir a terapêutica são "candidatos" a esse serviço. Por exemplo, doentes com um grau de autonomia reduzido ou limitado em relação à toma de medicação. Doentes acamados, com limitações, polimedicados, doentes com posologias e/ou esquemas terapêuticos complexos. Doentes analfabetos/iletrados em saúde e/ou com problemas cognitivos. Doentes institucionalizados em lares. Doentes que tomam medicamentos de alto custo, como, por exemplo, para as seguintes patologias: hepatite C, HIV/Aids e transplantados (apesar desta medicação ser entregue pela farmácia hospitalar, o farmacêutico comunitário pode reacondicioná-la para promover a adesão e o uso correto).

Todas as formas farmacêuticas sólidas de uso oral (comprimidos e cápsulas) que se engolem com um copo de água e com posologia previamente estabelecida podem ser reacondicionadas.

Contudo, alguns medicamentos não são reacondicionáveis: injetáveis, supositórios, formas farmacêuticas líquidas (ex.: oftálmicos, xaropes etc.), dispositivos inalatórios, medicamentos que necessitam de refrigeração, medicamentos fotossensíveis e medicamentos citotóxicos. Os comprimidos orodispersíveis podem ser colocados num SPD à parte, acrescentando a advertência de que não são para engolir e explicando ao doente/cuidador a razão de esses comprimidos estarem separados.

Comparativamente a outros sistemas, os SPDs apresentam as seguintes vantagens: não são reutilizáveis, logo, não é necessário lavar nem desinfetar; a medicação fica num ambiente selado e individualizado por tomas; mantêm a medicação para uma semana; evitam erros na toma da medicação; são fáceis de utilizar pelos doentes, familiares e cuidadores; são práticos de guardar, transportar e usar; retirar os medicamentos é muito fácil; apresentam uma relação custo-benefício muito positiva.

A venda de SPD a doentes, familiares e cuidadores para que preparem eles próprios a medicação não é recomendada. Esse serviço deve ser prestado por um farmacêutico qualificado para fazer a revisão da medicação (RM), pois, deste modo, ele avalia e minimiza riscos e também por questões técnicas que garantam a qualidade da selagem, pois todos os procedimentos exigidos para a selagem adequada dos SPDs devem ser seguidos.

Para pacientes comprometidos em tomar seus medicamentos, eles ajudam intuitivamente a evitar a falta de doses individuais e fornecem uma resposta simples para a frequência.

Reembalar comprimidos e cápsulas em um dispositivo de vários compartimentos tem sido um método popular e fiável de assistência a pacientes que precisam tomar vários medicamentos e várias doses todos os dias.

O dispositivo contém todos os comprimidos e cápsulas necessários para cada hora do dia, para cada dia da semana. O farmacêutico dispensa medicamentos no dispositivo, que é vedado para evitar derramamento ou mistura dos itens nele contidos.

- Sistemas de armazenamento em caixas: um exemplo dessa ferramenta é Far.me box, em que os medicamentos de uso contínuo pelo paciente são individualizados e organizados em sachês por ordem cronológica de tomada. Em cada sachê, além dos medicamentos, há uma etiqueta com informações como o nome do paciente, o dia da semana e do mês, o horário de administração e a descrição dos medicamentos e da dose a ser administrada naquele horário. Essas informações reduzem o risco de erro de administração e desestimulam práticas como a automedicação.

Caso haja prescrição de medicamentos em forma farmacêutica que impossibilite sua inserção na *box* (pomadas, colírio, dispositivo inalatório), eles são enviados fora da *box*, mas as informações de uso também vêm descritas no sachê respectivo ao horário de administração.

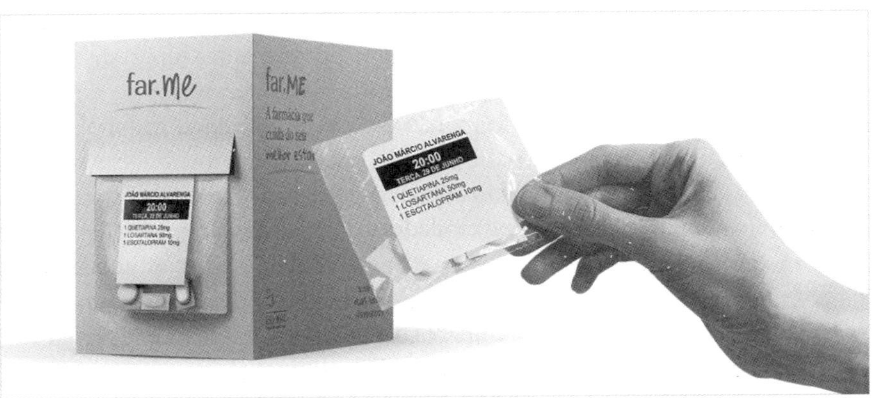

• **FIGURA 3** Exemplo de caixa de individualização dos medicamentos.

Fonte: autoria.

A *box* em si é um importante dispositivo de adesão, pois apresenta um visual amigável e deixa em destaque o sachê do próximo horário, reduzindo as chances de esquecimento do paciente e facilitando o acompanhamento do uso pelos familiares e cuidadores.

Há pacientes em uso de medicamentos psicotrópicos ou de outras classes terapêuticas que se sentem constrangidos em administrá-los na frente de outras pessoas. A presença da "tarja preta" nas embalagens pode inibir os pacientes e impactar diretamente na adesão. A *box* também reduz esses estigmas sociais e ajuda a ressignificar o uso de medicamentos na vida das pessoas.

- Dispositivo eletrônicos: a utilização de tecnologia no processo de adesão está cada vez mais presente, podendo ocorrer por meio de um lembrete de medicação diária, na forma de mensagens de texto, chamadas telefônicas automatizadas e dispositivos como lembretes audiovisuais.

A utilização de novas tecnologias em favor da saúde permite um novo olhar sobre as formas de interação e monitoramento do uso dos medicamentos prescritos por profissionais de saúde.

O uso de mensagens de texto apresenta uma relação positiva entre o uso dessa técnica e a adesão. O paciente recebe mensagens diárias com lembretes para tomar suas medicações conforme os horários indicados nas prescrições. Também é possível enviar mensagens com lembretes adicionais sobre o período de recarga de medicamentos e para melhorar os comportamentos dos pacientes quanto ao seu autocuidado e uso de medicações.

Quanto ao uso de contato telefônico para melhorar a adesão à medicação, também há relação positiva com a adesão terapêutica e os autocuidados com a saúde. A utilização de contato telefônico realizado por profissionais de saúde foi relacionada com maior educação sobre cuidados, mudanças de estilo de vida e melhor adesão ao uso de medicamentos por pacientes hipertensos, chegando a apresentar melhoras por até um ano após as intervenções.

No que se refere à utilização de aplicativo móvel envolvendo material educacional, foram enviados lembretes de adesão à medicação e mensagens motivacionais, além de haver comunicação com os profissionais de saúde responsáveis pelo acompanhamento para estimular a adesão. O aplicativo também permitia o rastreamento da adesão medicamentosa entre os pacientes. Esse estudo apontou um bom resultado visando à adesão e ao rastreamento, indicando ser uma ferramenta viável e favorável para estimular a aderência entre pacientes hipertensos.

O uso de tecnologias por *smartphone* demonstram ser uma ferramenta valiosa para estimular a adesão terapêutica, além de ser um meio de reduzir as limitações relacionadas às condições geográficas e socioeconômicas.

Essa ferramenta apresenta algumas limitações a ser consideradas, como condições socioeconômicas, audiovisuais, funcionais e o conhecimento pelo paciente sobre as tecnologias envolvidas, bem como a escolaridade do paciente e sua capacidade cognitiva.

Merck, MyTreatment (MyT), MedActive e Medisafe são exemplos de plataformas que criam soluções de gerenciamento de medicamentos. O paciente que usar os medicamentos da Merck, por exemplo, terá acesso a conteúdo e informações sobre doenças e tratamentos, além de uma plataforma personalizada de adesão ao tratamento da Medisafe. Para ter acesso, basta o usuário baixar o aplicativo do Medisafe no celular e inserir os medicamentos de que faz uso contínuo.

• **QUADRO 1** Plataforma de gerenciamento de medicamentos

Plataforma	Link para encontrar
Merck	Android https://play.google.com/store/apps/details?id=com.medisafe.android.client&hl=pt_BR&gl=US
MyTreatment (MyT)	Android https://play.google.com/store/apps/details?id=eu.smartpatient.mytherapy&hl=en_US&gl=US iOS https://apps.apple.com/us/app/mytherapy-medication-reminder/id662170995
MedActive	Android https://play.google.com/store/apps/details?id=com.medactiv&hl=en_US&gl=US

Esse dispositivo eletrônico possibilita a criação de alerta para informar o cuidador sobre o momento de administrar o medicamento. Possui um registro em formato de gráfico de resultados de glicemia ou de dosagem dos hormônios da tireoide. O registro e organização dessas informações auxilia o médico e/ou farmacêutico a entender melhor o comportamento dos resultados, além de poder realizar o acompanhamento de quais medicamentos já foram administrados, auxiliando o uso correto e a existência de um método que permita ao profissional de saúde acompanhar de forma consistente o uso dos medicamentos.

- Diário do paciente: alguns pacientes possuem dificuldades com o uso de tecnologia, nesse caso, podemos optar pela utilização de diário impresso, que pode ser colocado em local visível e ele irá registrar o horário e a dose que ingeriu cada medicamento, um exemplo de diário de medicamento pode ser visto na figura a seguir.

Hora do remédio	Medicamentos ☑ Lembre-se de marcar após tomar a medicação					
	Amanhecer	Café	Intervalo 1	Almoço	Intervalo 2	Jantar	Anoitecer

• **FIGURA 4** Diário para registro do medicamento.

Vale destacar que essa ferramenta pode ser utilizada para o paciente se lembrar da ingestão e também diminuir suas dúvidas sobre o esquecimento da ingestão da dose. Mas, além disso, pode ser utilizada pelos profissionais de saúde para verificar como foi a adesão do paciente ao tratamento.

FALTA DE HABILIDADES MANUAIS

- Motivo principal: patologias que afetam as articulações da mão ou até mesmo o movimento.
- Fator relacionado ao paciente.
- Estratégias:
  - Adotar modelos de organizadores que foram apresentados anteriormente.
  - Sugerir a aquisição de medicamentos com embalagens de manuseio mais fácil.
  - Envolver amigos e familiares no processo de cuidado do paciente.

PACIENTES COM DEFICIÊNCIA VISUAL

- Motivo principal: alterações visuais congênitas ou adquiridas que dificultam que o paciente utilize os medicamentos.
- Fator relacionado ao paciente.
- Estratégias:
  - Dispositivos eletrônicos: a utilização de dispositivos eletrônicos com mensagens de voz. Já existem alguns sistemas que têm o propósito de promover a acessibilidade no ambiente da informática para os deficientes visuais, sendo os mais conhecidos Apple Siri, Google Assistant, Amazon Alexa e Microsoft Cortana.

Esses dispositivos possuem buscas relacionadas à voz nas chamadas "assistentes digitais", que são capazes de entender e responder comandos em dispositivos de áudio, vídeo e iluminação, podendo também controlar diversos aparelhos dentro de casa por meio da voz. Além de possuir alguns dispositivos, permite que o aparelho "enxergue" e identifique um produto, de acordo com a solicitação do indivíduo.

A ferramenta também é extremamente pessoal e pode entender a rotina e os hábitos do usuário, ajudando na execução de tarefas. Já é possível comprar diversos aparelhos que funcionam com a assistente em português, como caixa de som, smart TVs, câmera de segurança e até carros.

- Escrita em braille: utilizar de etiquetas em braille que possam ser coladas nas caixas dos medicamentos ou na embalagem primária, diminuindo a chance de o paciente trocar os medicamentos.

O avanço tecnológico também pode contribuir para a inclusão, no sistema educacional, das pessoas com baixa ou nenhuma visão. Todos os anos surgem novidades nessa área, desde bengalas com sensores, impressoras em braille, celulares e demais dispositivos adaptados, programas com tecnologia assistiva e até computadores feitos especialmente para cegos, tornando real a possibilidade de o deficiente visual exercer suas tarefas de forma similar à de uma pessoa que não seja deficiente visual. Os *smartphones* vêm fazendo parte do cotidiano e se tornaram essenciais para a realização comunicacional. No entanto, devido à ausência do teclado físico, também os tornaram menos acessíveis para pessoas com deficiência visual. Atualmente foram desenvolvidas soluções de acessibilidade baseadas na leitura de tela, tais como o VoiceOver e o TalkBack.

- Inserir a família e amigos: é importante que o profissional realize um processo de conscientização com a família para que eles possam ajudar o paciente.

DIFICULDADES NA INGESTÃO DO MEDICAMENTO

- Motivo principal: problemas no processo de deglutição decorrente de alterações no sistema digestório.
- Fator relacionado ao paciente.
- Estratégias:
  - Utilizar formas farmacêuticas orais líquidas.
  - Dissolver os comprimidos respeitando suas características farmacotécnicas.
  - Utilizar outras vias de administração.

DIFICULDADE NO MANUSEIO DAS FORMAS FARMACÊUTICAS

- Motivo principal: problemas cognitivos, formas farmacêuticas que exigem um conhecimento maior para ser utilizadas, entre outros.
- Fator relacionado ao paciente.
- Estratégias:
  - Utilizar outras formas farmacêuticas: um grande exemplo são os dispositivos inalatórios; nesse caso, deve encontrar produtos que se adaptem a características do paciente, podendo ser recomendado o uso de es-

paçador. Outro grande exemplo é a utilização das canetas aplicadoras de insulina para pacientes que apresentam dificuldades na aplicação do fármaco com seringa.
- Realizar medidas educativas com o paciente: orientá-lo constantemente e realizar sempre a avaliação periódica da técnica que está utilizando na aplicação do medicamento. Ressaltar que, no momento da primeira orientação é importante o paciente repetir a técnica para que ela seja corrigida caso haja possíveis falhas.
- Inserir família e amigos: se possível, conte com a colaboração de pessoas próximas ao paciente que possam auxiliar nesse processo.

DIFICULDADE DE COMPREENSÃO NAS ORIENTAÇÕES E/OU DE LEITURA

- Motivo principal: diminuição cognitiva, analfabetismo, entre outros.
- Fator relacionado ao paciente.
- Estratégias:
  - Utilizar pictogramas melhora a comunicação por meio de associações com imagens e conceitos de forma concisa, cuja finalidade se expressa em mensagens de fácil compreensão e simples informações, bem como advertências, instruções e prescrições médicas. Adiante há alguns exemplos que podem ser utilizados.

CONCEITOS SOBRE A DOENÇA

- Motivo principal: crenças do paciente sobre a doença e/ou diagnóstico.
- Fator relacionado ao paciente.
- Estratégias:
  - Conversar sobre as crenças do paciente relacionadas com o diagnóstico: foram apresentadas anteriormente neste livro ferramentas que podem ser utilizadas para conversar sobre as crenças do paciente.
  - Construir o plano de cuidado em conjunto com o paciente: a elaboração de um plano em conjunto, respeitando as preferências e as preocupações do paciente possibilita o seu empoderamento ante seu tratamento.

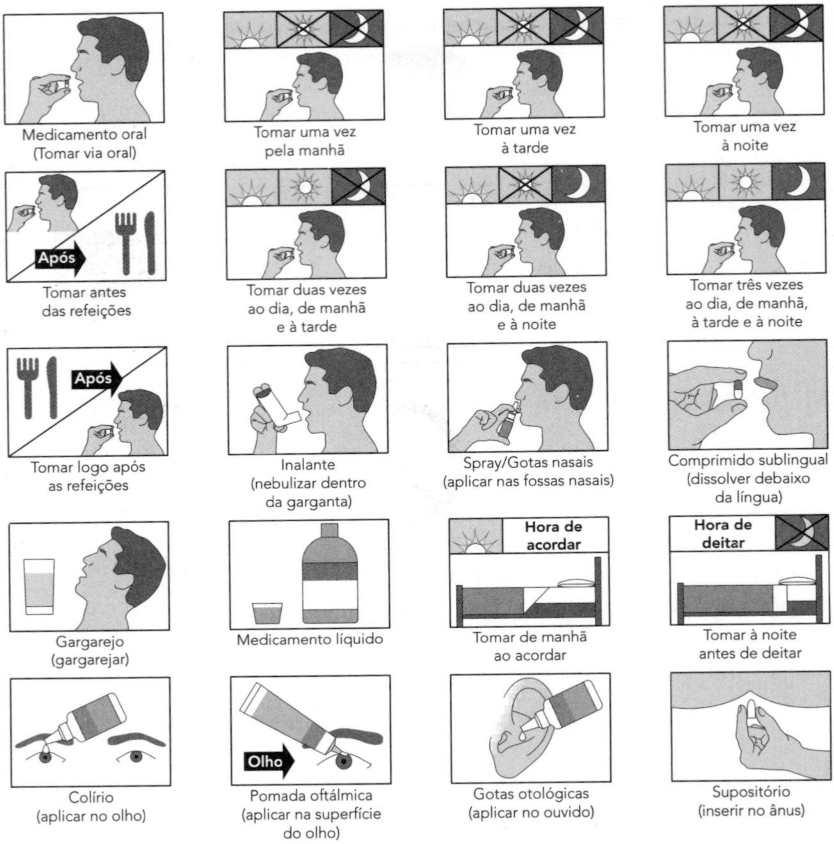

• **FIGURA 5** Exemplos de pictogramas.
Fonte: adaptada de Ferreira; Lopes, 2019.

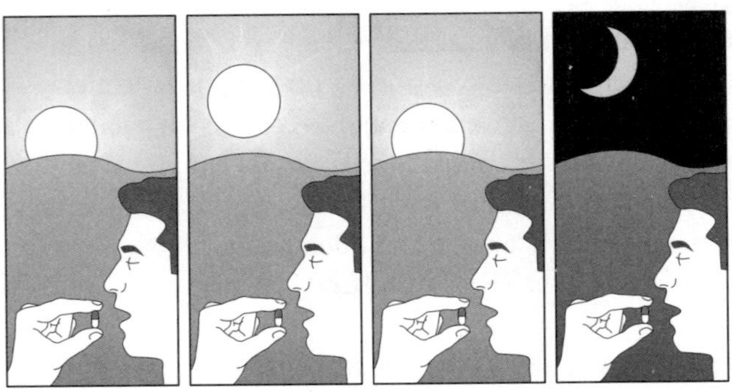

• **FIGURA 6** Pictograma indicando o número de vezes e horários em que os medicamentos devem ser tomados.
Fonte: adaptada de Ferreira; Lopes, 2019.

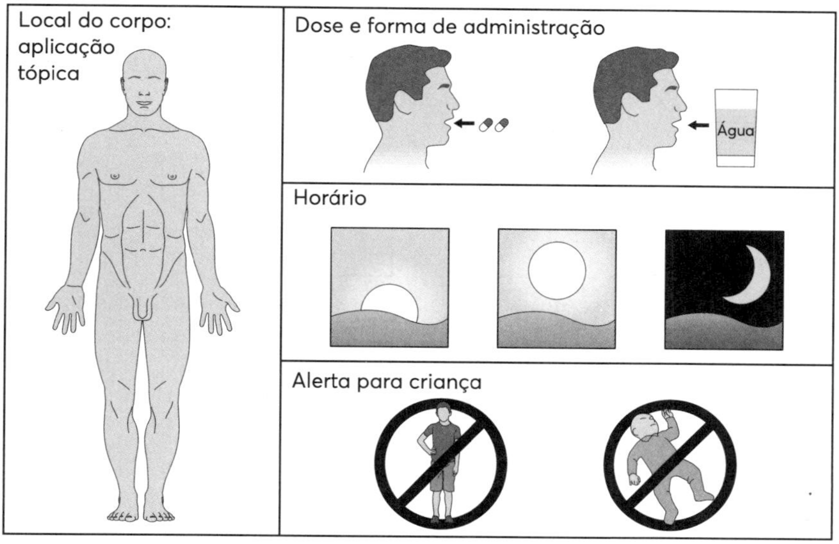

• **FIGURA 7** Exemplos de pictogramas.
Fonte: adaptada de Ferreira; Lopes, 2019.

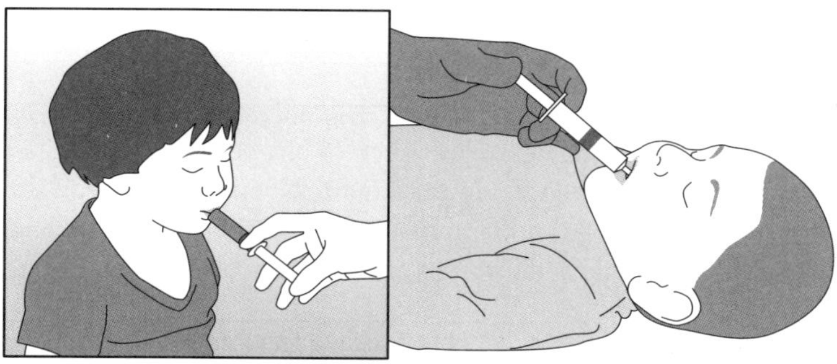

• **FIGURA 8** Pictogramas usados para transmitir a mesma informação: "a suspensão deve ser colocada na boca da criança, usando-se a seringa".
Fonte: adaptada de Ferreira; Lopes, 2019.

CONHECIMENTO SOBRE A DOENÇA E/OU MEDICAMENTO

- Motivo principal: falta de conhecimento sobre a patologia e o tratamento; obtenção de informações não comprovadas cientificamente.
- Fator relacionado ao paciente.
- Estratégias:

- Esclarecer o paciente sobre a patologia e o tratamento medicamentoso e não medicamentoso. Deve ressaltar quais as possíveis complicações da não adesão à terapia.
- Conversar com paciente sobre o diagnóstico e todas as etapas do processo de cuidado.
- Esclarecer quais são os objetivos do tratamento.
- Elaborar estratégias em conjunto com o paciente para monitorar o tratamento.
- Discutir sobre as informações da doença e do tratamento que foram obtidas de terceiros, meios de comunicação, internet ou redes sociais.

EXPERIÊNCIA PESSOAL COM A DOENÇA E OS MEDICAMENTOS

- Motivo principal: experiências pessoais do paciente, medo de ser estigmatizado ao utilizar medicamento (por exemplo, paciente com HIV-Aids) e medo de ficar dependente do medicamento.
- Fator relacionado ao paciente.
- Estratégias:
  - Elaborar o plano de cuidado em conjunto com o paciente, respeitando suas preferências e preocupações, possibilitando o seu empoderamento ante o tratamento.
  - Criar estratégias que não permitam a identificação dos medicamentos e dos pacientes que vão buscar tratamentos que podem estigmatizá-los.
  - Trabalhar com as crenças do paciente relacionadas ao medo do tratamento. O profissional pode trabalhar com as crenças do paciente, para isso é recomendada a leitura dos capítulos cinco e seis deste livro.

FALTA DE MOTIVAÇÃO E ATITUDE NEGATIVA

- Motivo principal: depressão, ansiedade, medo, raiva e estresse.
- Fator relacionado ao paciente.
- Estratégias:
  - Utilizar diálogos motivacionais. Antes de entrar na explicação de como motivar o paciente, vale ressaltar que a motivação é considerada o atributo interno mais relevante para o sucesso da adesão terapêutica. A entrevista motivacional é uma das técnicas muito utilizadas, pois tem-se mostrado favorável comparativamente com as abordagens tradicionais.

Vários estudos relatam a abordagem da terapia cognitivo-comportamental como estratégia para promover a adesão terapêutica, demonstrando resultados promissores. A utilização de estratégias de base cognitivo-comportamental, como entrevistas motivacionais, é caracterizada como um aconselhamento direto e centrado no paciente, direcionado para estimular a mudança por meio da identificação e resolução de comportamentos discrepantes com a proposta de objetivos e valores pessoais.

A primeira etapa é identificar as causas que estão desmotivando o paciente, sendo que o ideal é compreender a situação como um todo, avaliando as causas responsáveis pelo desânimo. O profissional de saúde precisa utilizar diálogo motivacional, sabendo o que dizer e como falar – para isso, é necessário que o profissional saiba ouvir e que, junto do paciente, consiga traçar metas pequenas e passe *feedbacks* do que está dando certo, pois isso acaba empoderando o paciente e trazendo a sensação de que ele está, pouco a pouco, vencendo o seu problema.

Outra estratégia é relembrar em toda consulta qual a meta do tratamento, por isso é importante que o profissional, sempre que possível, procure ressaltar os ganhos que ele obterá se continuar a se tratar e explique como isso pode ser positivo para sua saúde global. Mostre a efetividade das medicações e aponte o êxito de casos semelhantes.

- Estimular a participação de familiares e amigos: são pessoas importantes para manter o nível motivacional do paciente.

DIFICULDADE DE AQUISIÇÃO DO MEDICAMENTO

- Motivo principal: baixa renda.
- Fatores socioeconômicos.
- Estratégias:
  - Indicação de medicamentos disponibilizados gratuitamente pelo Sistema Único de Saúde (SUS). Na seleção dos medicamentos, deve-se utilizar critérios racionais para seleção do tratamento.
  - Atendimento domiciliar quando o paciente necessita.
  - Fortalecer a integralidade do cuidado prestado pelo SUS.

FALTA DE SUPORTE FAMILIAR

- Motivo principal: afastamento social, entre outros.
- Fatores socioeconômicos.

- Estratégias:
  - Sensibilizar familiares e conhecidos no que concerne à importância de auxiliar o paciente.
  - Solicitar apoio do poder público (saúde, assistência social) para auxiliar o paciente.

REGIME TERAPÊUTICO PRESCRITO NÃO É COMPATÍVEL COM A ROTINA DIÁRIA DO PACIENTE

- Motivo principal: rotina diária.
- Fatores socioeconômicos.
- Estratégias:
  - Elaborar o plano de cuidado em conjunto com o paciente: o profissional deve respeitar a rotina diária do paciente na elaboração de seu regime terapêutico (tentar adequar o regime terapêutico à rotina diária do paciente);
  - Utilizar de dispositivos eletrônicos, como celular, para lembrar o paciente de utilizar o(s) medicamento(s).

CRENÇAS SOCIAIS

- Motivo principal: influência de normas sociais.
- Fatores socioeconômicos.
- Estratégias:
  - Elaborar o plano de cuidado em conjunto com o paciente: o profissional deve respeitar as normas sociais que o paciente segue no momento de elaborar o tratamento medicamentoso.

REAÇÕES ADVERSAS

- Motivo principal: ocorrências de reações adversas.
- Fatores relacionados ao tratamento.
- Estratégias:
  - Investigar o surgimento de alguma reação adversa a medicamentos em todos os atendimentos.
  - Fazer uma revisão de todos os órgãos durante a consulta.
  - Questionar sobre a existências de reações adversas de maior incidência no paciente.
  - Informar para o paciente quais são as potenciais reações adversas a medicamentos que podem surgir com o tratamento.

- Orientar o paciente sobre como ele deve proceder caso surjam reações adversas, bem como manejá-las rapidamente.

REGIME TERAPÊUTICO

- Motivo principal: complexidade do regime terapêutico.
- Fatores relacionados ao tratamento.
- Estratégias:
  - Regimes terapêuticos menos complexos: utilizar regimes com menor número de tomadas; evitar medicamentos que exigem muitas observações (exemplo: jejum, não ingerir com outros medicamentos, após refeições etc.).
  - Utilizar formas farmacêuticas de uso mais fácil, evitar o uso de medicamentos injetáveis, dispositivos inalatórios, colírios, entre outros.

ALTERAÇÃO NO TRATAMENTO

- Motivo principal: mudanças frequentes no tratamento.
- Fatores relacionados ao tratamento.
- Estratégias:
  - Evitar mudanças constantes no tratamento do paciente para evitar confusões e esquecimentos.
  - Discutir todas as mudanças com o paciente e verificar se ele concorda com essas mudanças e as entende.
  - Fornecer lembretes sobre o novo regime terapêutico.
  - Usar dispositivos eletrônicos, como celular, para lembrar o paciente de utilizar o(s) medicamento(s).

TRATAMENTOS ANTERIORES

- Motivo principal: falha em tratamentos anteriores.
- Fatores relacionados ao tratamento.
- Estratégias:
  - Conversar com o paciente sobre as experiências passadas com medicamentos para esclarecer possíveis dúvidas e crenças negativas.
  - Evitar, sempre que possível, repetir o uso de medicamentos sobre os quais o paciente tem visão negativa devido ao uso em ocasiões anteriores.

DEMORA NA MELHORA DO PACIENTE

- Motivo principal: período de latência do fármaco.
- Fatores relacionados ao tratamento.
- Estratégias:
  - Discutir com o paciente sobre o tempo necessário para o surgimento dos primeiros efeitos positivos do tratamento medicamentoso.

CARACTERÍSTICAS ORGANOLÉPTICAS DOS MEDICAMENTOS

- Motivo principal: gosto ou odor ruim do medicamento.
- Fatores relacionados ao tratamento.
- Estratégias:
  - Prescrever medicamentos com gosto mais agradável, principalmente para crianças e grupos de pacientes que podem ser mais suscetíveis e não aderir ao tratamento devido ao gosto ou odor ruim do medicamento.
  - Implantar estratégias que podem mascarar o gosto: quando possível, orientar o paciente sobre estratégias que podem auxiliar a mascarar o gosto ou odor.

PATOLOGIAS ASSINTOMÁTICAS

- Motivo principal: ausência de sintomas da doença.
- Fatores relacionados à saúde/doença.
- Estratégias:
  - Explicar ao paciente que a doença que ele apresenta normalmente não manifesta nenhum sintoma, mas que as consequências ocorrerão no decorrer do tempo. Se possível, usar exemplos práticos de pessoas que o paciente conhece que apresentaram complicações de doenças assintomáticas.
  - Realizar campanhas educativas em grupos, que permitem a troca de experiência e, dessa forma, o paciente poderá se conscientizar da necessidade do tratamento.

DIMINUIÇÃO DOS SINTOMAS COM O TRATAMENTO

- Motivo principal: melhora dos sintomas logo após o início do tratamento.
- Fatores relacionados à saúde/doença.
- Estratégias:
  - Explicar ao paciente a necessidade de continuar o tratamento logo após a melhora dos sintomas: é necessário esclarecer os riscos que podem ocorrer com a suspensão do medicamento.

CONDIÇÕES DE SAÚDE DO PACIENTE

- Motivo principal: condições psiquiátricas e/ou presença de comorbidades.
- Fatores relacionados à saúde/doença.
- Estratégias:
  - Identificar as condições do paciente e adequar a comunicação às características dele.
  - Identificar a presença de comorbidades que podem interferir na adesão à farmacoterapia (exemplo: depressão em pacientes com diabetes mellitus) e tratá-las efetivamente.

CONDIÇÕES DO SERVIÇO DE SAÚDE

- Motivo principal: falta de acessos gratuito a consultas, exames e medicamentos; distância dos serviços de saúde.
- Fatores relacionados aos serviços de saúde e/ou equipe de saúde.
- Estratégias:
  - Requerer do setor público o acesso gratuito a consultas, exames e medicamentos de que os pacientes necessitam.
  - Possibilitar o cuidado mais próximo ao paciente e, quando possível, o atendimento domiciliar.
  - Desenvolver estratégias que permitam o acolhimento à demanda espontânea para agilizar o acesso do paciente aos profissionais de saúde.
  - Envolver a participação de uma equipe multiprofissional no cuidado do paciente.
  - Fortalecer estratégias da saúde da família que possam atender as demandas individuais do paciente.
  - Envolver o farmacêutico no processo do cuidado para que ele possa avaliar constantemente o ciclo de assistência farmacêutica.
  - Estimular a implantação de serviços farmacêuticos clínicos e adequar o espaço físico das farmácias para possibilitar a inserção de ações para estimular a adesão.
  - Promover educação continuada aos pacientes visando à melhora no acolhimento de forma a realizar um atendimento humanizado.
  - Implantar estratégias que melhoram a habilidade de comunicação dos profissionais de saúde.
  - Incentivar os profissionais de saúde a estabelecer uma boa relação terapêutica com o paciente.
  - Realizar treinamentos contínuos com profissionais de saúde específicos sobre o manejo da adesão.

No decorrer deste livro, ficou claro que a adesão terapêutica é multifatorial, o que dificulta o processo. Para o seu êxito, é necessária coordenação exemplar de todos os atores envolvidos, focados no propósito da melhoria da qualidade de vida do paciente. Esperamos ter fornecido ferramentas que você possa utilizar em sua vida profissional.

REFERÊNCIAS BIBLIOGRÁFICAS

1. Baisch AL, Soares MC, Linkes R, Goulart IC, Silva MG. Avaliação do Nível de Adesão ao Tratamento com Antimicrobianos, Vittalle, Rio Grande. 2009;21(2):37-51.
2. Camarneiro, AP. Adesão terapêutica: contributos para a compreensão e intervenção. Revista de Enfermagem Referência. 2021 fev. 9;7.5. ed, e20145. doi: https://doi.org/10.12707/RV20145. [Internet]. [acesso em: 2022 jan. 27]. Disponível em: https://www.redalyc.org/journal/3882/388269408015/html.
3. Correr CJ, Otuki MF. A prática farmacêutica na farmácia comunitária. Porto Alegre: Artmed; 2013.
4. Costa JÁ, Balga RS, Alfenas RC, Cotta, RM. Promoção da saúde e diabetes: discutindo a adesão e a motivação de indivíduos diabéticos participantes de programas de saúde. Ciência & Saúde Coletiva, [s. l.] 2008 jul. 10. [Internet]. [acesso em: 2022 jan. 20]. Disponível em: https://www.scielo.br/j/csc/a/vBpWtTWZhRMGk87hsJW7GNn/?format=pdf&lang=pt
5. Dimatteo MR. Evidence-based strategies to foster adherence and improve patient outcomes. JAAPA. 2004 Nov;17(11):18-21. [Internet]. [acesso em: 2022 jan. 20]. Disponível em: https://pubmed.ncbi.nlm.nih.gov/15575518.
6. Ferreira DM. Implantação da prescrição pictográfica como uma tática para descomplicar a adesão ao tratamento farmacológico por pacientes atendidos na unidade de saúde Ana Nery no município de União – Piauí. 2019. Monografia (Aperfeiçoamento/Especialização em Especialização em Saúde da Família e Comunidade - UNASUS/UFPI) - Universidade Federal do Piauí. [Internet]. [acesso em: 2022 jan. 27]. Disponível em: https://ares.unasus.gov.br/acervo/html/ARES/15270/1/DARLANE%20DE%20MELO%20FERREIRA%202.pdf.
7. Ferrer IO. Plano de intervenção para motivar a adesão ao tratamento em hipertensos e diabéticos pela equipe de saúde da família Mocambeiro, município de Matozinhos – Minas Gerais. 2018. Trabalho de conclusão de curso (TCC) - Universidade Federal de Minas Gerais, [S. l.], 2018. [Internet]. [acesso em: 2022 jan. 27]. Disponível em: https://repositorio.ufmg.br/bitstream/1843/BUBD-B6VNEY/1/tcc_de_idalmis_oropeza.pdf.
8. Ho PM, Rumsfeld JS, Masoud FA, Mcclure DL, Plomondon ME, Steiner JF, et al. Effect of medication nonadherence on hospitalization and mortality among patients with diabetes mellitus. Arch Intern Med. 2006 Sep 25;166(17):1836-41.
9. Lulio M. EXPERIÊNCIA DE VOZ, Website. Assistente de voz aumenta a qualidade de vida de idosos e pessoas com deficiência visual. [S. l.]2020 mar. 17. [Internet]. [acesso em: 2022 jan. 29]. Disponível em: https://www.whow.com.br/consumo/assistente-voz-aumenta-qualidade-vida-idosos-pessoas-deficiencia-visual.
10. Melo AS, Silva JS, Araújo, LN. Vision Access: Acessibilidade para Deficientes Visuais Utilizando Reconhecimento e Síntese de Voz. Congresso Norte Nordeste de Pesquisa e Inovação, [S. l.], out. 2012. [Internet]. [acesso em: 2022 fev. 05]. Disponível em: https://propi.ifto.edu.br/ocs/index.php/connepi/vii/paper/viewFile/1927/2975.
11. Merck e Medisafe lançam aplicativo para ajudar pacientes na adesão ao tratamento de doenças crônicas. [S. l.], 2018 out. 28. [Internet]. [acesso em: 2022 jan. 28]. Disponível em: https://forumsaudedigital.com.br/merck-e-medisafe-lancam-aplicativo-para-ajudar-pacientes-na-adesao-ao-tratamento-de-doencas-cronicas.

12. Ministério da Saúde. EVIPNet rede para política informadas por evidências Brasil. Síntese de evidências para políticas de saúde: Adesão ao tratamento medicamentoso por pacientes portadores de doenças crônicas. [S. l.: s. n.], 2016. [Internet]. [acesso em: 2022 jan. 27]. Disponível em: https://bvsms.saude.gov.br/bvs/publicacoes/sintese_evidencias_politicas_tratamento_medicamentoso.pdf.
13. Ministério da Saúde. Secretaria de Atenção Primária à Saúde, Departamento de Promoção da Saúde. Método clínico: acolhimento e coleta de dados. [S. l.: s. n.]. 2020;3. [Internet]. [acesso em: 2022 jan. 22]. Disponível em: https://assistencia-farmaceutica-ab.conasems.org.br/wp-content/uploads/2021/02/Cuidado_Farmaceutico_metodo_clinico_vol3.pdf.
14. Molino CG, Carnevale RC, Rodrigues AT, Moriel P, Mazzola PG. HIV pharmaceutical care in primary healthcare: Improvement in CD4 count and reduction in drug-related problems. Saudi Pharm J. 2017 Jul;25(5):724-33. [Internet]. [acesso em: 2022 jan. 22]. Disponível em: https://www.ncbi.nlm.nih.gov/pmc/articles/PMC5506733.
15. Neves CM, Nascimento MM, Silva DA, Ramalho-de-Oliveira D. Clinical Results of Comprehensive Medication Management Services in Primary Care in Belo Horizonte. Pharmacy (Basel). 2019 Jun 12;7(2):pii:E58. [Internet]. [acesso em: 2022 jan. 22]. Disponível em: https://www.mdpi.com/2226-4787/7/2/58/htm.
16. Obreli-Neto PR, Baldoni AO, Guidoni CM, Pereira LR. Farmacoterapia: Guia Terapêutico de Doenças mais Prevalentes. [S. l.: s. n.]. 2017. v.1. 2. ed.
17. Obreli-Neto PR, Guidoni CM, Oliveira AB, et al. Effect of a 36-month pharmaceutical care program on pharmacotherapy adherence in elderly diabetic and hypertensive patients. Int J Clin Pharm. 2011;33:642–649. [Internet]. [acesso em: 2022 jan. 21]. Disponível em: https://link.springer.com/article/10.1007%2Fs11096-011-9518-x#citeas. doi: https://doi.org/10.1007/s11096-011-9518-x.
18. Ordem dos Farmacêuticos. Preparação Individualizada da Medicação (PIM). 2018. [Internet]. [acesso em: 2022 fev. 08]. Disponível em: https://www.ordemfarmaceuticos.pt/fotos/documentos/norma_pim_vfinal_30_nge_00_010_02_1834827175bf58d479434f.pdf.
19. Trauthman, SC, et al. Métodos de avaliação da adesão farmacoterapêutica adotados no Brasil. Infarma - Ciências Farmacêuticas, [S.l.]. 2014 mar;26(1):11-26. ISSN 2318-9312. [Internet]. [acesso em: 2022 jan. 29]. Disponível em: http://revistas.cff.org.br/?journal=infarma&page=article&op=-view&path%5B%5D=506. doi:http://dx.doi.org/10.14450/2318-9312.v26.e1.a2014.pp11-26.
20. Vieira LB, Ramos CA, Castello MB, Nascimento LC. Desenvolvimento de um dispositivo eletrônico para organizar medicamentos e promover a adesão medicamentosa. Revista Panamericana de Salud Pública. 2016;39(4);208-12. [Internet]. [acesso em: 2022 jan. 27]. Disponível em: https://www.scielosp.org/article/rpsp/2016.v39n4/208-212/#. ISSN 1680-5348.
21. World Health Organization (WHO). Adherence to long term therapies: evidence for action. 2003. [Internet]. [acesso em: 2022 jan. 20]. Disponível em: http://apps.who.int/iris/bitstream/handle/10665/42682/9241545992.pdf;jsessionid=ADD55443628DACB49655A489F16DE672?sequence=1. World Health Organization (WHO). The World Health Report 2002: Reducing Risks, Promoting Healthy Life. Geneva: WHO; 2002.

Índice remissivo